Joseph Pizzorno

TOXINE

DIE UNSICHTBARE GEFAHR

Joseph Pizzorno

TOXINE

DIE UNSICHTBARE GEFAHR

Wie Gifte aus Umwelt, Nahrung und Kosmetik
unsere Gesundheit gefährden –
und was wir dagegen tun können

riva

Bibliografische Information der Deutschen Nationalbibliothek:
Die Deutsche Nationalbibliothek verzeichnet diese Publikation in der Deutschen Nationalbibliografie; detaillierte bibliografische Daten sind im Internet über http://d-nb.de abrufbar.

Für Fragen und Anregungen:
info@rivaverlag.de

1. Auflage 2018

Nymphenburger Straße 86
D-80636 München
Tel.: 089 651285-0
Fax: 089 652096

Die englische Originalausgabe erschien 2017 bei Harper Collins unter dem Titel *The Toxin Solution. How Hidden Poisons in the Air, Water, Food, and Products We Use Are Destroying Our Health – And What We Can Do To Fix It.*
Published by arrangement with Harper One, an Imprint of Harper Collins Publishers, LLC.

Wichtiger Hinweis
Sämtliche Inhalte dieses Buches wurden – auf Basis von Quellen, die der Autor und der Verlag für vertrauenswürdig erachten – nach bestem Wissen und Gewissen recherchiert und sorgfältig geprüft. Trotzdem stellt dieses Buch keinen Ersatz für eine individuelle medizinische Beratung dar. Wenn Sie medizinischen Rat einholen wollen, konsultieren Sie bitte einen qualifizierten Arzt. Der Verlag und der Autor haften für keine nachteiligen Auswirkungen, die in einem direkten oder indirekten Zusammenhang mit den Informationen stehen, die in diesem Buch enthalten sind.

Übersetzung: Chris Keutmann-Wohlthat
Satz: buchflink, Rüdiger Wagner für bookwise GmbH, München
Redaktion: Marion Neuwirth, bookwise GmbH, München
Umschlaggestaltung: Manuela Amode
Umschlagabbildung: unter Verwendung von shutterstock/Karlygash
Druck: GGP Media GmbH, Pößneck
Printed in Germany

ISBN Print 978-3-7423-0247-2
ISBN E-Book (PDF) 978-3-95971-700-7
ISBN E-Book (EPUB, Mobi) 978-3-95971-701-4

Weitere Informationen zum Verlag finden Sie unter

www.rivaverlag.de
Beachten Sie auch unsere weiteren Verlage unter www.m-vg.de.

Ich widme *Toxine – Die unsichtbare Gefahr* den mutigen Pionieren, die diesen medizinischen Ansatz vor dem Untergang bewahrt haben – obwohl die konventionelle Medizin, die nur ihren eigenen Interessen folgt, diesen ein Jahrhundert lang bekämpft hat. Die grundlegenden Konzepte der Naturheilkunde – Ernährung und Entgiftung – sind in unserer modernen Welt der nährstoffarmen Nahrungsmittel und überwältigenden Umweltverschmutzung wichtiger denn je. Ich finde es außerdem bemerkenswert, dass die Forschung letztendlich die Stichhaltigkeit und Wirksamkeit genau dieser Konzepte belegt hat, über die zuvor gespottet wurde. Inzwischen werden sie als einzige Lösung für die Krise in der Gesundheitsversorgung angesehen.

Und schließlich widme ich dieses Buch Ihnen, den Lesern, die nicht länger akzeptieren wollen, dass die große Bürde, die so viele durch schlechte Gesundheit und Erkrankung tragen müssen, »normal« ist, und die ihre Gesundheit selbst in die Hand nehmen wollen.

Inhalt

Zum Umgang mit diesem Buch

Mithilfe dieses Buches lernen Sie zu verstehen, warum Giftstoffe inzwischen die häufigste Ursache für chronische Erkrankungen sind und was Sie tun können, um Ihren Körper davon zu befreien. Das Buch basiert auf den folgenden vier Säulen:

1. Wissen, wo Giftstoffe vorkommen und wie sie Krankheiten verursachen
2. Vorbereitung Ihrer Entgiftungssysteme, damit Giftstoffe schnell und sicher ausgeschieden werden können
3. Vorgehen zur intensiven Entgiftung
4. Befolgen einfacher Leitlinien für ein giftstofffreies Leben

In den Kapiteln 1 und 2 wird wissenschaftlich erläutert, warum es zur Unterstützung der Gesundheit notwendig ist, Giftstoffe zu vermeiden und auszuscheiden. Sie müssen diesen wissenschaftlichen Teil jedoch nicht bis ins Detail verstehen, um das Entgiftungsprogramm in diesem Buch befolgen zu können. Sie können auch gleich zu den Programm-Kapiteln übergehen und die unten angegebenen Schritte durchlaufen. (Als weitere Möglichkeit können Sie sich auch nach der Kurzanleitung im Anhang H »Entgiftung im Überblick« richten.) Es ist jedoch nicht ratsam, gleich zur intensiven Entgiftung in Woche 9 zu springen, denn Sie müssen Ihren Körper gründlich auf die Ausscheidung von Giftstoffen vorbereiten, bevor Sie diese aus Ihrem Gewebe und seinen Fettspeichern freisetzen können.

Schritt 1: Vorbereitung des Neun-Wochen-Programms (Kapitel 2) – Die Ursachen der Giftstoffüberlastung

Bevor Sie sich auf das Neun-Wochen-Programm stürzen, erfahren Sie, wie Sie sich schützen und Ihre Gesundheit verbessern können, indem Sie verhindern, dass weitere Giftstoffe in Ihren Körper gelangen. Es bringt nichts, Giftstoffe auszutreiben, wenn dabei immer neue zugeführt werden.

Schritt 2: Wochen 1 und 2 (Kapitel 3) – Die Zwei-Wochen-Diät als Starthilfe
Während dieser zwei Wochen konzentrieren Sie sich speziell darauf, Giftstoffe aus Nahrungsquellen zu reduzieren und Grundnährstoffe zuzuführen, die Sie zur Unterstützung einer erfolgreichen Entgiftung benötigen.

Schritt 3: Wochen 3 und 4 (Kapitel 4) – Darmreinigung
Aufgrund verschiedener Faktoren des modernen Lebens – besonders durch den medizinischen und landwirtschaftlichen Einsatz von Antibiotika – herrschen im Darm der meisten Menschen hochgiftige Verhältnisse. Zudem wird die Leber ständig überlastet. Während dieser zwei Wochen werden Sie die ungesunden Darmbakterien abtöten, die von absterbenden Bakterien freigesetzte Toxine im Darm absorbieren. Sie führen Ihrem Darm die benötigten gesunden Bakterien zu und fördern die Darmregeneration.

Schritt 4: Wochen 5 und 6 (Kapitel 5) – Wiederherstellung der Leber
Die gesunde und funktionstüchtige Leber beseitigt die vielen chemischen Substanzen, denen wir durch das moderne Leben ausgesetzt sind. Während dieser zwei Wochen nehmen Sie Nährstoffe und Kräuter ein, um Ihre Leber zu reinigen und deren Entgiftungsfunktion zu verbessern.

Schritt 5: Wochen 7 und 8 (Kapitel 6) – Erholung Ihrer Nieren
Als zweitwichtigstes Entgiftungsorgan sind die Nieren anfällig für die langfristigste Schädigung durch Giftstoff-Exposition. Ihre Funktionsverbesserung ist von entscheidender Bedeutung für die Giftstoffausscheidung und Ihre langfristige Gesundheit. Während dieser Wochen folgen Sie einem speziellen Programm, das die Blutversorgung der Nieren verbessert und deren Funktionstüchtigkeit steigert.

Schritt 6: Woche 9 (Kapitel 7) – Intensive Ganzkörper-Entgiftung
Sobald Ihr Körper bereit ist, werden Sie die Freisetzung von Giftstoffen aus Ihren Zellen und Fettspeichern mittels Sauna-Anwendungen, Nährstoffen und Diät stimulieren. Wenn Ihnen dabei nicht wohl ist oder Sie sich krank fühlen, müssen Sie diesen Prozess verlangsamen. (Dieser Schritt kann bei Bedarf und zukünftig mehrmals wiederholt werden, solange Sie dabei auf Ihre Darmgesundheit und eine gute Leber- und Nierenfunktion achten.)

1
Wie Giftstoffe Ihre Gesundheit ruinieren

Trotz der Fortschritte der modernen Medizin und Technik leiden heute mehr Menschen als je zuvor in allen Lebensstadien an chronischen Erkrankungen. Haben wir bei unserer Suche nach Gesundheit irgendetwas übersehen? Oder haben sich im Laufe der Zeit neue Herausforderungen entwickelt?

Schon während nahezu des gesamten 20. Jahrhunderts haben Vertreter der integrativen Medizin, funktionellen Medizin und der Naturheilkunde Ernährungsdefizite und -exzesse als wichtigste Ursachen chronischer Erkrankungen benannt. Wir kennen alle die Probleme, die sich durch nährstoffarme Nahrungsmittel, Zuckerüberangebot und ungesunde Fettaufnahme stellen. Vor etwa 60 Jahren setzte jedoch eine grundlegende Veränderung ein: Immer mehr Giftstoffe machten sich in unserer Welt breit. Aber ihre tatsächlichen Auswirkungen lassen sich erst seit relativ kurzer Zeit ermessen. Dieses Buch soll das ändern. Die neuesten Erkenntnisse, die ich in diesem Buch darstelle, zeigen, dass Giftstoffe inzwischen die unsichtbaren Antriebskräfte für zahllose Gesundheitsprobleme sind. Gleichzeitig bietet es Ihnen ein bewährtes Programm, mit dem Sie Giftstoffen entgegenwirken können und das Sie bei der Senkung Ihrer Giftstoffbelastung unterstützt, damit Sie Ihre Gesundheit wiedererlangen.

Als ich die ersten Entgiftungsprogramme anbot, kamen die Leute nicht mit dem Wunsch nach Entgiftung in meine Klinik. Sie kamen mit kleineren und größeren Gesundheitsproblemen, für die sie Hilfe suchten. Das Wort *Entgiftung* kam überhaupt nicht vor. Inzwischen scheint jeder zweite Gesundheitsdienstleister Entgiftungsprogramme in irgendeiner Form anzubieten. Das macht es den Menschen sehr schwer, zwischen diesen angeblichen Entgiftungsprogrammen zu unterscheiden oder gar herauszufinden, was für sie das Beste ist. *Toxine – Die unsichtbare Gefahr* liefert Ihnen eine grundsolide Erklärungsbasis für die entscheidende Notwendigkeit der Entgiftung und überdies ein sicheres, wissenschaftlich abgesichertes Programm, das jeder ohne Bedenken anwenden kann. In nur acht Wochen (bzw. neun, wenn Sie auch meine Bonuswoche einbeziehen) erreichen Sie durch mein Schritt-für-Schritt-Verfahren die Freisetzung Ihrer Giftstofflast und können zu neuer Gesundheit und Vitalität zurückfinden.

Warum die Giftstoffbelastung das Gesundheitswesen revolutioniert

Giftstoffe schädigen unsere physiologischen Funktionen unter allen Aspekten und spielen bei nahezu allen Erkrankungen eine Rolle. Und dabei haben sie auch noch Unterstützung. Sie stehen in Wechselwirkung mit anderen Faktoren unseres Umfelds und *verstärken* in vielen Fällen eine von anderen Faktoren verursachte gesundheitliche Störung. Die Forschungsergebnisse, die ich Ihnen im gesamten Buch vorstelle, zeigen die ursächlichen Zusammenhänge zwischen Schadstoffen und praktisch allen chronischen Erkrankungen – speziell Diabetes, Herz-Kreislauf-Erkrankungen, Krebs und Demenz. Alle diese Krankheiten nehmen in jeder Altersgruppe zu. Dies kann nicht einfach mit dem Hinweis auf die Lebensführung, Ernährungsdefizite und die zunehmende Überalterung der Bevölkerung abgetan werden.

Ich befasse mich nun fast ein halbes Jahrhundert mit der Medizin – als Forscher, Student, Kliniker, Lehrer, Dozent, Autor und Fürsprecher auf lokaler, regionaler, nationaler und internationaler Ebene. Ich habe Tausende Studenten und Ärzte unterrichtet, bin Autor oder Co-Autor von zwölf Büchern, habe über 100 Artikel für wissenschaftliche Fachzeitschriften geschrieben und Zehntausende Patienten direkt oder indirekt durch ganzheitliche Gesundheitsprogramme betreut, die ich entwickelt und mit eingeführt habe.

Was ich im Laufe vieler Jahre gelernt habe, ist, dass unser Körper eine enorme Fähigkeit besitzt, seine Vitalität zu erhalten, wieder auf die Beine zu kommen und sich selbst zu heilen. Dieses Buch bietet Ihnen von mir entwickelte bewährte Verfahren zur individuellen Entgiftung, bei der die Vitalität durch Freisetzen der Giftstoffüberlastung wiederhergestellt wird. Sie werden erfahren, wie sich Giftstoffe möglichst vermeiden lassen, während diese nach und nach aus Ihren Zellen, Geweben, Fettspeichern und Organen freigesetzt werden.

Toxine – Die unsichtbare Gefahr wird in nur acht Wochen dafür sorgen, dass

- Sie vermeidbare Giftstoffe tatsächlich meiden können;
- die Entgiftungsorgane Darm, Leber und Nieren gestärkt werden und sich regenerieren;

- die normalen Körperprozesse zur Giftstoffausscheidung unterstützt werden;
- die Freisetzung von Giftstoffen aktiv gefördert wird;
- giftstoffbedingte Schädigungen behoben werden können.

Viele Menschen unterliegen dem Irrtum, dass Giftstoffe als gegeben hingenommen werden müssen und man nichts dagegen tun kann. Das stimmt aber nicht. Viele denken nicht an Giftstoffe, wenn sie Lebensmittel oder andere Produkte kaufen. Dabei können Sie sich und Ihre Familie durch die richtige Wahl beim Einkaufen schützen. Dieses Buch stellt Ihnen spezielle Möglichkeiten vor, wie Sie in vielen Fällen eine Giftstoff-Exposition minimieren und ihre schädlichen Auswirkungen auf die Gesundheit vermeiden können.

Hier nur ein Beispiel: Machen Sie sich beim Tanken die Mühe, sich von den austretenden Dämpfen abzuwenden? Wenn Sie das nicht tun, dann hat Ihnen vielleicht einfach niemand gesagt, dass wir die Dämpfe nur riechen können, weil die chemischen Substanzen des Treibstoffs, vor allem Benzol, in unseren Körper eindringen. Ja, Sie können die Exposition durch vermeidbare Giftstoffe erheblich senken, indem Sie – wie in diesem Beispiel – einfach aufpassen. Wenn Sie, wie die Mehrheit der Bevölkerung, allerdings in einer großen Stadt leben oder im Abwind einer Tankstelle wohnen, atmen Sie beständig Benzol, das in der Luft zirkuliert, in geringen Konzentrationen ein. Es stimmt, diese Konzentration ist niedriger als die, die Sie beim Tanken einatmen. Aber sie gelangt trotzdem in Ihren Körper – und das nahezu täglich. Die Folge? Da Benzol die DNA schädigt, erhöht diese Dauerexposition das Krebsrisiko. Vielleicht denken Sie, die Dosis, die Sie in den fünf Minuten, in denen Sie tanken, einatmen, ist ja nur gering; das Problem ist aber, dass das eingeatmete Benzol sich zu all den anderen Chemikalien und Metallen gesellt, die Sie täglich in praktisch allen Bereichen Ihres Lebens aufnehmen.

An einem ganz normalen Tag ist man im Durchschnitt einem unaufhörlichen Strom von Benzol und anderen toxischen Substanzen ausgesetzt: von mit Chemikalien versetzten Lebensmitteln, Lacken, Druckertinten, Flammschutzmitteln, Kühlmitteln und Holzbodenversiegelungen über wasser- und schmutzabweisende Textilimprägnierungen und Kosmetika, bis zu Pizzakartons, Popcorntüten und Staub. Das sind nur einige der alltäglichen Dinge, die ein ganzes Arsenal von wirklich schädlichen Giftstoffen enthalten: PCB (in Deutschland seit 1983 nicht mehr hergestellt), PBDE (in Deutschland seit 1986 verboten), OCP, VOC (flüchtige organische Verbindungen), EMF (elektrische Spannungskräfte) und PFC (Fluorkohlenstoffverbindungen), ganz zu schweigen von Arsen, Cadmium, Quecksilber und Blei.

Viele dieser Hunderten und Tausenden von chemischen Giftstoffen existierten Mitte des 20. Jahrhunderts einfach noch nicht. Unsere Großeltern waren zweifelsohne mit ihren eigenen speziellen Stressfaktoren konfrontiert, aber diese waren nicht mit der Flut von Chemikalien, Schwermetallen, Strahlenemissionen, elektromagnetischen Frequenzen und der Luftverschmutzung zu vergleichen, die heute auf uns einprasseln. Auch wenn der menschliche Körper eine eingebaute Fähigkeit zur Selbstentgiftung hat, sind Menschen heutzutage doch Haushalts-, Landwirtschafts- und Industriegiften in einem Ausmaß ausgesetzt, für das sie unter dem Gesichtspunkt der Evolution niemals ausgerüstet wurden.

Akute Vergiftungen und ein hochtoxischer Schwermetallgehalt sind für Ärzte leichter zu erkennen. Diese treten am häufigsten bei Menschen auf, die am Arbeitsplatz in erhöhtem Maß solchen Stoffen ausgesetzt sind, oder bei Menschen, die im Einflussbereich von industriellen Emissionen wohnen (wie in der Nähe von Bergbau-, Batterieherstellungs- oder anderen Unternehmen). Im Gegensatz dazu kommt es bei niedrigschwelliger Dauerexposition, wie sie bei den meisten Menschen besteht, zu subtileren und oft ziemlich breit gefächerten Symptomen.

So finden sich zum Beispiel bei den meisten US-Amerikanern heute höhere Konzentrationen an Chemikalien, die das endokrine System (das Hormonsystem) stören, als je zuvor. Eine sehr bekannte Substanz, Bisphenol A (BPA), ist in vielen Konservendosen und Lebensmittelverpackungen enthalten. Wenn Sie also eine Dosensuppe essen oder Sojamilch aus einem BPA-beschichteten Behälter trinken, erhöht sich Ihr BPA-Spiegel um mehr als das Zehnfache.[1] Wie wirkt sich das auf die Gesundheit aus? BPA greift in das endokrine System ein, das praktisch alle Aspekte des Stoffwechsels und der Körperfunktionen steuert. Das absehbare Resultat dieser Überflutung mit sogenannten endokrinen Disruptoren besteht in einer zunehmenden Häufigkeit von chronischen Erkrankungen und Alterserscheinungen. So verdoppelt zum Beispiel ein BPA-Spiegel im Harn von über 5 µg/l (Mikrogramm pro Liter) das Diabetesrisiko, da diese Substanz die Rezeptorstellen auf den Zellen verändert, die vom Insulin zur Zuckeraufnahme angeregt werden.

Inzwischen sehen wir solche Essgewohnheiten zwar als normal an, fest steht jedoch, dass der BPA-Spiegel bei täglichem Verzehr von Dosensuppen im Laufe von einer Woche diesen Schwellenwert um das Vierfache übersteigt. Bereits zwei Portionen pro Woche reichen, um das Diabetesrisiko zu verdoppeln. In den USA liegt der BPA-Spiegel bei 18 Prozent der Bevölkerung über diesem Schwellenwert, was zu erhöhtem Blutdruck führen kann. Und dabei ist BPA nur einer von vielen Giftstoffen.

Abbildung 1.1 BPA-Konzentrationen nach Art der Behälter

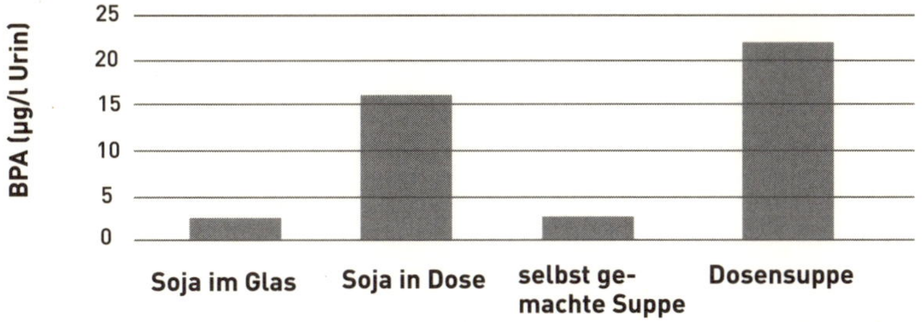

Wie Sie in diesem Buch erfahren werden, richten BPA und andere Giftstoffe alle möglichen Schäden an: Sie verstopfen nach und nach die Leber, blockieren die Insulinrezeptor-Stellen, schädigen Gene und stören die DNA-Reparatur. Sie tragen zu Entzündungen, Blutzuckerproblemen, Verdauungsstörungen, Mitochondriendefekten, Hormonschwankungen, Energieverlust, Immunabwehrschwäche und einer Fülle weiterer Störungen bei. Mit der Zeit kommt es zu immer mehr Problemen im Körper und zur Überlastung; nach und nach untergraben sie Ihre Gesundheit und lösen Krankheiten aus.

Woher kommen die Giftstoffe? Wo sind sie zu finden?

- Um Insekten abzutöten, werden konventionell angebaute Nahrungspflanzen mit Pestiziden besprüht und sind so durch giftige Unkrautvernichtungsmittel kontaminiert (besonders GVO-Nahrungsmittel, genetisch veränderte Organismen). Reis, der in kontaminiertem Wasser gezogen wird, hat einen hohen Arsenwert; Schwermetalle wie Cadmium finden sich in hoher Konzentration in Sojapflanzen, die mit phosphatreichen Düngemitteln behandelt wurden. Antibiotika sowie Hormonzusätze werden oft in tierischen Produkten nachgewiesen.
- Körperpflegeprodukte und Parfüme haben manchmal einen hohen Gehalt an Phthalaten (Weichmachern), die endokrine Disruptoren sind, aber angewendet werden, um Duftstoffe zuzusetzen. In Europa sind manche Phthalate in Kosmetika verboten, aber nicht alle.
- Baustoffe, Reinigungsmaterialien, Matratzen, Möbel, Kleidung und andere alltägliche Produkte setzen eine ganze Liste an giftigen Chemikalien frei, die stetig länger wird.
- Bei industriellen Prozessen wie der Gas- und Stromerzeugung fallen toxische Emissionen in Form von Methan, Kohlendioxid, flüchtigen organischen Verbindungen (VOC), Ozon, Benzol, Toluol, Quecksilber

und Schwefel an, die Luft und Wasser in Städten, im Umland und auf landwirtschaftlich genutzen Flächen verunreinigen. Zwei verbreitete Chemikalien, Xylol und n-Hexan, strömen von Gas-Pipelines aus, die den gesamten amerikanischen Kontinent und auch Europa durchziehen. Xylol kann kurzfristig zu Übelkeit und Magenbeschwerden führen. Seine Langzeiteffekte betreffen auch das Nervensystem.

Wie Sie schon bei dieser Auswahl an Beispielen sehen können, lässt sich eine Belastung durch die vielen chemischen Substanzen, die in unsere Welt abgegeben werden, nicht immer durch persönliche Achtsamkeit vermeiden. Sowohl aus großflächigen Quellen als auch aus kleinen Direktquellen gelangen Schadstoffe in unsere Umgebung, unser Heim, unser Essen und unseren Körper. Deshalb ist es so wichtig, die Wirkungen aller Giftstoffe, denen wir ausgesetzt sind, zu kennen und zu wissen, wie man so viele wie möglich vermeiden und ihre Ausscheidung aus dem Körper verstärken kann.

Der Fall Jennifer

Die 60-jährige Jennifer fühlte sich gesund. Sie kam zur Vorsorge zu mir, um sich Rat zu holen, wie sie ihre Gesundheit weiter verbessern und Erkrankungen vermeiden könnte. Ich bemerkte sofort einen recht deutlichen Tremor. Sie hatte das nicht erwähnt, weil sie, wie sie später sagte, das Zittern einfach für eine Alterserscheinung gehalten hatte. Viele Leute glauben, dass eine Nervendegeneration im fortgeschrittenen Alter »normal« ist. Sie mag häufig sein, vorbestimmt ist sie nicht.

Die körperliche Standarduntersuchung zeigte eine leicht untergewichtige, aber ansonsten gesunde Frau. Dann schaute ich in ihren Mund und zählte über zehn Amalgam-Füllungen. Mir kam sofort der Verdacht, dass der Grund für ihren Tremor eine fortschreitende Nervenschädigung war – verursacht durch Quecksilber, das aus ihren Füllungen austrat. Um meinen Verdacht zu überprüfen, führte ich mehrere Tests durch und fand erhöhte Quecksilber- und Bleikonzentrationen.

Wir konnten die Quelle der Bleibelastung nicht ermitteln. Am wahrscheinlichsten war, dass das Blei aus ihren Knochen freigesetzt wurde. Bei Menschen in Jennifers Generation und älter bildeten sich die Knochen, als Blei noch in Kraftstoffen und Lacken verwendet wurde. Setzt durch die Menopause (und Andropause bei Männern) der Knochenabbau ein, werden dabei auch metallische Giftstoffe frei.

Da bei Jennifer eine Schädigung durch Blei und Quecksilber offensichtlich war, beschloss sie auf meine Empfehlung hin, einen Umweltzahnmediziner aufzusuchen und die Amalgamfüllungen entfernen zu lassen. Sie begann auch mit meinem offensiveren Begleitprogramm zur Quecksilber- und Bleientfernung – dem man sich jedoch nur unter direkter ärztlicher Aufsicht unterziehen sollte. (Es basiert auf dem allgemeinen Entgiftungsprogramm, das später im Buch vorgestellt wird und das Sie ohne Bedenken anwenden können.) Ich ermutigte sie auch, mehr Obst und Gemüse und nur Fisch aus Wildfang zu essen sowie mehr ballaststoffreiche Lebensmittel wie Linsen und Bohnen zu sich zu nehmen.

Während der ersten Monate hatte sie einige Beschwerden wie z. B. fehlende Antriebskraft und Kopfschmerzen. Das kommt bei einigen Leuten vor, wenn die Zellen beginnen, Giftstoffe abzugeben. Aber Jennifer beschloss, mit dem Programm weiterzumachen. Nach einem Jahr wiederholten wir die anfänglichen Tests und sahen, dass die Quecksilber- und Bleikonzentrationen wesentlich niedriger waren. Wichtiger war jedoch, dass der Tremor verschwunden war (von wegen »normale Alterserscheinung«); sie fühlte sich wieder energiegeladener, viel gesünder und kräftiger.

Bevor Sie zu mir kam, hatte Jennifer keine Vorstellung davon, dass die giftigen Metalle in ihrem Körper eine tickende Zeitbombe waren, die eines Tages zu Gesundheitsproblemen führen würden. Wie Jennifer könnten auch Sie bereits Gesundheitsprobleme haben – oder ausbrüten – ohne zu wissen, dass toxische Effekte dazu beitragen. Selbst wenn Sie nur erste Anzeichen einer Gesundheitsverschlechterung fühlen, kann das Problem bereits im Keim erstickt werden, wenn Sie Ihre Giftstoffüberlastung absenken.

Wir sind jedoch nicht nur Konzentrationen einzelner Giftstoffe ausgesetzt, deren gesundheitsschädigende Wirkung bekannt ist. Das wahre Problem liegt darin, dass Sie, unabhängig davon, in welchem Teil des Landes oder der Erde Sie leben, quasi in einer Giftsuppe schwimmen. Mehrere Giftstoffe ergänzen sich synergistisch und verursachen weitere Schäden und Krankheiten. Umfangreiche Forschungsdaten belegen eindeutig, dass die Mehrheit chronischer Erkrankungen auf die Schwemme von Giftstoffen zurückzuführen ist, die unser Körper bewusst oder unbewusst über vielerlei Wege aufnimmt.

Doch trotz dieser verstörenden Veränderung einer einst so gesunden und natürlichen Umwelt nehmen einige Ärzte die Notwendigkeit zur Entgiftung irrigerweise nicht ernst. In den mehr als 40 Jahren meiner ärztlichen Tätigkeit habe ich nichts gesehen, das mich zu der Annahme verleitet hätte, dass die körpereigenen Entgiftungssysteme fähig sein könnten, mit den heutigen Giftstoffen fertigzuwerden – ohne die Hilfe der in diesem Buch beschriebenen

Programme. Viele der heute häufig auftretenden Erkrankungen werden nicht ernst genommen oder übersehen – so z. B. die steigende Zahl neurologischer Beschwerden und niederschwellige chronische Symptome wie Demenz, Diabetes, Mattigkeit, Depression und Fettleibigkeit. Dennoch entstehen viele dieser Beeinträchtigungen durch Giftstoffbelastung oder werden durch diese verstärkt. Mein Anliegen ist es, Ihnen mit diesem Buch eine Anleitung zu geben, damit Sie Ihrem Körper die entsprechende Hilfe geben können, die er in dieser toxischen Welt braucht.

Der Weg eines Praktikers

Ich bin voll ausgebildeter naturheilkundlicher Arzt, führender Dozent und Gründungspräsident der Bastyr University, der ersten Einrichtung in den USA für Naturheilkunde. Ich habe Generationen von Ärzten in integrativer Medizin ausgebildet und setze mich seit über vier Jahrzehnten für die naturheilkundliche, integrative und funktionelle Medizin ein. Seit meinen frühesten Jahren fühlte ich mich immer der evidenzbasierten Medizin (von nachgewiesener Wirksamkeit und patientenorientierter Wissenschaftlichkeit) verpflichtet. Alles, was ich – basierend auf meiner eigenen jahrelangen klinischen Erfahrung – in diesem Buch empfehle, ist wirklich wissenschaftlich abgesichert.

Im Laufe meines Lebens war es tatsächlich immer wieder erstaunlich zu sehen, dass klinische Erkenntnisse, für die frühere Generationen naturheilkundlicher Ärzte den Weg bereitet haben, wiederholt von der Wissenschaft bestätigt wurden. Viele der neuesten Forschungsergebnisse werde ich in diesem Buch vorstellen.

Aber ich muss gestehen, dass ich noch nicht zufrieden bin. Ich wünsche mir noch mehr Forschungsengagement bezüglich der Verbindung zwischen Giftstoffen und Krankheiten sowie zur Gesundheitsförderung durch Entgiftung. Denn bereits die neuesten Zahlen aus der Forschung sind niederschmetternd. Sie zeigen, dass Giftstoffe wesentlich schädlicher sind als jeder andere bekannte Risikofaktor, der Erkrankungen auslösen kann. Im gesamten Buch stelle ich Diagramme und Tabellen vor, damit Sie die unsichtbare Rolle, die diese Giftstoffe bei der Entstehung von Erkrankungen spielen, besser verstehen können.

Als ein Pionier der integrativen Medizin bin ich davon überzeugt, dass die Frage, ob Sie heute, morgen und ein Leben lang bei guter Gesundheit sind oder nicht, von drei bestimmenden Faktoren entschieden wird:

1. dem Ausmaß Ihrer Giftstoff-Exposition;
2. der Fähigkeit Ihres Körpers, Giftstoffe zu neutralisieren oder auszuscheiden;
3. dem Engagement, mit dem Sie Ihre Entgiftungsleistung aufbauen.

Toxine – Die unsichtbare Gefahr wird Ihnen helfen, den Schaden durch Giftstoff-Exposition zu erkennen und Ihnen Mittel an die Hand geben, um die oben genannten Fähigkeiten zu erreichen. Mein komplexer Ansatz umfasst:

- das Vermeiden vermeidbarer Giftstoffe;
- die Wiederherstellung der Entgiftungsorgane;
- den Aufbau der Entgiftungsleistung;
- die aktive Förderung der Entgiftung;
- die Reparatur entstandener Schäden.

Dieses Buch soll Sie bei diesem Plan unterstützen. In den Kapiteln 1 und 2 werden die Giftstoffbelastungen dargelegt, die sich in unserer Welt verbergen. Durch Offenlegen der Giftlast, die uns allen aufgebürdet wird, hoffe ich, Sie zur Entgiftung als Teil Ihrer Lebensführung motivieren zu können und dazu, diesen Weg mit meinem Neun-Wochen-Programm zu beginnen.

Zunächst einmal werden Sie reinen Tisch machen, indem Sie die beiden Hauptquellen für Giftstoffe vermeiden: giftstoffbelastete Pflege- und Schönheitsprodukte (Kapitel 2 wird Ihnen zeigen, wie diese eingegrenzt werden können) und giftstoffbelastete Nahrungsmittel. Das volle Neun-Wochen-Programm beginnt mit der Zwei-Wochen-Diät als Starthilfe (siehe Kapitel 3). Durch diese Diät wird Ihre Ernährung von giftstoffbelasteter auf giftstofffreie, hoch nährstoffreiche Nahrung umgestellt. Durch die zwei Elemente der Giftstoffvermeidung (in Pflege- und Schönheitsprodukten sowie Nahrungsmitteln) sorgen Sie für eine reinere Ausgangsbasis für die Entgiftung.

Eine sichere und erfolgreiche Entgiftung ist nicht möglich, wenn Ihre Entgiftungsorgane selbst noch vergiftet (oder leistungsschwach) sind. Und überlastete, nicht gut funktionierende Entgiftungsorgane kommen häufig vor. Daher führt Sie dieses Buch in den nächsten neun Wochen durch ein Programm mit drei zweiwöchigen Entgiftungsphasen, die Ihre Entgiftungsleistung wieder aufbauen. Anhand dieser wissenschaftlich gesicherten Neuauflage des klassischen naturheilkundlichen Entgiftungsansatzes werden Sie sukzessive die wichtigsten Entgiftungsorgane regenerieren: den Darm (Kapitel 4), die Leber (Kapitel 5) und die Nieren (Kapitel 6). Während der letzten, der neunten, Programmwoche, werden Sie Ihre Entgiftung anhand einfacher, aber hochwirksamer Techniken verstärken.

Diese naturheilkundlichen Methoden werden Ihnen helfen, Ihre Giftstoffbelastung wesentlich zu verringern. Eine geminderte Giftstoffbelastung erleichtert die Entgiftung. Anstatt eines Abwärtszyklus, bei dem die Giftstoffbelastung zunehmend Ihre Organe schädigt und Ihre Entgiftungsfähigkeit beeinträchtigt, setzen Sie einen positiven Zyklus in Gang, der Ihre Organe wieder befähigt, ihre Entgiftungsfunktionen aufzunehmen – und das, weil Sie die Programme dieses Buches absolvieren.

Naturheilkundliche Medizin

Die naturheilkundliche Medizin baut auf der tiefen Überzeugung auf, dass der Körper immense Selbstheilungskräfte hat, wenn wir ihm nur die Chance dazu geben. Naturheilkundliche Ärzte sind darauf spezialisiert, Menschen verstehen zu helfen, warum sie krank sind und wie sie durch natürliche Therapien gesund werden können. Die Hauptanliegen sind:

- Suche nach den einer Krankheit zugrunde liegenden Ursachen anstatt Unterdrückung von Symptomen;
- Einhalten des alten Grundsatzes »zuerst einmal nicht schaden« (lateinisch »primum non nocere«);
- Aufklärung der Patienten über Selbstheilung, Selbstfürsorge und Vorbeugung;
- Berücksichtigung der bei jedem Menschen einzigartigen körperlichen, geistigen, emotionalen, genetischen sowie sozialen Voraussetzungen, der Umgebungsfaktoren sowie weiteren Einflussfaktoren, um eine ganzheitliche Therapie möglich zu machen.

Giftstoffüberlastung

Auch wenn die Lebensführung, die Ernährungsweise und die genetischen Voraussetzungen jeweils ein große Rolle für Ihre Gesundheit spielen, treten die Symptome einer angegriffenen Gesundheit und chronischer Erkrankungen oft erst bei einer Überlastung mit Giftstoffen auf. Und wie Sie in den späteren Kapiteln dieses Buches sehen werden, wird bei der Entwicklung vieler toxischer Chemikalien speziell auf deren schwere Abbaubarkeit Wert gelegt. Produkte und Annehmlichkeiten unserer Zivilisation haben unbestritten ihre guten Seiten, aber Giftstoffe aus einer Vielzahl von Quellen sind ihre uneingestandene, nahezu unsichtbare Kehrseite. Giftstoffüberlastung kann einzelne oder alle der folgenden Substanzen umfassen:

1. Giftstoffe aus der Industrie wie Schwermetalle, Schmutzpartikel und Strahlenemission, die bei industriellen Prozessen entstehen;
2. Giftstoffe aus der Landwirtschaft wie Hormone und Schädlings- sowie Unkrautvernichtungsmittel;
3. Giftstoffe im Haushalt, die durch Baustoffe, Teppiche, Lacke und Reinigungsmittel freigesetzt werden;
4. Giftstoffe in Körperpflegeprodukten, Parfümen und Kosmetika;
5. Giftstoffe aus Nahrungsmitteln wie gentechnisch veränderte Organismen (GVO), Lebensmittelfarbstoffe, künstliche Aromen und künstliche Süßstoffe;
6. Giftstoffe aus anderen Konsumprodukten wie Flammschutzmittel in Kinderkleidung, Spielzeug und Decken; Beschichtungen von Kochgeschirr und vieles mehr.

Auch wenn wir viele Produkte und Dienstleistungen dieser Art mittlerweile als selbstverständlich ansehen, können die Substanzen, die sie enthalten (oder absondern), unseren Körper in vielfältiger Weise schädigen (siehe nachfolgende Tabelle 1.1).

Tabelle 1.1 Allgemeine Anzeichen von Giftstoffbelastung

Kategorie	Betroffenes System	Häufige Symptome
Atemwege	Nase, Rachen, Lunge	Reizung, Husten, Würgegefühl, Brustenge
Magen, Darm	Magen, Darmsystem	Übelkeit, Erbrechen, Durchfall
Nieren	Nieren	Rückenschmerzen, gesteigertes oder vermindertes Wasserlassen
Nervensystem	Gehirn, Rückenmark	Kopfschmerzen, Schwindelgefühl, Verwirrtheit, Depression, Koma, Krampfanfälle, Gedächtnisverlust
Hämatologie	Blut	Anämie (Müdigkeit, Schwäche), häufige Infektionen
Dermatologie	Haut, Augen	Ausschlag, Juckreiz, Rötung, Schwellung
Fortpflanzungsorgane	Eierstöcke, Hoden, Fötus	Unfruchtbarkeit, Fehlgeburt, Störungen des Menstruationszyklus

Glücklicherweise sind nicht alle Giftstoffe für jedes Organ oder System schädlich. Toxische Wirkungen können schwerwiegend oder geringfügig sein.

Viele einst seltene Krankheiten greifen inzwischen bei Menschen jeden Alters um sich, aus Gründen, die Ärzte nicht erklären können – außer man zieht Giftstoffe in Erwägung. Nehmen wir Diabetes, der vor 60 Jahren nur 1 Prozent der Bevölkerung betraf: Er wird nun bei etwa 10 Prozent der Bevölkerung diagnostiziert, und man geht in Zukunft von etwa 30 Prozent in Deutschland aus. Wir sehen einen Anstieg von Herz-Kreislauf-Erkrankungen und Adipositas (Fettleibigkeit) bei 20-Jährigen, und es ist mittlerweile alltäglich, dass Männer und Frauen 10, 20 oder sogar 30 Jahre früher an alterstypischen Beschwerden leiden, als sie sollten. Zu viele Menschen fühlen sich mit 40 Jahren wie mit 50 oder 60. Dieses Buch zeigt Ihnen auf, dass Giftstoffe zu den Antriebsfaktoren dieses Phänomens geworden sind.

Für das Jahr 2010 stellte das President's National Cancer Panel fest, dass »bei ca. 1,5 Millionen US-Amerikanern – Männern, Frauen und Kindern – Krebs diagnostiziert worden war und 562 000 daran starben. Angesichts der sich häufenden Beweise für eine Verbindung zwischen Umwelteinflüssen und Krebs wird sich die Öffentlichkeit der inakzeptablen Belastung durch Krebserkrankungen bewusst, die aus umwelt- und arbeitsplatzbedingten Kontakten mit Giften resultiert, die sich vermeiden lassen würden.«[2] (In Deutschland veröffentlichte die zum Robert-Koch-Institut gehörende Gesellschaft der epidemiologischen Krebsregister in Deutschland e.V. für das Jahr 2010 folgende Zahlen bezüglich Krebserkrankungen: 477 300 Neuerkrankungen und 218 258 Sterbefälle. Quelle: *http://www.gekid.de/Doc/krebs_in_deutschland_2009_2010.pdf*).

Leider wurde seit 2010, als das Gremium seine Erkenntnisse vorstellte, keine seiner Empfehlungen in den USA umgesetzt, dazu gehörten auch mehr Forschung und eine solide Regulierung toxischer Chemikalien.

Und deshalb ist – obwohl die Schadstoffmenge seit damals stetig zugenommen hat – den meisten Menschen nicht klar, wie ernst dieses Problem geworden ist. Es geht nicht nur um Krebs: Alle chronischen Erkrankungen werden durch allgegenwärtige Giftstoffe verursacht oder verschlimmert. Warten Sie nicht, bis bei Ihnen eine schwerwiegende Erkrankung wie Krebs ausbricht, bevor Sie die Kontrolle übernehmen.

Wie kam es zu diesem Buch?

Das Konzept, dass Giftstoffe, die unser Körper aufnimmt, die menschliche Gesundheit beeinträchtigen, ist nicht neu. Durch klinische Arbeit mit Tausenden dankbaren Patienten fanden mutige Medizinpioniere wie die Biologin

Rachel Carson, der Arzt Bill Rey, der Zahnarzt Hal Huggins oder der Umweltmediziner Walter Crinnion und viele andere heraus, dass die Giftstoffbelastung ein großes Problem ist, gegen das wir jedoch etwas tun können. Ich bin glücklich, dass ich mein Scherflein zu diesen Entdeckungen beitragen und Ärzte in der Entgiftung ihrer Patienten unterrichten konnte.

Ich habe nahezu ein halbes Jahrhundert lang Patienten betreut und wurde Zeuge eines beispiellosen Anstiegs chronischer Erkrankungen. Parallel dazu beobachtete ich eine dramatische Veränderung in den Ursachen für chronische Gesundheitsbeschwerden. Wie vielen Ärzten war mir zunächst die Notwendigkeit, die körperliche Entgiftung zu fördern, nicht völlig klar. Ich »konvertierte« aber frühzeitig und habe gesehen, wie intelligente Entgiftung – die ich beispielsweise in diesem Buch anbiete – Leben verändert hat.

Ich stieß eher zufällig auf die Entgiftungstherapie, studierte sie dann und praktizierte sie schließlich. 1970 beschloss ich, das klinische Medizinstudium zu beenden und mich der medizinischen Forschung zu widmen. Ich zog von New York nach Seattle und arbeitete als Forschungsassistent in der Abteilung für Rheumatologie der Medizinischen Fakultät an der University of Washington. Ich liebte die Arbeit im Labor und die gelegentliche klinische Tätigkeit und beschloss, bald auf diesem Gebiet zu promovieren. Aber dann geschah etwas Unerwartetes.

Wie viele Labors in der ganzen Welt suchte auch unseres nach einem Mittel gegen die verschiedenen Formen der Arthritis. Als mir die Verlobte eines Kollegen erzählte, dass ihre angeblich »unheilbare« juvenile Arthritis jetzt geheilt sei, war ich verblüfft und fragte sie, wie das denn möglich gewesen sei.

»Ich bin zu einem naturheilkundlichen Arzt gegangen«, sagte sie.

Meine Antwort war: »Was?«

Zurückblickend muss man sagen, dass ich recht unbedarft war, was die Medizin anging: Ich wusste nicht, dass es noch andere Heilkünste gab und kannte noch nicht einmal die Chiropraktik.

Da ich von Natur aus aber ziemlich neugierig und wissenschaftsorientiert bin, ging ich zu diesem naturheilkundlichen Arzt und fragte ihn, was er für meine Bekannte getan hatte. Seine Antwort war: »Ich habe ihre Leber entgiftet, ihr gezeigt, wie sie essen soll, und ihr ein paar Vitamine gegeben.« Wieder kam ein »Was?« von mir. Was hatte ihre Leber mit ihren geschwollenen Händen und Knien zu tun? Dann fragte ich, ob ich ihm ein paar Tage bei der Betreuung seiner Patienten zusehen könne. Ich sah einen Patienten nach dem anderen – ausnahmslos »unheilbare« Fälle – denen von diesem wunderbaren Heiler durch viel einfachere, sichere und vernünftiger erscheinende »natürliche« Interventionen geholfen wurde. Es war um mich geschehen, und glücklicherweise befand sich die in ganz Nordamerika letzte noch bestehende Ausbildungsstätte für naturheilkundliche Medizin in Seattle. Ja, die Amerikanische Medizinische Gesellschaft (AMA) hatte jede Schlacht gewonnen und diese Fachausbildung massiv zurückgedrängt – aber den Krieg insgesamt hatten sie doch noch nicht gewonnen. Wie mein hochverehrter Dr. John Bastyr zu uns Studenten zu sagen pflegte: »Wie viele Hindernisse sie uns auch immer in den Weg stellen, die Wahrheit unseres medizinischen Ansatzes wird ans Licht kommen.«

Als Student der Naturheilkunde in den frühen 1970er-Jahren hörte ich von Giften und Entgiftung. Aber obwohl wir in großartigen Entgiftungsprogrammen unterrichtet wurden, waren sie zu dieser Zeit noch nicht wissenschaftlich abgesichert. Die Mechanismen der Toxizität und der Methoden der Entgiftung waren einfach noch nicht bekannt. Ich kannte nun also die Grundsätze der Entgiftung, mein klinisches Denken blieb davon jedoch weitgehend unberührt. Aber dann, nach etwa sechsmonatiger Praxis, veränderten zwei Patienten meinen Erkenntnisstand.

Die Fälle Peter und Don

Peter stellte sich bei mir wegen seiner Leukämie vor. Es sah so aus, als ob er erfolgreich mit Chemotherapie behandelt worden sei, aber er wollte wissen, wie es bei ihm im Alter von 30 Jahren zu diesem Krebs gekommen war. Ich erfuhr, dass er aß wie alle anderen auch (nämlich schlecht) und keine Vitamine nahm. Er war körperlich aktiv, denn er arbeitete auf einer Farm. Die körperliche Untersuchung erbrachte nichts Auffälliges für einen jungen Mann in seinem Alter. Ausgedehnte Labortests ergaben keine Anomalien. (Ich wünschte, ich könnte diese alten Labortest-Ergebnisse noch einmal mit meinem Wissen von heute sehen.) Alles, was ich ihm damals bieten konnte, war der Rat, auf seine Ernährung zu achten und ein gutes Multivitamin- und Mineralstoffpräparat einzunehmen.

Dann, nur zwei Wochen später, kam Don zu mir aus praktisch denselben Gründen. Auch er arbeitete auf einer Farm. Ich fragte mich, ob es eine Verbindung zwischen ihrer Erkrankung und der Tatsache gab, dass sie Chemikalien wie Düngemitteln, Pestiziden und Unkrautvernichtern ausgesetzt waren. Auf meine Bitte hin brachten mir beide die Etiketten der Produkte, die auf den Farmen eingesetzt wurden.

Ich informierte mich in einem Fachbuch für Toxikologie über die Chemikalien, die diese beiden Männer auf die Felder sprühten. Als ich mich in die entsprechenden Kapitel vertiefte, las ich tatsächlich, dass Farmer im Allgemeinen ein deutlich erhöhtes Risiko für alle Blutkrebsformen haben, das offensichtlich im Verhältnis zu ihrem Umgang mit Chemikalien der modernen Landwirtschaft stand. Ich schluckte und investierte 150 Dollar (viel Geld für einen jungen Mediziner, der versucht, sich durch ein wenig populäres Fachgebiet der Medizin zu kämpfen) für dieses Fachbuch und begann zu lesen.

Die Verbindungen, die ich zwischen angeblich harmlosen Chemikalien und der menschlichen Gesundheit fand, öffneten mir die Augen. Es wurde meine Lebensaufgabe. Mit diesem Buch möchte ich auch Ihnen die Augen öffnen. Viele Menschen möchten lieber nichts über die Verbindung von Giftstoffen und Gesundheit wissen, weil es für sie einfach zu beängstigend ist und sie zu Veränderungen zwingt. Das Wissen darum gibt Ihnen jedoch zwei Möglichkeiten, die Sie nicht haben, wenn Sie unsere giftige Welt einfach als gegeben hinnehmen, nämlich:

1. eine Wahl in Bezug auf Ernährung und Lebensführung zu treffen, durch die Sie die Giftstoffe, die Sie aufnehmen, verringern können;
2. sich regelmäßig einer Entgiftung zu unterziehen und somit Ihre Giftstofflast freizusetzen.

Unsere giftige Welt

Giftstoffe dringen jeden Tag in unseren Körper ein: mit der Nahrung, die wir essen, dem Wasser, das wir trinken, der Luft, die wir atmen, den Substanzen, die wir berühren oder im Gesicht und am Körper anwenden – ja sogar durch die Arzneimittel und Behandlungsformen, die uns von Ärzten und Zahnärzten verordnet werden. Wenn Sie an all das, was Sie benutzen, keinen weiteren Gedanken verschwenden, werden Ihnen die vielfältigen Formen der Giftstoffbelastung als verborgen und überraschend erscheinen.

Haben Sie z. B. schon einmal Pizza beim Pizzaservice bestellt? Für die Haltbarkeit und Hitzebeständigkeit werden die Pizzakartons häufig mit perfluorierten Alkylsubstanzen (PFAS) beschichtet, was sie widerstandsfähig gegen Wasser und Fett macht. PFAS verursachen niedrigschwellige endokrine Störungen und sind immunotoxisch.[3] Mit anderen Worten: Ist man PFAS ausgesetzt, kann das Immunsystem unterdrückt oder aus dem Gleichgewicht gebracht werden, was die Gefahr von Infektionen und Autoimmunerkrankungen erhöht. PFAS werden für ein breites Produktspektrum eingesetzt, z. B. für antihaftbeschichtete Töpfe, Pfannen und Küchengeräte, »atmungsaktive« Regenbekleidung, Schmutz abweisende Möbelsprays, Schlafsäcke, Elektronik

(Handys und Festplattenlaufwerke), Rucksäcke, Schuhe und sogar Krankenhausausrüstung. Sie sind in Kanülen, Schrittmachern, Stents, Krankenhauskitteln und sogar in den dort verwendeten Abtrennungsvorhängen.

Ein Schadstoff dringt in den menschlichen Körper über einen sogenannten »Expositionspfad« ein. Wie eine 2015 veröffentlichte Studie festhält, ist das Stillen unglücklicherweise ein wesentlicher Expositionspfad für PFAS.[4] Je häufiger gestillt wurde, desto höher waren die PFAS-Konzentrationen bei Säuglingen und Babys, die im Alter von 11 Monaten, 18 Monaten und 5 Jahren untersucht wurden.[5] Was Menschen benutzen, anfassen, einatmen, riechen oder essen, wird in ihren Körper aufgenommen und sogar an die nächste Generation weitergegeben. Wie traurig, dass Neugeborene (und, wie wir später noch sehen werden, sogar Ungeborene im Mutterleib) toxische Chemikalien aufnehmen, die unsere Welt überfluten.

Wie sind wir in diese Situation geraten?

In den letzten 75 Jahren hat die Chemie der »zivilisierten« Welt eine Fülle nützlicher Produkte und Dienstleistungen gebracht, die die meisten von uns als selbstverständlich betrachten. Wir wurden von all den Dingen, von Fast Food über Brennstoffe bis zu kommerziell hergestellten Babydecken, abhängig und gingen dabei von bestimmten Annahmen aus. Die meisten von uns haben entweder angenommen, dass alle diese Wunderdinge »inert« sind – das heißt, dass sie biologisch inaktiv sind und keine erkennbare Auswirkung auf biologische Prozesse und lebendige Wesen haben – oder dass ihre chemischen Effekte unbedeutend sind. Aber schon vor 50 Jahren warnte die Umweltpionierin Rachel Carson in ihrem aufrüttelnden Buch *Der stumme Frühling* (*Silent Spring)* vor Chemikalien in unserem Essen. »Ein Who's Who der Pestizide«, schrieb sie »geht uns alle an. Wenn wir so eng mit diesen Chemikalien zusammenleben, sie essen und trinken, wenn sie uns im wörtlichen Sinn ins Mark dringen – dann wäre es besser, etwas über sie und ihre Wirkkraft zu wissen.«[6]

Die unglückliche Realität ist, dass wir ein halbes Jahrhundert später immer noch viel zu lernen haben und das Giftstoff-Problem noch viel schlimmer geworden ist. Das President's Cancer Panel 2010 hielt fest, dass »bei fast 80000 Chemikalien, die in den USA auf dem Markt sind, von denen viele von Millionen Amerikanern täglich verwendet werden und die gar nicht oder nur unzureichend erforscht und weitgehend nicht gesetzlich reguliert sind, die Exposition durch potenzielle Umweltkarzinogene weit verbreitet ist«.[7]

Dr. Sanjay Gupta, praktizierender Neurochirurg und leitender medizinischer Korrespondent des Fernsehsenders CNN, hält fest, dass »sich im Blut von Babys bis zu 200 Chemikalien befinden, bevor sie überhaupt geboren werden. Die genauen Konsequenzen des Vorhandenseins all dieser Chemikalien sind noch nicht geklärt. Gewiss, wir haben eine Zunahme verschiedener Krankheiten von Asthma und Autismus bis zur kindlichen Fettleibigkeit beobachtet. Was nötig ist, ist eine nationale Langzeitstudie, um mit Bestimmtheit sagen zu können, welchen Anteil diese Chemikalien möglicherweise daran haben.«[8]

»Nur wenige Hundert der über 80 000 in den USA verwendeten Chemikalien wurden auf ihre Unbedenklichkeit geprüft«, schreibt Nicholas Kristof von der *New York Times* und zitiert das President's Cancer Panel: »Viele bekannte oder vermutete Karzinogene sind gesetzlich in keiner Weise reguliert.«[9]

In Europa wurde für diesen Zweck 2007 die Agentur REACH eingerichtet, die für die »Registrierung, Bewertung, Zulassung und Beschränkung chemischer Stoffe« zuständig ist, so beschreibt es das Umweltbundesamt auf seiner Homepage. »REACH beruht auf dem Grundsatz, dass Hersteller, Importeure und nachgeschaltete Anwender die Verantwortung für ihre Chemikalien übernehmen. Sie müssen sicherstellen, dass Chemikalien, die sie herstellen und in Verkehr bringen, sicher verwendet werden«, so das Umweltbundesamt. Nicht nur industrielle Chemikalien, auch jene in unseren Alltagsprodukten wie in Reinigungsmitteln, Farben, Kleidung usw. werden überprüft und deren Verwendung gegebenenfalls beschränkt oder verboten.

Während sich besorgte Menschen anstrengen, jede individuelle Exposition zu vermeiden, stellt Ansje Miller, Co-Autorin eines 2013 erschienenen Berichts des US-amerikanischen Zentrums für Umwelt und Gesundheit, fest: »Viele schädliche Chemikalien, bei denen wir uns so viel Mühe gegeben haben, sie aus Konsumprodukten zu verbannen, werden heute genutzt«[10], und zwar für industrielle Prozesse wie die hydraulische Frakturierung (Hydrofracking).

In den USA wird Fracking im großen Umfang betrieben. In Europa und Deutschland ist dieses Verfahren zur Gewinnung von Gas und Öl äußerst umstritten. Am 4. August 2016 trat das »Gesetz zur Änderung wasser- und naturschutzrechtlicher Vorschriften zur Untersagung und zur Risikominimierung bei den Verfahren der Fracking-Technologie« (BGBl. I S. 1972) in Kraft, das Fracking in unkonventionellen Lagerstätten verbietet (Quelle: *https://de.wikipedia.org/wiki/Hydraulic_Fracturing#Deutschland*).

Es wird zunehmend unmöglich, massive Belastungen durch Schadstoffe am Wohnort zu vermeiden. Eine Studie der University of Pittsburgh von 2015 stellt fest, dass »in der Nähe vieler Fracking-Gasbohrungen zu leben, möglicherweise mit einem erhöhten Risiko für untergewichtige Babys einhergeht.«[11] Dies kann zum Teil auf Schwermetalle, Strahlung und Karzinogene zurückzuführen sein, die für das Anbohren unkonventioneller Gasquellen eingesetzt oder dabei freigesetzt werden.

Viele Orte sind Schadstoffen irgendeiner Art ausgesetzt. Durch Verbrennen kontaminierter Kohle zur Stromgewinnung können erhöhte Quecksilberwerte bei Anwohnern nachgewiesen werden. Weltweit findet man Regionen, in denen das Trinkwasser mit (u. a. natürlich vorkommendem) Arsen belastet ist – auch in Europa. In Deutschland gab es einen Fall, bei dem die Rückstände einer alten Farbenfabrik die Ursache für eine enorme Überschreitung der Grenzwerte im Trinkwasser war. So zeigte eine Studie aus dem Jahr 2000, dass das von 56 Millionen US-Amerikanern genutzte Wasser bedenkliche Arsenwerte aufwies – und dabei waren nur 25 Bundesstaaten untersucht worden.[12] Oder Sie gehen täglich zur Arbeit und sind sich der schädlichen Chemikalien an Ihrem Arbeitsplatz gar nicht bewusst. Eine Harvard-Studie stellte fest, dass die US-Amerikaner als Folge ihrer Exposition durch Blei, Quecksilber und Pestizide auf der Basis von organischen Phosphaten insgesamt 41 Millionen IQ-Punkte einbüßen.[13]

Unterm Strich heißt das, Sie werden wie die meisten anderen Menschen auch viele der Giftstoffe in Ihrem Körper speichern, mit denen ich mich in diesem Buch befasse. Ihr Körper speichert sie, wo immer er kann – in Ihren Knochen, Ihrem Gehirn, Ihrem Blut und Ihrem Fettgewebe. Da will sie aber keiner haben. Sie werden diese Giftstoffe aber niemals loswerden, solange Ihr Entgiftungssystem nicht selbst entgiftet ist und daher erstklassige Arbeit bei der Ausscheidung dieser Giftstoffe leisten kann.

Der Fall Jack

Jack war Bootsbauer und baute Holzboote in Port Townsend, Washington, USA. In meiner Region, der nordwestlichen Pazifikküste, sind viele Bootsbauer regelmäßig schädlichen Chemikalien aus Farben, Lacken und Fiberglasprodukten ausgesetzt, die zum Schutz des Bootsrumpfs verwendet werden.

Obwohl er noch recht jung war, wurde Jack zusehends schwächer. Er fühlte sich ständig müde und hatte keine Kraft mehr für seine Familie. Aus unbekannten Gründen wurden seine Symptome im Winter schlimmer. Als er dann zu mir kam, war er so geschwächt, dass er morgens kaum aufstehen konnte. Wie viele Patienten, die sich an mich wenden, hatte er zuvor schon mehrere Ärzte aufgesucht. Da sie keine erkennbare Krankheit festmachen konnten, hatten sie ihm auch keine Therapie zu bieten. Jack sagte mir, er fühle sich, als ob er ständig Grippe hätte. Er suchte verzweifelt nach Antworten auf seine Fragen, denn er hatte eine Familie mit kleinen Kindern zu versorgen. Mit etwas Detektivarbeit ließ sich die Ursache seiner Probleme glücklicherweise schnell herausfinden.

Die Speziallacke für Bootsrümpfe enthalten Holzschutzmittel und Schwermetalle, die das Boot vor der Besiedlung mit Seepocken schützen sollen. Jack vertrug diese Giftstoffe im Sommer bis zu einem gewissen Grad; im Winter schloss er jedoch alle Türen und Fenster, damit es in seiner Werkstatt warm blieb. Trotz der Belüftungsschlitze sorgten die höheren Giftstoffkonzentrationen für eine erhöhte Exposition, wenn er die belastete Luft einatmete oder vergaß, Schutzhandschuhe zu tragen, als Schutz vor einer Aufnahme über die Haut. Da die Behörde für Arbeitsschutz und Gesundheit seine Werkstatt abgenommen hatte, ging Jack davon aus, dass die Chemikalien, mit denen er arbeitete, unbedenklich seien. Eine Schutzmaske trug er selten. Was noch schlimmer war: Der Wohnbereich lag gleich nebenan und roch nach Lösungsmitteln.

Jacks Leber war vergrößert und sehr druckempfindlich. Seine Hände waren verfärbt und seine Gesichtshaut war wächsern. Ich leitete sofort ein intensives Entgiftungsprogramm bei ihm ein. Er unterbrach seine Arbeit für eine Woche und zog für die Zeit der Entgiftung mit seiner Familie in ein anderes Haus in der Nähe, um eine weitere Belastung zu verhindern.

Um die Entgiftungsprozesse anzuregen, führte Jack eine einwöchige modifizierte Fastenkur durch mit Schwerpunkt auf rohen sowie gekochten Früchten und Gemüse – dieselbe Diät, die ich Ihnen in diesem Buch vorschlage (siehe Kapitel 3). Er nahm auch dieselben Nahrungsergänzungsmittel, die ich zur Entgiftung der Leber in Kapitel 5 empfehle, dazu noch zusätzliche ballaststoffreiche Produkte, damit die aus der Leber gelösten Giftstoffe mit dem Stuhl ausgeschieden werden konnten. Jack hatte eine gute Konstitution und reagierte schnell auf die Entgiftungskur. Innerhalb weniger Wochen war er wieder sein normales, energiegeladenes Selbst. Als er seine Arbeit wieder aufnahm, bestückte er die Werkstatt mit einem Heizgerät, öffnete alle Türen und Fenster und begann, bei der Arbeit Schutzhandschuhe und eine Chemikalien-Schutzmaske zu tragen. Durch verbesserte Belüftung, rigoroses Begrenzen der Exposition durch Direktkontakt und intensive Unterstützung seiner Entgiftungssysteme wurden Jacks Gesundheit und Kraft vollständig wiederhergestellt. Er hat nun wieder reichlich Energie für Unternehmungen mit seiner Frau und den Kindern und für den Bau seiner wunderschönen Holzboote.

Als ich mit Entgiftungsbehandlungen begann, hatten die meisten Leute noch nie etwas von diesem Konzept gehört. Doch mittlerweile haben sich die

Dinge geändert! Inzwischen ist es für gut informierte Menschen völlig normal, von sich aus nach Entgiftungsprogrammen zu suchen. Das liegt an der wachsenden Besorgnis der Öffentlichkeit über die ansteigende Giftstoffbelastung, die zu Symptomen und Erkrankungen beiträgt. Ich kann dieser Entwicklung nur Beifall zollen! Aber zu wissen, dass Entgiftung nötig ist, ist nicht dasselbe wie genau zu wissen, *wie* man sich gefahrlos entgiftet. Es bedeutet auch nicht, dass jeder Entgiftungsansatz gleichermaßen wirksam ist. Zum einen ist es keine gute Idee, eine Menge Giftstoffe aufzuwirbeln und sie dann im Körper frei zirkulieren zu lassen. Sie müssen die Kontrolle über Ihre Entgiftung behalten. Dazu ist es von entscheidender Bedeutung, dass die Ausscheidungsorgane selbst (Darm, Leber und Nieren) zunächst regeneriert werden. Und um sicherzustellen, dass Sie die Entgiftung gefahrlos einleiten, müssen diese Organe in der richtigen Reihenfolge regeneriert werden. Sonst können Sie mehr Giftstoffe freisetzen, als Ihr Körper gefahrlos verarbeiten kann. Ja, Sie müssen sich entgiften, aber den Entgiftungsorganen Ihres Körpers muss zuallererst geholfen werden – und diese brauchen viel Hilfe, wenn sie wirksam entgiften sollen. Diese Hilfe bietet Ihnen das vorliegende Buch.

Da die konventionelle Medizin wenig über Entgiftung weiß, gibt es für Patienten kaum eine Anleitung, wenn sie sich nach einem wissenschaftlich fundierten Konzept richten wollen.

Warum dauert es so lange, bis das Problem der Giftstoffbelastung anerkannt wird?

Sie fragen sich vielleicht: *Wenn das so ein großes Problem ist, warum hört man dann nicht mehr darüber?* Dafür gibt es mehrere Gründe – die alle mit den Defiziten der konventionellen Medizin und ihren Forschungsinteressen zusammenhängen.

Die konventionelle Medizin funktioniert großartig, wenn es um einfache Verbindungen zwischen einer Krankheitsursache, wie einem Infektionserreger, und einer Therapie beispielsweise mit Antibiotika geht. Dieses Modell versagt allerdings in vielen Bereichen, zum Beispiel wenn eine Erkrankung mehrere Ursachen hat oder eine einzige Ursache mit verschiedenen Erkrankungen verbunden ist.

Das Modell geht auch fälschlicherweise davon aus, dass alle Menschen gleich sind. Das Gegenteil ist jedoch der Fall: Jeder von uns ist biochemisch einzigartig – speziell in unserer Fähigkeit, die Fülle der Gifte, denen wir ausgesetzt sind, wieder auszuscheiden. Das zeigt sich bei der Toxizität: Manche

Menschen sind sehr gut darin, bestimmte Giftstoffe wieder loszuwerden – wie Raucher, die ohne Lungenkrebs über 100 Jahre alt werden –, während es für die meisten von uns nicht leicht ist, den Körper von Giftstoffen zu befreien. Die konventionelle Medizin misst keine Giftkonzentrationen (außer bei Patienten mit offensichtlicher Exposition am Arbeitsplatz) und schenkt der Entgiftungskapazität keine Beachtung. Es ist einfach, die Notwendigkeit der Entgiftung beiseitezuschieben, wenn diese Punkte nicht kontrolliert werden. Aber was bedeutet das konkret? Jenseits offensichtlich hoher Giftstoff-Exposition – die bei bestimmten Arbeiten oder bei Industrieunfällen oder -störfällen auftreten – können Ärzte selten konkret einen Giftstoff als Ursache einer Krankheit festmachen.

In der konventionellen Medizin werden die üppigen Forschungsgelder darauf verwendet, neue Arzneimittel zu entwickeln, und nicht darauf zu untersuchen, was Menschen überhaupt erst krank macht. Außerdem, und das mag jetzt drastisch klingen, gibt es niemanden, der kommerziell davon profitiert, wenn solche Giftstoffverbindungen aufgedeckt werden, also sind die Forschungsmittel spärlich. Die Konsequenz ist, dass Forscher bis in die jüngste Zeit in ihren Bemühungen, die vielen Probleme der Toxizität zu untersuchen, eingeschränkt waren.

Wie chemische Giftstoffe den Körper fehlregulieren

Wie können denn Giftstoffe überhaupt alle diese verschiedenen Gesundheitsprobleme und Symptome hervorrufen? Und wie kommt es zu einer Spanne von so unterschiedlichen Problemen? Entsprechend dem Pesticide Information Project of Cooperative Extension Offices der Cornell University, der Michigan State University, der Oregon State University und der University of California in Davis[14] verändert ein chemischer Giftstoff, der in den Körper eindringt, die Geschwindigkeit, mit der Schlüsselfunktionen ablaufen. Diese Veränderung kann die Aktivität der Enzyme vermindern, die für jede Körperfunktion erforderlich sind. So können Giftstoffe zum Beispiel:

- die Herzfrequenz erhöhen oder senken;
- die für die Hirnfunktion notwendigen Nervenverbindungen unterbrechen;
- die Produktion von Schilddrüsenhormonen reduzieren, die steuern, wie schnell Enzyme arbeiten;
- die Insulin-Rezeptorstellen auf Zellen blockieren, sodass kein Zucker zur Energieproduktion aufgenommen werden kann.

Folglich kann eine extrem ausgeprägte Wirkung sogar lebensbedrohlich sein. Am Anfang jeder Giftstoff-Exposition, ob chronisch (über einen längeren Zeitraum) oder akut (plötzliche hohe Exposition), stehen biochemische Veränderungen. Diese wiederum betreffen die Funktion einer Zelle. Ihre Aktivität – oder Fehlfunktion – bestimmt, wie gut die Körperorgane und -systeme funktionieren. Jeder beliebige Giftstoff kann sehr umfassende Auswirkungen haben oder nur eine begrenzte Veränderung in einem bestimmten Organ oder Bereich verursachen. Das hängt vom jeweiligen Giftstoff, der Dosierung und der individuellen DNA jedes Menschen ab.

Wenn zum Beispiel ein Insektizid wie Parathion in den Körper aufgenommen wird, kann dies ein Enzym deaktivieren, das für die Kommunikation zwischen Nervenzellen eine Rolle spielt. Auf der Zellebene führt dies zu Veränderungen, die Schwitzen auslösen. Das ist aber nicht die einzige Wirkung.

Da das Enzym im ganzen Körper aktiv ist, führt seine Deaktivierung zu weitgehenden physiologischen Veränderungen, die Auswirkungen auf die Fortpflanzungsfähigkeit und das Nervensystem haben und möglicherweise krebserregende Nachwirkungen umfassen.[15]

Wie Giftstoffe Krankheiten verursachen

Auch wenn das Wort »Giftstoff« beängstigend klingt, wissen die meisten Menschen doch nicht genau, wie Giftstoffe mit dem menschlichen Körper interagieren und wie lange dies schon ein Problem für den Menschen ist. Ärzte fanden schon vor fast 200 Jahren heraus, dass Gifte wie Quecksilber eine »merkwürdige Verrücktheit« (Erethismus, z. B. bei Hutmachern) hervorriefen. Es war auch bekannt, dass Vergiftungen durch bleihaltige Wasserrohre eine wesentliche Ursache für den Untergang des Römischen Reiches waren. Aber die meisten Giftstoffe waren in der Vergangenheit im Wesentlichen auf eine Exposition am Arbeitsplatz beschränkt. Nur Personen, die bestimmte Aufgaben hatten – Bergleute etwa, die Kohlenstaub einatmeten –, waren als Opfer solcher Exposition bekannt. Die Ärzte betrachteten die übrige Bevölkerung nicht als gefährdet. Aber das änderte sich mit der explosionsartigen Zunahme industrieller Prozesse und industriell gefertigter Produkte. Nach weiteren Forschungen verstehen Wissenschaftler und interessierte Kliniker inzwischen besser, dass toxische Wirkungen den größten Teil der Bevölkerung treffen, wenn nicht sogar die Gesamtbevölkerung. Je mehr ich mich mit Forschungsergebnissen befasse und je mehr Patienten ich betreue, desto überzeugter bin ich, dass wir bisher nur die Spitze des Eisbergs sehen.

Grundsätzlich gibt es acht Wege, wie Giftstoffe unseren Körper schädigen:

1. **Durch Vergiftung von Enzymen**, sodass diese nicht mehr richtig funktionieren. Unser Körper ist eine Enzymmaschine. Jede physiologische Funktion beruht auf Enzymen: die Erzeugung von Molekülen, die Erzeugung von Energie und der Aufbau von Zellstrukturen. Giftstoffe schädigen Enzyme und unterminieren somit zahllose Körperfunktionen: Sie hemmen zum Beispiel die Hämoglobinproduktion im Blut oder vermindern die Fähigkeit des Körpers, Schäden durch freie Radikale zu verhindern, was den Alterungsprozess beschleunigt.
2. **Durch Verdrängen struktureller Minerale:** Das führt zur Schwächung der Knochen. Unsere Knochen müssen jedoch gesund erhalten werden, damit wir lebenslang mobil bleiben. Wenn Giftstoffe das Calcium in den Knochen verdrängen, kommt es zu einem Zweifacheffekt: Die Skelettstrukturen werden schwächer, und Giftstoffe, die durch den Knochenverlust freigesetzt werden, zirkulieren im gesamten Körper.
3. **Durch Schädigung der Organe:** Giftstoffe schädigen nahezu alle Organe und Systeme. Mein Buch konzentriert sich speziell auf die Entgiftungsorgane. Wenn Ihr Verdauungstrakt, die Leber und die Nieren so giftstoffbelastet sind, dass sie sich selbst nicht mehr wirksam entgiften können, schlägt Ihre Entgiftung fehl und Ihr Körper bleibt giftbelastet.
4. **Durch Schädigung der DNA:** Das beschleunigt die Alterung und Degeneration. Viele eingesetzte Pestizide, Phthalate, eine unsachgemäße Östrogenentgiftung und benzolhaltige Produkte schädigen die DNA.
5. **Durch Abändern der Genexpression:** Unsere Gene werden ein- und ausgeschaltet, damit sich unser Organismus an Veränderungen im Körper oder der Außenwelt anpassen kann. Aber viele Giftstoffe aktivieren oder unterdrücken Gene in unerwünschter Weise. Dies resultiert nicht nur in individuellen Gesundheitsproblemen, sondern hat auch Auswirkungen, die sich über Generationen erstrecken.
6. **Durch Schädigung der Zellmembranen:** Diese können nicht mehr angemessen reagieren. Die »Signalübertragung« des Körpers findet in den Zellmembranen statt. Werden sie geschädigt, können sie wichtige Botschaften nicht mehr annehmen – beispielsweise wenn Insulin den Zellen signalisiert, mehr Zucker aufzunehmen, oder Muskelzellen nicht mehr auf die Botschaft von Magnesium reagieren, sich zu entspannen.
7. **Durch Eingriff in den Hormonhaushalt:** So kommt es zu Ungleichgewichten. Giftstoffe aktivieren, hemmen, imitieren und blockieren Hormone. Ein Beispiel: Arsen verändert die Zellrezeptoren für Schilddrüsenhormone, folglich erreicht die Botschaft der Schilddrüsenhormone,

den Stoffwechsel hochzufahren, die Zellen nicht. Das Resultat ist eine unerklärliche Müdigkeit (weitere Beispiele in Kapitel 2).

8. Und zu guter Letzt: **Giftstoffe schränken Ihre Entgiftungsfähigkeit ein** – und das ist das größte Problem von allen.

Wenn Sie stark giftbelastet sind und eine Entgiftung dringend bräuchten, ist diese schwieriger zu erreichen, als wenn Sie *nicht* hoch giftbelastet sind. Mit anderen Worten, wenn eine Entgiftung am nötigsten wäre (um Gesundheitsprobleme anzugehen), wird Ihr schwer arbeitendes Entgiftungssystem mit größter Wahrscheinlichkeit suboptimal funktionieren. Warum? Weil die hohe Giftstoffbelastung, der Sie bereits ausgesetzt sind, Ihre Entgiftungsfähigkeit überstrapaziert. Je mehr Giftstoffe Ihren Körper belasten, desto größeren Schaden nehmen die Entgiftungspfade Ihres Körpers.

Aus diesem Grund geht mein Programm die größte Herausforderung an: die Wiederherstellung Ihrer Entgiftungsorgane und -pfade.

Die Gefahren der Quecksilber-Exposition

Betrachten wir einmal ein äußerst schädliches Schwermetall etwas näher. Quecksilber, ein gut dokumentiertes Nervengift, greift das Nervensystem an. Es reicht festzuhalten: Wenn Gehirn und Nervensystem nicht richtig funktionieren, funktioniert nichts mehr richtig. Müdigkeit – ein Hauptgrund, warum viele Patienten einen Arzt aufsuchen – ist das deutlichste Symptom und betrifft über ein Viertel der Menschen mit zu hoher Quecksilberkonzentration.

Tabelle 1.2 zeigt die wichtigsten Quecksilberquellen neben Arbeitsplatzbelastungen und industrieller Exposition. Zahnamalgam, auch als »Silberfüllung« bekannt, besteht in der Regel zu 55 Prozent aus Quecksilber. Jede Füllung setzt täglich ca. 1 µg (Mikrogramm) Quecksilber frei. Erwachsene in den USA haben im Durchschnitt zehn Füllungen, das entspricht 10 µg pro Tag. Dieses Quecksilber kann im Urin nachgewiesen werden. In Deutschland bestehen noch 7 Prozent der Füllungen aus Amalgam, ein Verbot ist geplant.

Tabelle 1.2 Wichtigste Quecksilberquellen, in Mikrogramm pro Tag (µg/Tag)

Quelle	Typische Konzentration
Amalgam	10 µg/Tag
Fisch	2,3 µg/Tag
Wasser	0,3 µg/Tag
Luft	je nach Umfeld

Noch schlimmer macht die Sache, dass die Halbwertzeit von Quecksilber zwei Monate beträgt. Die Halbwertzeit gibt an, wie lange es dauert, bis 50 Prozent einer Substanz aus dem Körper ausgeschieden sind. Wie Sie in Tabelle 1.3 sehen, haben viele der toxischen Metalle und Chemikalien, die in unseren Körper gelangen, Halbwertzeiten von Monaten und Jahren! Das heißt, es ist außerordentlich schwer, sie wieder loszuwerden.

Tabelle 1.3 Halbwertzeiten typischer Giftstoffe im Blut

Giftstoff	Halbwertzeit
Arsen	2–4 Tage (Zahlen des Center of Disease Control and Prevention)
Benzol	0,5–1 Tag
Blei	1–1,5 Monate (2–30 Jahre in Knochen)
Cadmium	16 Jahre
Chlordan	3–4 Tage
DDT	6–10 Jahre
Dieldrin	2–12 Monate
Ethanol	15 %/Stunde
PCB	2–30 Jahre!
Quecksilber	2 Monate (CDC)
Toluol	0,5–3 Tage

Leider kommt es noch schlimmer. Quecksilber geht bei schwangeren oder stillenden Frauen auch auf das Ungeborene bzw. das Kind über. Es erreicht beim Fetus sogar höhere Werte, wobei diese im Gehirn des Fetus die Werte im Gehirn der Mutter um 40 Prozent übersteigen – ein Desaster für das sich entwickelnde Nervensystem. Und woher stammt dieses Quecksilber in den meisten Fällen? Aus den Zahnfüllungen der Mutter.[16] Traurigerweise erreicht Quecksilber Säuglinge auch durch die Muttermilch. An alle zukünftigen Mütter: Eines der wertvollsten Geschenke, das Sie Ihrem Kind machen können, ist eine Entgiftung, bevor Sie schwanger werden.

Schauen wir uns nun genau an, wie das toxische Quecksilber die Entgiftungsfähigkeit untergräbt. Wenn Ärzte die Quecksilberkonzentration im Gehirn eines Menschen mit einem Mund voll Amalgamfüllungen untersuchen, stellen sie fest, dass diese Konzentration unverhältnismäßig höher ist, wenn zwölf oder mehr Amalgamfüllungen vorhanden sind. Wie kommt das? Der Abtransport von Quecksilber aus dem Gehirn verlangsamt sich, wenn die Blut-Hirnschranke gesättigt ist.[17] Mit anderen Worten, wir können Quecksilber nur begrenzt wieder aus dem Gehirn entsorgen. Sobald diese begrenzte

Kapazität erschöpft ist, kann das verbliebene Quecksilber nicht mehr ausgeschieden werden. Selbstverständlich wollen Sie aber kein überschüssiges Quecksilber im Gehirn behalten.

Dies ist ein gutes Beispiel dafür, dass nahezu jeder Giftstoff die Entgiftungsfähigkeit des Körpers beeinträchtigt. Wenn die Giftstoffbelastung über einen bestimmten Punkt steigt, wird eine Entgiftung schwieriger. Diesen Punkt wollen Sie nicht erreichen, glauben Sie mir das. Das Problem ist, dass Sie zwar unter Symptomen und Erkrankungen leiden können, aber Ihre aktuelle Giftstoffbelastung nicht kennen, da die konventionelle Medizin in der Regel Giftstoffe, Giftstoffbelastung und Entgiftung nicht in Betracht zieht.

Was wir tun sollten

Was müssen wir tun, um vollständig und auf wissenschaftlicher Grundlage zu erfassen, wie Giftstoffe die Gesundheit beeinträchtigen? Eine ganze Menge:

Jede Giftstoff-Exposition nachverfolgen

Obwohl es nötig wäre, die gesundheitlichen Auswirkungen *aller* Giftstoff-Expositionen zu kennen, von den geringfügigeren bis zu den extremen Fällen, konzentriert sich die Forschung meist entweder auf akute Vergiftungen oder die langfristige Ansammlung von Giftstoffen bei beruflicher industrieller Langzeit-Exposition. Das erste Toxikologie-Fachbuch, das ich las, bestätigte die weitverbreitete Ansicht der damaligen Zeit, dass die Exposition durch Pestizide und Unkrautvernichter zwar gesundheitliche Probleme bei Landarbeitern hervorruft, Verbraucher, die auf diese Weise erzeugte Nahrungsmittel zu sich nehmen, aber nicht besorgt sein müssen. Angeblich sei diese Exposition zu niedrig, um zum Problem zu werden.

Das schien auch zu stimmen – denn damals deckten die meisten Forschungsprojekte nur wenige Jahre der Belastung durch nur einen einzigen Giftstoff ab. Aber wo bleibt da die Realität: Jahrzehnte der Exposition durch mehrere Giftstoffe? Was ist mit der genetischen Störempfindlichkeit? Oder mit dem Nährstoffmangel, der die Funktion der Entgiftungsenzyme beeinträchtigt? Vor 40 Jahren fing ich an, mir diese Fragen zu stellen. Da ich wusste, wonach ich suchte, stellte ich bald fest, wie Giftstoffe meine anfälligsten und höchstbelasteten Patienten – die sogenannten Kanarienvögel – schädigten. (Dieser Begriff stammt aus dem Kohlenbergbau: Bergarbeiter hielten Kanarienvögel untertage, da diese empfindlich auf Kohlenmonoxid reagierten. Die Bergarbeiter wussten, wenn die Vögel ohnmächtig wurden, wurde es kritisch.)

Inzwischen ist es sogar noch schlimmer geworden und zwar in dem Umfang, dass heutzutage jeder betroffen ist. Was heute als »normal« bezeichnet wird, ist eine Bevölkerung, die massiv Giftstoffen ausgesetzt ist.

Vor etwa zehn Jahren begannen Forscher endlich, die richtigen Fragen zu stellen und die richtigen Einflussfaktoren zu messen. Trotz anhaltenden Widerstands in der konventionellen Medizin und im Agrarsektor (und der Politiker, die deren Spendengelder annehmen) dokumentieren mutige Forscher nun eindeutig die immensen gesundheitlichen Auswirkungen so vieler verschiedener Giftstoffe.

Mehr Langzeit-Forschungsstudien durchführen

Nahezu alle Studien konzentrieren sich auf hohe Expositionswerte; die niedrige oder mittelhohe, aber langfristige Exposition wird dagegen wenig erforscht. Die gute Nachricht ist, dass mit dieser Forschungsarbeit nun endlich begonnen wurde. Die schlechte Nachricht: Die Ergebnisse sind wesentlich schlimmer, als die meisten erwartet haben.

Individuelle Unterschiede in der Giftstoffempfindlichkeit ermitteln

Eine der großen Herausforderungen, wenn man die Verbindung zwischen der Giftstoffbelastung und gesundheitlichen Symptomen ermitteln will, besteht darin, dass jeder von uns physiologisch einzigartig ist. Folglich ist das Muster der Symptome, die mit bestimmten Giftstoffen einhergehen, bei jedem von uns ein wenig anders. So können zum Beispiel in der Leber, einem Hauptentgiftungsorgan, zwischen verschiedenen Individuen tausendfache Abweichungen in der Funktionsfähigkeit bestimmter Entgiftungsenzyme vorkommen. Das ist der Hintergrund für die Tatsache, dass ein Mensch eine bestimmte Substanz besser verträgt als ein anderer, beide sind genetisch unterschiedlich.

Manche Menschen sind anfälliger für eine Schädigung ihres Immunsystems und leiden daher eher an Allergien und Autoimmunproblemen. Bei anderen reagieren vielleicht die Mitochondrien empfindlicher auf Giftstoffe, daher ermüden sie leichter. Wenn Sie gesundheitliche Probleme haben, werden Sie dennoch durch die Lektüre dieses Buches allmählich in der Lage sein, die Giftstoffe zu erkennen, deren Symptomenmuster am besten zu Ihren Beschwerden passen.

Synergistische Effekte bedenken

Forscher geben sich wirklich größte Mühe, einzelne Faktoren herauszuarbeiten, um sie untersuchen zu können. Das ist ein guter Anfang, aber wir müssen weiter vordringen, denn niemand ist nur einem Giftstoff ausgesetzt, und durch Isolieren eines einzelnen Giftstoffs lässt sich die Bandbreite der durchschnittlichen Giftstoffbelastung eines jeden auch nicht erfassen. Und wie sieht es aus, wenn Giftstoffe zusammenwirken? Solche Wechselwirkungen vergrößern den Schaden möglicherweise erheblich. Sie können:

- eine Schädigung aufgrund desselben Mechanismus verursachen;
- das Risiko, eine bestimmte Krankheit zu erleiden, durch unterschiedliche Mechanismen erhöhen;
- zusammenwirken und damit einen größeren Schaden verursachen als ein Giftstoff allein;
- die Glutathionspeicher des Körpers erschöpfen – Glutathion ist die Substanz, die uns hauptsächlich vor der von Giftstoffen verursachten oxidativen Schädigung bewahrt.

Organochlorpestizide vergiften zum Beispiel Insulin-Rezeptorstellen und verschlimmern damit das metabolische Syndrom und Diabetes.[18] Dies wird jedoch verstärkt, wenn eine Arsen-Exposition dazukommt, die die Fähigkeit der Bauchspeicheldrüse zur Insulinsekretion beeinträchtigt.[19] Nun sind es also zwei verschiedene toxische Substanzen, die die Fähigkeit des Körpers, den Blutzucker zu regulieren, attackieren – jede auf verschiedene Weise. Am Ende steht nach Jahren der Exposition: Diabetes. Abbildung 1.2 zeigt, was geschieht, wenn ein Pestizid und Aluminium gemeinsam auf den Körper einwirken und das Erkrankungsrisiko steigern.

Abbildung 1.2 Synergistische Wirkung zwischen Pestiziden und Aluminium

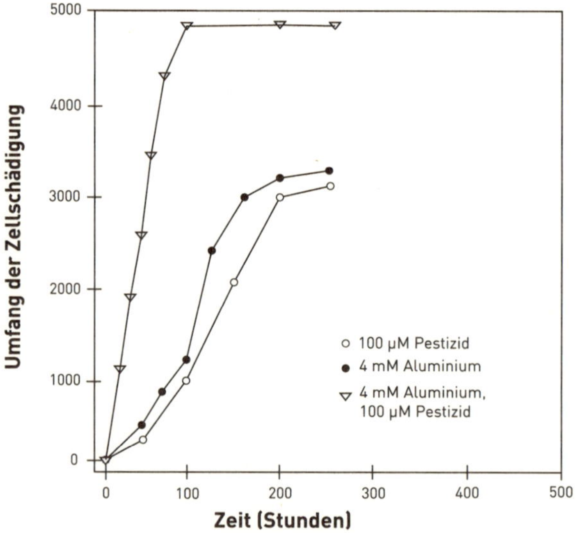

In Abbildung 1.2 steckt umfangreiche Forschung. Doch das ist nur der Anfang für die Art von Untersuchungen, die nötig sind, um feststellen zu können, wie Giftstoffe zu den steigenden Erkrankungsraten beitragen. Festzuhalten bleibt dabei, dass niemand nur durch einen einzigen Giftstoff belastet ist. Im Laufe der Zeit summieren sich bei uns viele verschiedene Giftstoffe. Einige werden relativ zügig wieder ausgeschieden, andere bleiben jedoch einige Zeit im Körper. Und so trägt jeder von uns einen Giftcocktail in sich. Anliegen dieses Buches ist es, Ihnen zu helfen, die Gesamtmenge dieses Cocktails zu verringern und die Konzentrationen der gefährlicheren Giftstoffe zu senken.

Sie wundern sich vielleicht, wie groß das Problem der Toxizität wirklich ist, und vielleicht glauben Sie sogar, dass es Sie nicht betrifft. Wenn Sie dieses Buch lesen, vermute ich, dass Sie nicht rauchen. Denn jeder weiß, dass Rauchen uns wirklich schadet und das Lungenkrebsrisiko massiv erhöht. Was würden Sie denken, wenn ich Ihnen sagte, dass bestimmte Giftstoffe das Risiko für bestimmte Krankheiten im selben Maß steigern wie das Rauchen? Rauchen verdoppelt das Lungenkrebsrisiko. Die Tabelle zeigt, dass fast jeder Mensch eine Giftstoffkonzentration hat, die das Risiko für Erkrankungen verdoppelt.

Tabelle 1.4 Prozent der Bevölkerung mit verdoppeltem Erkrankungsrisiko aufgrund bestimmter Giftstoffe

Giftstoff	Erkrankung	% der Bevölkerung mit verdoppeltem Risiko
PAH (polyzyklische aromatische Kohlenwasserstoffe)	Asthma	94
PCB 187	Brustkrebs	60
Phthalate	Diabetes	55
Blei	ALS (amyotrophe Lateralsklerose)	33
DDT	ADHS (Aufmerksamkeitsdefizitsyndrom)	25
PCB (polychlorierte Biphenyle)	Diabetes	25
dioxinähnliche PCB	rheumatoide Arthritis	25
Arsen	Gicht	23
Bisphenol A	Diabetes	22
Zigarettenrauchen	**Lungenkrebs**	**21**
Arsen	Diabetes	20
PAH	Diabetes	20

Nach Auswertung vieler Forschungsergebnisse kann man sagen, dass Giftstoffe ein wesentlich *gravierenderes* Problem für die öffentliche Gesundheit sind als das Rauchen, da nur 17,9 Prozent der Menschen in den USA (24,5 Prozent der Deutschen im Jahr 2013 laut dem Deutschen Krebsforschungszentrum) rauchen[20]. Wesentlich mehr Leute weisen jedoch eine erhöhte krankheitsverursachende Giftstoffkonzentrationen auf.

Auch wenn die Verbindungen zwischen Giftstoffen und Erkrankungen noch umfassend untersucht werden müssen, die Ergebnisse neuester Forschung zeigen, dass Ärzte allen Giftstoffen Rechnung tragen müssen – und dasselbe gilt für Sie! Sie müssen sich der Giftstoffe, die Sie aus den Nahrungsmitteln, die Sie essen, den Produkten, die Sie verwenden, dem Wasser, das Sie trinken, der Luft, die Sie atmen, und den Orten, an denen Sie leben und arbeiten, aufnehmen, bewusst sein. Das Verhältnis zwischen Giftstoff-Exposition und Erkrankung ist wesentlich enger als bei jedem anderen bekannten Risikofaktor für Erkrankungen.

Um verständlich zu machen, wie Giftstoffe mit anderen Risikofaktoren zusammenspielen, sehen wir uns die Rolle von Giftstoffen bei Diabetes an.

Was hat die Diabetes-Epidemie verursacht: Zucker oder Giftstoffe?

In meinen ersten Berufsjahren war Diabetes noch selten. Während meiner klinischen Tätigkeit in den 1970er-Jahren hatte ich pro Jahr nur wenige Patienten mit Typ-1- oder Typ-2-Diabetes. Inzwischen ist Diabetes zu einer der häufigsten Erkrankungen geworden, mit denen Ärzte täglich zu tun haben. 2012 bewegten sich die jährlichen Kosten für Typ-2-Diabetes in den USA um 245 Milliarden Dollar – ein Anstieg um 41 Prozent in nur fünf Jahren (gegenüber 2007).[21] Seit dem Jahr 2000 ist die Zahl der Diabetes-Typ-2-Neuerkrankungen in Deutschland um 40 Prozent gestiegen, und die Kosten für Diabetiker machten im Jahr 2016 etwa 21 Milliarden Euro und damit 11 Prozent der Gesamtausgaben der Krankenkassen aus (*https://www.diabetesde.org/system/files/documents/fileadmin/users/Patientenseite/PDFs_und_TEXTE/Infomate rial/Gesundheitsbericht_2016.pdf*). Das gibt Ihnen eine Vorstellung von den Kosten und der zunehmenden Verbreitungsgeschwindigkeit dieser Epidemie. Bitte beachten Sie, dass sich die Daten in Abbildung 1.3 während der gesamten untersuchten 51 Jahre auf dieselben diagnostischen Kriterien stützen. (Diese Kriterien wurden 2013 geändert, was dazu führte, dass Diabetes bei einer noch höheren Zahl von Menschen diagnostiziert wird.)

Wenn Sie dies lesen, werden Sie vielleicht denken: *Natürlich ist Diabetes jetzt häufiger. Die Leute essen ja viel mehr Zucker als früher!* Wenn Sie aber den Zuckerverbrauch über die letzten 200 Jahre betrachten (siehe Abbildung 1.4), werden Sie feststellen, dass eine exzessive Zuckeraufnahme zwar bis zu einem gewissen Grad mit Diabetes korreliert, der Anstieg in der Diabetes-Häufigkeit aber nicht begann, als mehr Zucker gegessen wurde. Was ging da also vor?

Abbildung 1.3 Die Typ-2-Diabetes-Epidemie: Prozentsatz der US-Bevölkerung mit diagnostiziertem Diabetes, 1958–2009

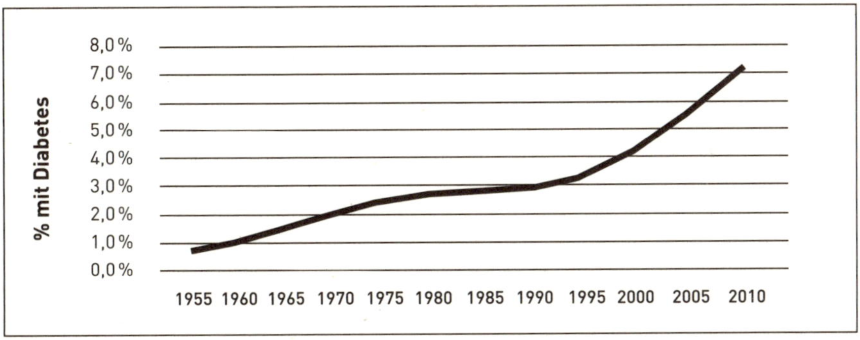

Abbildung 1.4 Anstieg des Zuckerverbrauchs, 1822–2005

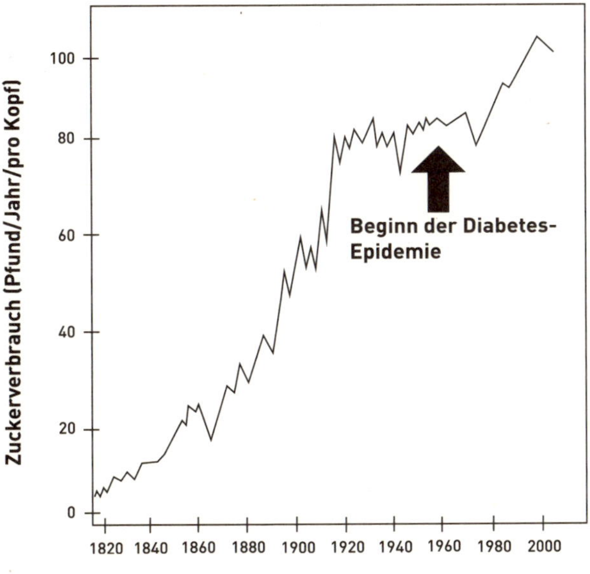

Schauen Sie sich nun einmal die zunehmende Produktion von Chemikalien für den industriellen, persönlichen und landwirtschaftlichen Gebrauch an (siehe Abbildung 1.5). Eine unglaublich enge Korrelation! Natürlich wissen wir alle, dass eine Korrelation (eine wechselseitige Beziehung) noch nicht einen ursächlichen Zusammenhang belegt. In diesem Fall kommen jedoch die Korrelation und die Schlüsselmechanismen zusammen, was erklärt, warum und wie eine erhöhte Exposition durch chemische Schadstoffe Diabetes verursachen (oder wesentlich zu seiner Entstehung beitragen) kann: *Viele chemische Schadstoffe vergiften die Insulin-Rezeptorstellen auf unseren Zellen.* Diese Rezeptorstellen müssen jedoch gut funktionieren, damit Insulin dort anbinden und die Zellen zur Aufnahme von Zucker anregen kann, was zur Energieerzeugung und zum Schutz vor Diabetes nötig ist.

Abbildung 1.5 Korrelation zwischen Chemikalienproduktion und Typ-2-Diabetes

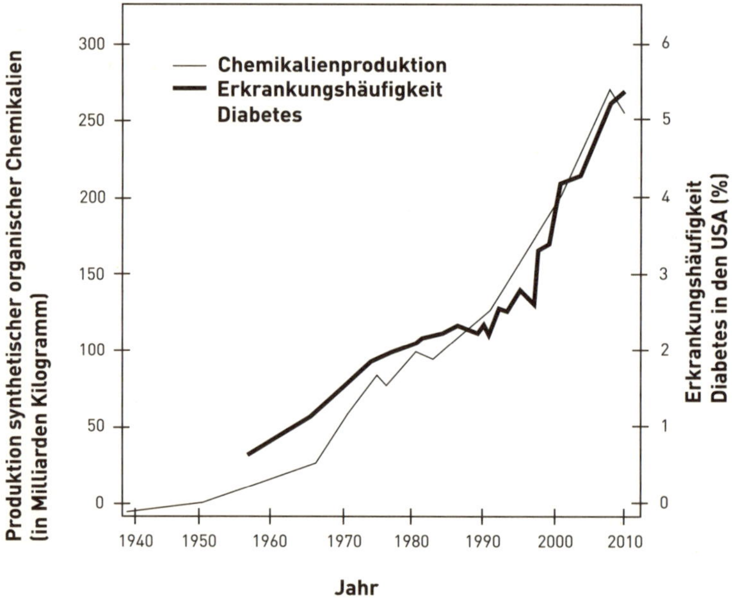

Noch nicht überzeugt? Nun, wie wäre es, wenn wir einmal die Konzentrationen chemischer Substanzen bei Menschen betrachten und sehen würden, ob sie mit dem metabolischen Syndrom (im Grunde ein Prädiabetes, ein Diabetes-Vorstadium) korrelieren. Wie Abbildung 1.6 zeigt, korreliert nicht nur jede angegebene Substanz mit Prädiabetes, sondern die Substanzen verstärken sich gegenseitig: Sie wirken synergistisch.

Abbildung 1.6 Giftstoffkonzentrationen korrelieren eng mit dem metabolischen Syndrom

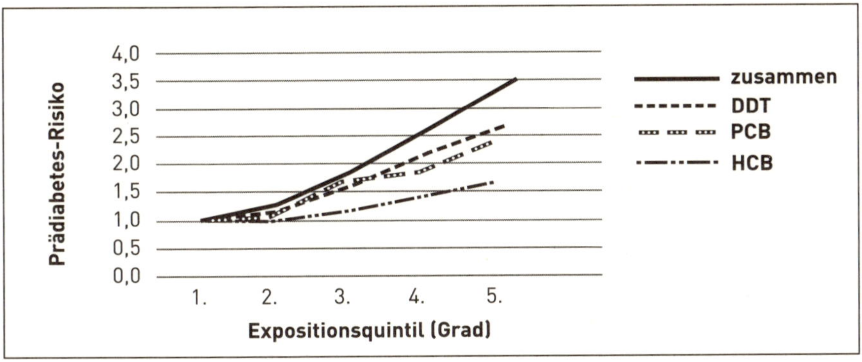

Forscher entdecken inzwischen derart starke Verbindungen zwischen diesen Chemikalien einerseits und Diabetes und Fettleibigkeit andererseits, sodass diese Substanzen bereits *Diabetogene* und *Obesogene* (Fettleibigkeit auslösend) genannt werden.

Natürlich ist dies nur ein Beispiel dafür, wie Giftstoffe Ihr Erkrankungsrisiko erhöhen. Aber Diabetes ist nicht der einzige Fall.

Wenn Sie noch nicht überzeugt sind, schauen Sie sich an, wie die Körperkonzentrationen toxischer Chemikalien mit dem Risiko für einen voll entwickelten Diabetes korrelieren. Wie Abbildung 1.7 zeigt, steigt das Diabetesrisiko mit zunehmender Giftstoffbelastung. Und bei der Gruppe der 10 Prozent, die mit nur einem Giftstoff am höchsten belastet ist, kommt es zu einem besorgniserregenden Anstieg des Diabetesrisikos um das Zwölffache.

Abbildung 1.7 Giftstoffkonzentrationen korrelieren eng mit Diabetes

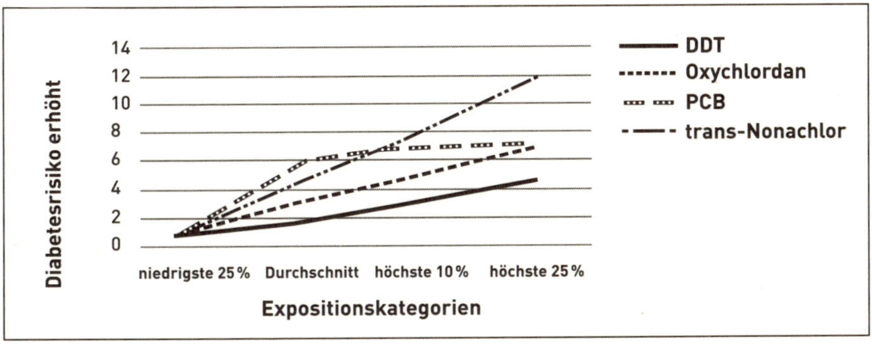

Warum weiß mein Hausarzt nichts darüber?

In mancher Hinsicht ist die konventionelle Medizin Opfer ihres eigenen Erfolgs. Ihre ausgezeichnete Kenntnis zu einigen äußeren Krankheitsursachen – wie Krankheitserreger oder Verletzungen – hat so vielen Menschen geholfen. Aber die alleinige Konzentration auf diese Faktoren hindert Ärzte daran, die volle Spanne multifaktorieller Ursachen für gesundheitliche Schädigung zu sehen. Ebenso erkennen Sie nicht, wie dieses breitere Spektrum an Ursachen mit der Einzigartigkeit der Biochemie jedes Individuums interagiert. Aus diesem Grund bricht das medizinische Modell nahezu vollständig zusammen, wenn es um chronische Erkrankungen geht, zu denen Giftstoffe beitragen.

Typ-2-Diabetes resultiert aus einer Kombination vieler möglicher Ursachen und Mechanismen – in erster Linie aus dem Verlust der Insulinempfindlichkeit der Zellen und der beeinträchtigten Fähigkeit der Bauchspeicheldrüse, Insulin auszuschütten. Diese vielfältigen Mechanismen werden ausgelöst durch: Fettleibigkeit,[22] mangelnde Bewegung,[23] zu hohe Aufnahme von raffinierten Kohlenhydraten,[24] ballaststoffarme Ernährung,[25] zu hohe Aufnahme von gesättigten Fettsäuren und gehärtetem Fett[26] sowie Chrommangel.[27] Dieser Liste müssen wir nun die Insulinresistenz hinzufügen, wie sie durch die vielen organischen Schadstoffe verursacht wird, die sich dauerhaft in unserem Körper ansammeln.[28] Sie werden damit zu einem noch größeren Risikofaktor. Sie haben sicher bemerkt, dass die Fettleibigkeit die Risikoliste anführt; jeder weiß, dass Menschen mit extremem Übergewicht nahezu immer an Diabetes erkranken. Allerdings, und das ist außerordentlich wichtig, bei den 10 Prozent der Menschen mit den niedrigsten Giftstoffwerten ist das Diabetesrisiko *nicht* erhöht! Es ist klar, dass schon Fettleibigkeit allein niemals gut für die Gesundheit ist. Erstaunlicherweise haben Giftstoffe jedoch einen noch größeren Einfluss auf die Entstehung eines Diabetes als Fett.

Warum Entgiftung für Sie wichtig ist

Bei vielen sogenannten normalen Gesundheitsproblemen handelt es sich in Wirklichkeit um *vermeidbare* schlechte Gesundheitszustände wie Fehlfunktionen, Erkrankungen und Störungen durch Alterungsprozesse. Die Forschung hat nun nachgewiesen, dass Allergien, Beeinträchtigung des Immunsystems, Autoimmunerkrankungen, degenerative Nervenerkrankungen, Diabetes und Krebs, die so häufig geworden sind, keineswegs normal sind, sondern durch Nährstoffmangel und eine stetig anwachsende Giftstoffbelastung verursacht werden. Selbst konventionelle Labortests auf bestimmte Erkrankungen arbeiten nun mit »normalen« Spannen, die nicht die »gesunden« Spannen sind.

Dieses Buch enthält viele Fallberichte, die zeigen, wie sich eine Erkrankung durch Vermeiden und Ausscheiden von Giftstoffen umkehren lässt. Sehr, sehr viele Menschen haben von diesem Ansatz schon profitiert.

Wenn Sie wissen, welche Rolle Giftstoffe für Ihre Gesundheit – heute und zukünftig – spielen, können Sie etwas dagegen unternehmen, indem Sie mein umfassendes Entgiftungsprogramm befolgen. Es wird Ihnen nicht nur bei bestehenden Beschwerden helfen, sondern, was noch wichtiger ist, das Buch wird Ihnen helfen, zukünftige Erkrankungen abzuwehren. Ich habe mich ausgiebig mit diesem Thema befasst und bin sicher, dass es Sie motivieren wird, Ihre Gesundheit zu schützen, wenn Sie bestimmte Grundlagen und Krankheitsrisiken verstehen lernen, die wir als Gesellschaft törichterweise bisher größtenteils ignorieren.

2
Die Ursachen der Giftstoffüberlastung

Wie Giftstoffe die Gesundheit schädigen und Krankheiten verursachen

Im gesamten Buch weise ich als Wissenschaftler auf die Auswirkungen der Chemikalien-Exposition hin. Auf dem College habe ich Chemie studiert und wollte auf diesem Gebiet auch arbeiten. Wie fast jeder in diesen Jahren war ich hingerissen von »Better Living Through Chemistry« (Besser leben durch Chemie), einem Werbeslogan, den der US-amerikanische Chemiekonzern DuPont in Zeitschriften und Fernsehen bis weit in die 1980er-Jahre verbreitete. In den späteren Studienjahren fand ich heraus, dass Chemiker bei ihrer Laborarbeit regelmäßig Industriechemikalien ausgesetzt sind. Dann las ich in einer schockierenden Studie, dass die Lebenserwartung von Chemikern 20 Jahre unter dem Durchschnitt liegt! Ich begriff, dass ich mich, falls ich diesen Beruf ergreifen würde, praktisch als menschliches Versuchskaninchen zur Verfügung stellen und sich meine Lebenserwartung verkürzen würde. Mein Antwort war: *nein, danke!* Aber dennoch sind wir alle in einem gewissen Sinn Teil eines gigantischen Experiments. Ist der menschliche Organismus in der Lage, sich schnell genug anzupassen und mit einer ständig steigenden Giftstoffbelastung fertigzuwerden, ohne die Gesundheit zu gefährden? Bisher ist die Antwort nein. Und die Wissenschaft fängt gerade erst an, die gesundheitliche Belastung durch diese reichhaltige Giftstoffsuppe aufzudecken.

Man muss zwischen vermeidbaren und unvermeidbaren Giftstoffen unterscheiden. Das Programm wird Ihnen zeigen, wie Sie sich von den vermeidbaren fernhalten können. Was die unvermeidbaren angeht, so ist es für jeden von entscheidender Bedeutung, die Entgiftungsorgane zu regenerieren und sich einer aktiven Entgiftung zu unterziehen – was Sie ja während der nächsten neun Wochen auch tun werden. Vergessen Sie nicht, dass zwar eine Reihe von Giftstoffen ungebeten in Ihre Lunge, Haut und den Magen eindringen, manche aber von Ihnen herein-*gebeten* werden. Nicht absichtlich natürlich. Wer von uns würde wissentlich Teer einladen, sich in der Lunge festzusetzen? Oder Phthalate (chemische Weichmacher) willkommen heißen, die die Haut durchdringen und das Risiko für Brustkrebs und Geburtsfehler erhöhen? Wer würde, wenn er die Folgen kennt, Süßstoff essen wollen, der das Risiko für Herzerkrankungen und Diabetes steigert? Aber wenn Sie rauchen, bestimmte Kosmetika verwenden oder Diät-Limonade trinken, bitten Sie solche schädlichen Chemikalien mit herein. Entgiftung ergibt wenig Sinn, wenn Sie Ihrem Körper wieder neue Giftstoffe zuführen.

Etwa 3 Milliarden Kilogramm an Chemikalien werden jedes Jahr in die Luft abgegeben. Ich kann zwar keine umfassende Beschreibung aller Substanzen bieten, werde mich aber in diesem Kapitel auf die wichtigsten Chemikalien und Metalle konzentrieren. Sie werden bei der Lektüre des Buches reichlich Gelegenheit haben, sich mit weiteren Stoffen vertraut zu machen.

Einzeln betrachtet scheinen viele Chemikalien recht harmlos zu sein. Wenn sie sich aber im Körper ansammeln, wird eine dramatische Giftstoffbelastung aufgebaut, die Ihre Gesundheit und Vitalität auslaugt. Während des Entgiftungsprogramms werden Sie die Hauptmechanismen des Körpers kennenlernen, die Giftstoffe neutralisieren und ausscheiden. Dennoch kann ich es nicht genug betonen: Es ist immer besser, erst gar keine Giftstoffe aufzunehmen. Denken Sie an Tabelle 1.3 in Kapitel 1, die Ihnen zeigt, dass manche Giftstoffe Jahre brauchen, um ausgeschieden zu werden: Lassen Sie sie also gar nicht erst herein! In diesem Kapitel mache ich Sie mit den Giftstoffen vertraut, denen sie entgehen können, und mit denen, die sie nicht vermeiden können. Ich biete Ihnen überdies einen Grundplan zur Senkung vermeidbarer Giftstoffe, an den Sie sich im Rahmen meines Programms und vielleicht sogar lebenslang halten können. Sobald Sie voll im Bilde sind, werden Sie verstehen, warum ich jedem empfehle, von Zeit zu Zeit (oder regelmäßig) sowohl Giftstoffe zu reduzieren als auch das Programm zur Giftstoff-Lösung durchzuführen. Und natürlich tue ich selbst das auch.

Der folgende Überblick soll Ihnen erläutern, wie die verschiedenen Giftstoffe jeweils in den Körper gelangen. Es ist zwar unmöglich zu berechnen, wie giftstoffbelastet Sie tatsächlich sind (ohne die komplexen Labortests, auf die ich im Anhang B des Buches eingehe), aber der folgende Gift-Problemlöser wird Ihnen helfen, auf Giftstoff-Expositionen zu achten, die Sie vielleicht übersehen haben.

Gift-Problemlöser: Sind Sie oder waren Sie Giftstoffen ausgesetzt?

1. Essen Sie regelmäßig industriell verarbeitete Nahrungsmittel?
2. Essen Sie regelmäßig konventionell erzeugte(s) Obst, Gemüse, Fleisch oder Milchprodukte?
3. Essen Sie Zuchtfisch (aus Fischfarmen)?
4. Essen Sie große (durch Quecksilber kontaminierte) Fische?
5. Nehmen Sie Maissirup mit hohem Fructosegehalt zu sich (Fructose-Glucose-Sirup als Süßungsmittel)?
6. Verwenden Sie täglich mehr als zwei Pflege- und Schönheitsprodukte?
7. Leben Sie in einem Haus mit Bleirohren oder Kupferrohrinstallationen, die mit Blei verlötet sind (vor 1973 gebaut, Austauschpflicht seit 2013)?
8. Sind Ihr Haus, die Einrichtung oder der Innenausbau (Farben/Lacke, Versiegelungen) neu und gasen Chemikalien aus?
9. Kommen Sie oder Ihre Familie mit schwer entflammbarer Kleidung oder mit Einrichtungsgegenständen in Kontakt, die mit schmutzabweisenden Mitteln eingesprüht sind?
10. Leben Sie in einem Haus oder arbeiten Sie in einem Gebäude mit Schimmelbefall?
11. Haben Sie Quecksilber-/Amalgam-Zahnfüllungen? Wie viele?
12. Gibt es in Ihrer Region Quecksilber emittierende, Kohle verwendende Fabriken oder Zementfabriken?
13. Gibt es in Ihrer Region Fracking-Bohrstellen und/oder -Pipelines?
14. Befindet sich in Ihrer Region ein Atomkraftwerk? Hat es eine schlechte Sicherheitsstatistik?
15. Sind Wasser und Luft in Ihrer Region belastet? Das Umweltbundesamt gibt Auskunft darüber.
16. Falls Sie derzeit Beschwerden haben, wann haben diese begonnen?
17. Was geschah in den Monaten davor, war etwas anders?
18. Wann haben Sie sich zuletzt gesundheitlich wohlgefühlt?
19. Was führt dazu, dass Sie sich schlechter fühlen?
20. Was führt dazu, dass Sie sich besser fühlen?
21. Wie ist es mit Medikamenten? Kam es zu den Symptomen, kurz nachdem Sie mit der Einnahme eines Medikaments begonnen haben?

Legen Sie eine Zeitschiene an, die mögliche Expositionen und jede Verschlechterung Ihres Wohlbefindens angibt. Auf meiner Website stehen dazu zwei kostenlose Tools auf Englisch zur Verfügung (*www.thetoxinsolution.com*).

Folgende Hilfen stehen Ihnen auf der Website zur Verfügung:

1. ein Fragebogen, der alle oben gestellten Fragen (und weitere) umfasst, sodass Sie Ihre Giftstoff-Punktzahl ermitteln können;
2. eine äußerst hilfreiche Zeitschiene, sodass Sie erstens Ihre Giftstoff-Expositionen und zweitens Ihre Gesundheitsprobleme leicht eintragen und Verbindungen zwischen diesen sehen können. Abbildung 2.1 zeigt, wie das funktioniert.

Eine niedrige Giftbelastung kann sich zunächst nur durch geringfügigere Symptome bemerkbar machen, die sich über die Jahre einstellen. Manche Menschen beobachten erstmals neue Symptome Wochen oder Monate, nachdem sie in ihr neues Zuhause gezogen oder die Arbeitsstelle gewechselt haben. Daraus kann sich die reinste Detektivarbeit ergeben: Wann hat das mit dem schwarzen Schimmel in Ihrem Badezimmer angefangen? Wann sind Sie zu einer anderen chemischen Reinigung gegangen und haben festgestellt, dass Ihre Kleider jetzt nach Chemikalien riechen? Haben Sie zu Hause neuen Teppichboden verlegt? Wie ist es mit dem neuen Küchenreiniger, für den im Fernsehen so überzeugend geworben wurde?

Abbildung 2.1 Beziehung zwischen Giftstoff-Exposition und Gesundheitsproblemen – altersbezogen

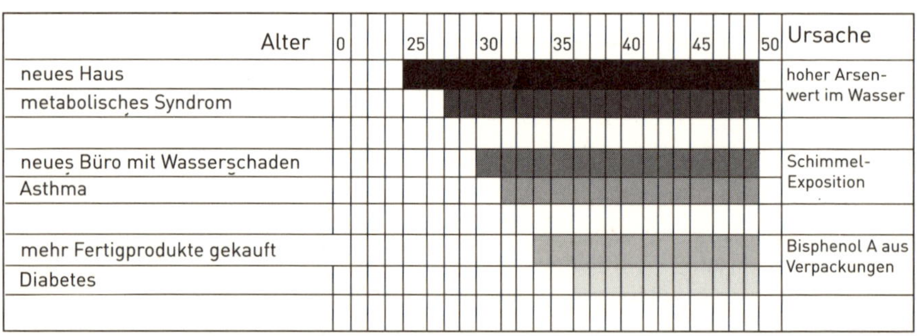

Auch wenn es Ihnen nicht gelingt, alle Ihre letzten *Giftstoff-Expositionen* aufzudecken, Sie sind schon auf der richtigen Fährte, wenn Sie anfangen, bestimmte Fragen zu stellen. Der erste Schritt ist, Quellen toxischer Substanzen – in der Vergangenheit und in der Zukunft – wahrzunehmen.

Die Giftbelastung senken

Die zwei leichtesten Möglichkeiten, Ihre Giftbelastung ab heute zu senken, sind: Verringerung Ihrer Aufnahme von giftstoffbelasteten Nahrungsmitteln und Ihres Verbrauchs von Pflegemitteln und Kosmetika. Offensichtlich können Sie eine Menge mehr tun – und in bestimmten Fällen müssen Sie das sogar. Aber soweit Ihre Gesundheit nicht schon ernsthaft angegriffen ist, werden Sie schnell handfeste Gesundheitsresultate sehen, indem Sie nur die grundlegendsten Giftstoff-Vermeidungsstrategien und mein Programm befolgen. Tausende Menschen, auch viele, denen gesagt wurde, dass sie an einer »unheilbaren Krankheit« litten, haben meine Klinik aufgesucht, oft als letzten Ausweg. Aber sobald sie sich an die Verfahren hielten, die Sie in diesem Buch finden, und ihre Giftstoffe reduziert und freigesetzt hatten, fühlten sie sich viel gesünder und erlebten den Rückgang eines breiten Spektrums verschiedener Erkrankungen.

Der Fall Mildred

Als Mildred zu mir kam, litt sie schon seit 30 Jahren an schwerer rheumatoider Arthritis. Glücklicherweise war die Deformierung ihrer Gelenke noch geringfügig, aber die Schmerzmittel und Entzündungshemmer, die sie gegen ihre Symptome einnahm, zeigten keine Wirkung mehr. Überdies litt sie unter zahlreichen Nebenwirkungen wie Müdigkeit, Allergien und Magenbeschwerden. Auch wenn das konventionelle Arzneimittel, das häufig für diese Erkrankung verordnet wird (u. a. Sulfasalazin), hauptsächlich die Symptome und nicht die zugrunde liegende Ursache bekämpft, erzeugen solche Arzneimittel unweigerlich Nebenwirkungen wie Depressionen, die Unterdrückung der Immunabwehr und Störungen der Darmfunktion, und diese wurden für Mildred allmählich zu einem schwerwiegenden Problem.

Durch die Beurteilung von Mildreds Gesundheitszustand (indem ich dieselben Fragen stellte, wie im Gift-Problemlöser auf Seite 49), konnte ich feststellen, dass ihre Giftbelastung sehr hoch war. In Mildreds Fall war diese sowohl den Medikamenten als auch einer ungesunden Lebensführung geschuldet. Aber Mildred hatte keine Ahnung davon, dass die Nahrungsmittel, die sie aß, und die üblichen Pestizide und Unkrautvernichter, die sie anwendete, um das leuchtende Grün ihres Rasens und die Pflanzen in ihrem wohlbestellten Garten rund um ihr Haus zu erhalten, sie regelmäßig einer ganzen Reihe von Chemikalien aussetzten.

Auch Mildreds Ernährungsansatz war nichts, womit man einen Blumentopf hätte gewinnen können. Sie nahm regelmäßig gesüßte Erfrischungsgetränke und Säfte, Dosengemüse, Fertigsuppen und -soßen, fertiges Kartoffelpüree aus der Tüte und mit Nitrat überladene Fleischprodukte wie Hotdogs zu sich, dazu noch reichlich Junkfood und Süßigkeiten (was sie alles auch ihrer Familie vorsetzte).

Ich setzte sie auf eine frühere Version des Neun-Wochen-Entgiftungsprogramms, durch das ich Sie in diesem Buch führe, und half ihr, ihre Ernährungsweise zu verbessern. Nach zwei Monaten hatten sich ihre Arthritissymptome um 75 Prozent verbessert, und sie reduzierte ihren Medikamentenverbrauch um über 50 Prozent. Ironischerweise sah ich mich selbst zu der Zeit als Versager, weil ich ihre Arthritis nicht völlig hatte heilen können – und völlige Heilung war mein Maßstab für Erfolg. Aber Mildred sah das ganz anders. Sie war sehr dankbar, dass sich ihre Gesundheit mit meiner Hilfe gebessert hatte und ihre Krankheitslast so weit reduziert worden war, dass sie ihre Medikamente auf eine Menge senken konnte, bei der es nicht mehr zu den unangenehmen Nebenwirkungen kam.

Von Mildreds Geschichte (und den vielen anderen Fällen, die ich Ihnen in diesem Buch vorstelle) sollten Sie im Gedächtnis behalten, dass Erkrankungen wie Arthritis, Diabetes und Herzerkrankung durchaus eine ähnliche entscheidende Ursache haben können: die Toxizität. Durch Verringerung der Giftstoffbelastung geben Sie Ihrem Körper die Chance zu heilen. Sie können die Krankheitssymptome mildern, die Krankheit eindämmen (oder ganz heilen) und Ihren Bedarf an Medikamenten reduzieren, die lediglich Symptome unterdrücken und dabei unerwünschte Nebenwirkungen verursachen.

Wenden wir uns also einigen einfachen Methoden zu, durch die Sie Ihre Giftbelastung umgehend senken können.

In diesem Kapitel streichen Sie zunächst toxische Pflege- und Schönheitsprodukte aus Ihrem Alltag. Im nächsten beginnen Sie dann mit der Zwei-Wochen-Diät als Starthilfe, um Giftstoffe in Nahrungsmitteln auszuschließen. Selbst wenn Sie nur diese beiden Elemente aus dem Gesamtprogramm beherzigen, wird das schon einen großen Unterschied machen. Natürlich gibt es noch anderes, das ich Ihnen zur Durchführung empfehle, aber diese beiden Punkte bilden die Grundlage.

Pflege- und Schönheitsprodukte

Viele Menschen tragen zur Steigerung ihrer Attraktivität dick Lotionen und Mittelchen auf, weil sie irrtümlich glauben, dass die Haut eine undurchdringliche Barriere bildet. Die Collaborative on Health and Environment (Zusammenarbeit für Gesundheit und Umwelt) hält fest: »Frauen in den USA benutzen im Durchschnitt zwölf Pflege- und Kosmetikprodukte am Tag, Männer im Durchschnitt sechs.«[1] In Europa sind die Deutschen in Sachen Kosmetik Europameister und geben überdurchschnittlich viel für Schönheitsprodukte aus. Die in diesen Produkten enthaltenen Chemikalien dringen leicht und innerhalb von Minuten nach der Anwendung von der Haut in den Körper ein. Studien fanden sie in der Blutbahn und im Bindegewebe, beispielsweise in der Brust, wieder.[2]

Kürzlich wurde Johnson & Johnson in Missouri (USA) zur Zahlung von 72 Millionen Dollar an die Familie einer Frau verurteilt, die an Eierstockkrebs gestorben war, was mit ihrem täglichen Gebrauch von Johnsons Babypuder auf Talkumbasis und der »Shower-to-Shower«-Produktlinie des Unternehmens in Verbindung gebracht wurde.[3] Und dies ist nicht der erste Fall.

Die meisten Leute machen sich kaum Gedanken darüber, was täglich verwendete Gesichtscremes, Aftershaves, Shampoos, Deodorants und Kosmetika tatsächlich alles enthalten: Mineralöl-Nebenprodukte, krebserregende Chemikalien und Duftstoffe, die in den Hormonhaushalt eingreifen, um nur einige wenige zu nennen. Obwohl sie großen Absatz finden und intensiv beworben werden, enthalten anscheinend harmlose Pflege- und Kosmetikprodukte fast 10 000 nicht getestete und nicht überwachte Chemikalien, so das Center for Environmental Health (CEH – Zentrum für Gesundheit und Umwelt).[4]

Vielleicht denken Sie, dass auf dem Etikett ja alle Inhaltsstoffe aufgeführt werden (und die Liste der Chemikalien ist meist sehr lang). In den USA sind Hersteller nicht verpflichtet, Duftstoffe oder andere Substanzen offenzulegen, die als »Geschäftsgeheimnis« definiert werden. Diese Gesetzeslücke ermöglicht eine breite und verdeckte Giftstoff-Exposition. In der EU sind die Gesetze strenger, aber es gibt immer wieder Substanzen mit unbekannter Wirkung. Der Bund Naturschutz bietet zum Beispiel die App Tox Fox an, mit der Verbraucher den Produktcode scannen können und Informationen über giftige Inhaltsstoffe erhalten. Ist das Produkt noch nicht in der Datenbank, wird der Hersteller kontaktiert und ist verpflichtet, innerhalb von 45 Tagen Auskunft darüber zu geben, ob sein Produkt gesundheitsschädliche Stoffe enthält. Inhaltsstoffe von über 80 000 Pflegeprodukten sind in der Datenbank gespeichert, und auch Spielzeug usw. kann mit dieser App abgefragt werden.

Viele Chemikalien werden in unverfänglich klingenden Abkürzungen angegeben. In Tabelle 2.1 habe ich eine Liste einiger Chemikalien, ihren Anwendungsgebieten und der Probleme, die sie verursachen können, zusammengestellt. Die Liste ist *keinesfalls* vollständig.

Tabelle 2.1 Chemikalien in Pflege- und Schönheitsmitteln

Substanz	Anwendungsgebiet	Beispiele ihrer Toxizität
Acrylate	künstliche Nägel	Krebs, Schädigung des Ungeborenen
Aluminium	Deodorant	umstrittener Zusammenhang mit Alzheimer
Dibutylphthalat (DBP)	Lösungsmittel und Konservierungsmittel für Farb- und Duftstoffe	endokrine/hormonelle Störungen, Diabetes
Diethanolamin (DEA)	Befeuchtungsmittel	Umwandlung zu krebserregenden Nitrosaminen, Hautkrebs
Parabene	Konservierungsmittel und Duftstoffe	endokrine/hormonelle Störungen, Brustkrebs
Phenylendiamin	Haarfärbemittel	wird aus Steinkohlenteer gewonnen, was ein breites Spektrum toxischer Verunreinigungen mit sich bringt
Quaternium-15, DMDM-Hydantoin, Imidazolidinylharnstoff usw.	Konservierungsstoffe	setzen Formaldehyd, ein bekanntes Karzinogen, frei
Triclosan	antimikrobiell	endokrine/hormonelle Störungen

Im nächsten Abschnitt befasse ich mich mit einer Gruppe von Chemikalien, die besonders eng mit Erkrankungen in Verbindung steht – den Phthalaten.

Phthalate

Phthalate sind eine Familie von organischen Chemikalien, die zur Lösung und Stabilisierung von Duftstoffen in Kosmetika eingesetzt werden. Sie werden in vielen anderen Produkten auch als Weichmacher (zur erhöhten Flexibilität, Transparenz und Haltbarkeit) verwendet. Diethylphthalat und Dibutylphthalat finden sich häufig in Pflege- und Schönheitsprodukten – außer in Europa, wo sie mittlerweile verboten wurden. Aber wenn Sie Lebensmittel essen, die in Plastikbehältern verpackt und gelagert wurden, ist auch dies ein wesentlicher Expositionspfad, da fetthaltige Nahrungsmittel wie Milch, Butter und Fleisch diese Chemikalien leicht aufnehmen.

Phthalate werden *endokrine Disruptoren* genannt, weil sie das menschliche Hormonsystem ins Chaos stürzen können und zwar durch Wechselwirkung mit den endokrinen Rezeptorstellen, die sich auf jeder Körperzelle befinden. So können sie die durch Hormone gesteuerten Zellaktivitäten willkürlich steigern oder verringern. Männer, die zum Beispiel Aftershave, Deodorants oder Waschlotionen benutzen, damit sie »sexy« riechen, senken so aktiv ihre Testosteronaktivität, das heißt, sie machen sich selbst *weniger* männlich. Auch wenn Mannsein mehr als die sexuelle Leistungsfähigkeit bedeutet, können die Produkte, die ein Mann kauft, um seine Attraktivität zu steigern, letztlich seine Energie mindern und seine sexuelle Leistungsfähigkeit beeinträchtigen. Ein anderes, schlimmeres Beispiel: Eine neuere Studie stellte fest, dass der IQ der Kinder von Frauen mit den höchsten Phthalat-Konzentrationen im Körper um 6,7 Prozent niedriger war![5] Dieselbe Studie zeigte, dass sich der Schaden an der Intelligenz bis zum Alter von sieben Jahren nicht zurückgebildet hatte, sodass von einer dauerhaften Schädigung auszugehen ist.

In dem kritischen Zeitfenster, in dem das Gehirn des ungeborenen Kindes immer mehr Nervenzellen ausbildet, was die Funktion des Gehirns und die Intelligenz ausmacht, sind Kinder besonders empfindlich gegenüber Giftstoffen. Der IQ hängt von der Zahl der Nervenzellen und noch mehr von den Querverbindungen zwischen ihnen ab. Diese werden vom BDNF stimuliert (dem *brain-derived neurotrophic factor*, also dem vom Gehirn stammenden neurotrophen Faktor). Bei Exposition durch Phthalate, wie sie sich in Nagellack, Parfümen und Frischhaltefolien finden, wird die Aktivität der Gene, die dieses wichtige Hirn-Entwicklungsprotein erzeugen, reduziert.[6]

Abbildung 2.2 zeigt sehr deutlich, wie Pflege- und Schönheitsmittel die Phthalat-Konzentration im direkten Verhältnis zu ihrem Gebrauch erhöhen.

Abbildung 2.2 Gebrauch von Kosmetika und Anstieg von Phthalaten im Blut

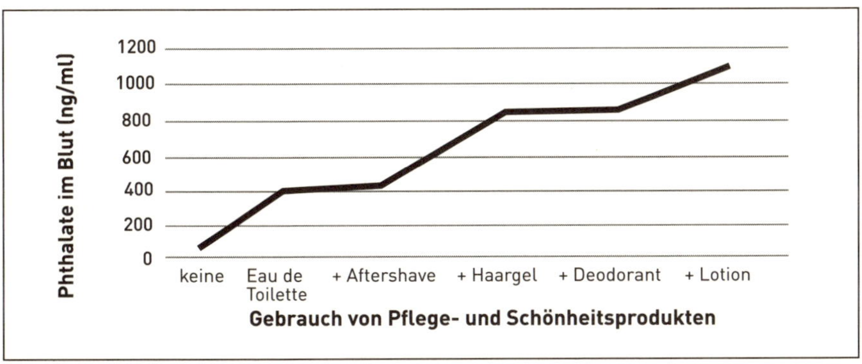

Wie Sie sehen können, sind die Phthalat-Konzentrationen im Blut von Personen, die alle diese gängigen Kosmetika verwenden, 30-mal höher als bei Menschen, die kein solches Produkt verwenden.

Blei

Die Gesundheitsbehörden haben Blei aus Kraftstoff und Fassadenfarben verbannt, aber nicht aus Lippenstiften. Das muss man sich mal vorstellen! 2007 testete die Campaign for Safe Cosmetics (*www.safecosmetics.org*) 33 Lippenstiftmarken und fand heraus, dass 61 Prozent davon Blei enthielten und zwar in Konzentrationen von bis zu 0,65 ppm (parts per million = Teile pro Million). Sowohl die Marken der Drogeriemärkte als auch die Luxusmarken (z. B. Dior) enthielten Blei. Eine Folgestudie fand Konzentrationen von 0,09 bis 3,06 ppm bei den untersuchten Lippenstiftmarken, wobei die größten Sünder Procter & Gamble, Maybelline und Revlon waren.

Es mag so aussehen, als ob eine einzige Anwendung harmlos ist, aber bei Blei gibt es keine unbedenkliche Exposition. Frauen tragen diese Produkte täglich viele Jahre lang auf. »Leider kontrolliert niemand die Läden«, bemerkt Stacy Malkan, Gründerin der Campaign for Safe Cosmetics. »In den USA können die Unternehmen Substanzen in Körperpflegeprodukten verarbeiten, ohne dass Unbedenklichkeitstests gefordert würden und ohne dass sie alle Inhaltsstoffe deklarieren müssten.«[7]

Ihr Körper braucht eine einheitliche Botschaft

Während meines Neun-Wochen-Programms fordern Sie Ihren Körper auf, Giftstoffe freizusetzen. Sie erzielen die besten Ergebnisse, wenn Sie Ihrem Körper keine widersprüchlichen Botschaften senden – etwa ihn auffordern, Giftstoffe auszuscheiden, gleichzeitig aber weitere aufnehmen. Deshalb ermuntere ich Sie, Ihre Giftstoff-Exposition durch Pflege- und Schönheitsprodukte während der nächsten neun Wochen zu begrenzen. Und so geht's:

1. Senken Sie Ihren täglichen Gebrauch von Pflege- und Schönheitsprodukten, Männer sollten nur ein oder zwei Produkte und Frauen zwei bis drei verwenden.
2. Lesen Sie sich die Etiketten der Produkte durch, die Sie verwenden möchten, und machen Sie sich bewusst, was sie tatsächlich enthalten.
3. Wenn Produkte, auf die Sie nicht verzichten können, fragwürdige Substanzen enthalten wie die, die ich in Tabelle 2.1 aufgeführt habe, ersetzen Sie diese durch gesündere. Eine Auswahl finden Sie sogar in den

meisten Drogeriemärkten oder in Bioläden, aber lesen Sie sich unbedingt ihre Kennzeichnung durch. Pflege- und Schönheitsmittel sind nicht voll reglementiert. Das heißt, dass die Bezeichnung »natürlich« bedeutungslos ist. Am sichersten sind zertifizierte Naturkosmetik und Bio-Produkte. Aber Sie können auch gesunde Produkte finden, die nicht mit »Bio« ausgezeichnet sind: Wählen Sie solche mit möglichst wenigen und unbedenklichen Inhaltsstoffen. So gilt beispielsweise Kokosnussöl noch nicht einmal als Pflege- und Schönheitsmittel, sondern als Lebensmittel. Es kann als Feuchtigkeitsspender für Gesicht und Körper, als Make-up-Entferner und sogar als Haarspülung verwendet werden. Ähnlich kann unparfümierte Seife aus Kokosnussöl zum Waschen und als Rasierschaum benutzt werden.

Zu fast jedem Produkt, das Sie verwenden, gibt es eine unbedenkliche Alternative. Nutzen Sie Informationen der Verbraucherzentralen oder einschlägiger Seiten im Internet.

Kann die eingeschränkte Verwendung solcher Produkte tatsächlich Ihre Giftstoff-Exposition verringern? Ja, das kann sie. In der HERMOSA-Studie[8] wurde einer Gruppe von 100 lateinamerikanischen Studentinnen geholfen, ihre Exposition durch endokrine Disruptoren (EAS – endokrin aktive Substanzen) in Schönheitsprodukten zu reduzieren. Drei Tage lang ersetzten die Studienteilnehmerinnen ihre gewohnten Körperpflegeprodukte durch solche ohne Parabene, Phthalate, Triclosan und Oxybenzon (in Sonnenschutzmitteln). Die Messungen der EAS-Spiegel im Urin vor und nach diesen Tagen ergaben wesentlich niedrigere Werte am Ende des Versuchs. Die meisten der ausgewählten Produkte waren in Drogeriemärkten erhältliche Marken.

Die Anzahl der Produkte zu reduzieren ist bereits ein großartiger Anfang. Denn die Quintessenz ist: Giftstoff-Exposition wann immer möglich senken.

Aber was ist mit den Giftstoffen, die man nicht so leicht vermeiden kann? Warum gibt es diese überhaupt? Wie Sie sehen werden, ist es zwar möglich, die Belastung durch Blei und Phthalate in Konsumprodukten zu unterbinden, aber das heißt noch nicht, dass Sie schon aus dem Schneider sind.

Es ist schwierig, Giftstoffe zu meiden

Bei Häusern, die in Deutschland vor 1989 weiß gestrichen wurden, könnte bleihaltige Farbe verwendet worden sein. Bei Häusern, die vor 1973 gebaut wurden, sind die Rohre häufig noch aus Blei. Vermieter sind seit 2013 dazu verpflichtet, Bleirohre auszutauschen. Tun sie dies nicht, müssen sie die Mieter schriftlich informieren. Doch immer noch gibt es Häuser mit Wasserrohren aus Blei.

Statt schädliche Substanzen zu untersuchen und routinemäßig auszuschließen, bevor diese Tatsache an die Öffentlichkeit gelangt, richten die jeweiligen Branchen, Gesetzgeber und Zulassungsbehörden es so ein, dass Giftstoffe auf den Markt kommen, bis sie aufgrund von Massenprotesten zurückgenommen werden. Die Gesundheitsmaßnahmen, durch die Blei in Kraftstoffen und Farben verboten wurden, *waren* wirksam: Seit diesen Verboten sanken die Bleikonzentrationen im menschlichen Blut erheblich.

Als Altlasten sind bleihaltige Anstriche und Kraftstoffe aber immer noch vorhanden. Zudem waren dies nicht die einzigen Umweltquellen für Blei. Bis heute wird Blei in Flugzeug-Treibstoffen, Lippenstiften und anderem verwendet. Und auch wenn viele Menschen, ich selbst eingeschlossen, von der Regierung erwarten, dass sie Bürgern die Freiheit gewährt, ihre eigene Wahl zu treffen, ist es für uns als Einzelpersonen nicht möglich, auf uns allein gestellt jeden vorhandenen Giftstoff einfach zu vermeiden. Das ist ein Gebiet, auf dem Wissenschaft und Regierung zusammenarbeiten müssten, um toxische Inhaltsstoffe aus Produkten herauszuhalten (oder wenigstens die Offenlegung der Inhaltsstoffe durchzusetzen). In dieser Hinsicht haben sie bisher nichts Großes geleistet.

Wenn es um eine Substanz geht, die so giftig ist, dass sie in keiner Konzentration (speziell für Kinder) unbedenklich ist, wie kommen wir dann dazu, sie zuzulassen und für sicher zu erklären?

In den USA werden die meisten »unbedenklichen« Werte als die Konzentrationen definiert, die bei 95 Prozent der »normalen« Bevölkerung ermittelt werden. Da die »normale« Bevölkerung einer schweren Giftstoffbelastung ausgesetzt ist, gesundheitlich in schlechtem Zustand ist und an einer Reihe von chronischen Erkrankungen leidet, kann das keine gesunde Ausgangsbasis sein. Wie wir gesehen haben, können – aufgrund mangelnder Studien und der Lobbyarbeit der chemischen Industrie – Jahrzehnte vergehen, bevor Regulierungsbehörden herausfinden, wie schädliche Substanzen zu verbieten oder zu begrenzen sind, und die auch die Charakterstärke haben, dies zu tun. Das ist in der EU nicht wesentlich anders.

So lagen zum Beispiel die »unbedenklichen« Bleiwerte im Blut in den USA einmal bei 60 µg/dl (Mikrogramm pro Deziliter Blut). Wissenschaftler beobachteten jedoch viele Gesundheitsprobleme unterhalb dieses Grenzwerts, also senkten die Regulierungsbehörden den »Unbedenklichkeitswert« etwa alle zehn Jahre, sodass er sich jetzt bei 10 µg/dl befindet. Dennoch stellt die Forschung eine erhöhte Sterberate – einschließlich Herz-Kreislauf-Erkrankungen und Krebs – bei Menschen fest, deren Bleiwerte im Bereich 5,0 bis 10,0 µg/dl lagen.[9] Mit anderen Worten: Wissenschaftler versuchen, sich auf einen Grenzwert für die Unbedenklichkeit festzulegen, aber bei bestimmten Dingen sollten einfach alle Konzentrationen als bedenklich angesehen werden – weil sie es sind. (In Abbildung 2.3 zeigen die ungefüllten Punkte die als unbedenklich geltenden Werte an, während die gefüllten Punkte für die Durchschnittswerte der Bevölkerung stehen.)

Im Juli 2012 legte die US-Gesundheitsbehörde fest, dass Blei bei Werten von 10,0 bis 5,0 µg/dl für Kinder hochproblematisch ist. Bedeutet dies, dass Kinder, deren Werte niedriger als der untere Grenzwert liegen, auf der sicheren Seite sind? Nein, Kinder mit Bleiwerten von unter 5 µg/dl (also angeblich unbedenklich) zeigen einen messbar niedrigeren IQ. Bei 24 Millionen Kindern in den USA liegen die Bleiwerte im Blut zwischen 5,0 und 9,9 µg/dl.[10] In Deutschland liegen die Durchschnittswerte niedriger, laut Umweltbundesamt bei 6 µg/dl (Stand 2003). Im Vergleich zur vorangegangenen Untersuchung 1990/1992 ging der Bleigehalt bei Erwachsenen um 30 Prozent zurück.

Abbildung 2.3 »Sichere« und mittlere Blutbleiwerte (BBW), 1965–2010

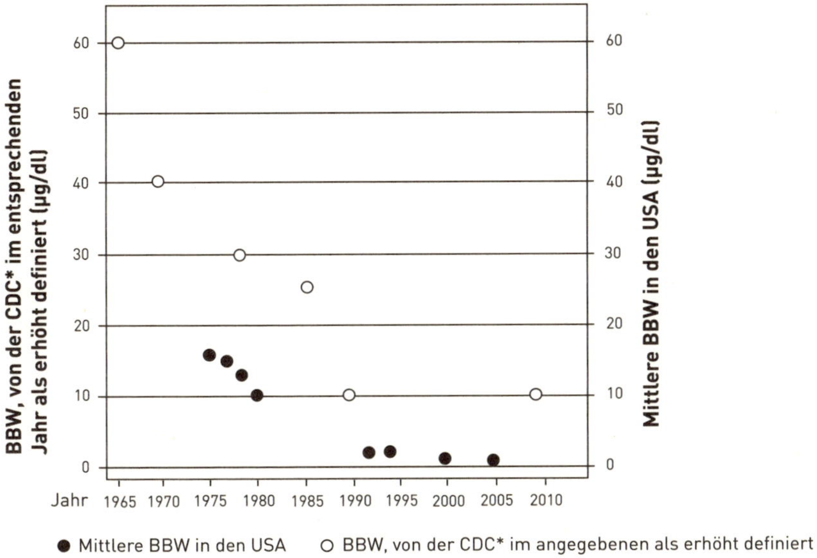

*CDC = US-Bundesgesundheitsbehörde

Ich habe mein Leben auf dem Wissen aufgebaut, das ich erwerben durfte. Ich habe eine Ausbildungsstätte aufgebaut, um andere zu unterrichten – und weiteren Millionen Menschen zu helfen. Was ich in diesem Buch anspreche, basiert auf Erkenntnissen, Praxis und Forschung. Die Intelligenz der nächsten Generation zu schmälern, ist keine Kleinigkeit. Tabelle 2.2 zeigt die Symptome von Kindern und Erwachsenen bei steigenden Bleiwerten. Wie hört sich die Auswahl der Symptome, die wir hier besprechen, für Sie an?

Tabelle 2.2 Symptome bei steigender Bleibelastung

Toxizitätsstufe	Bleikonzentration im Blut (mg/dl)	Klinisches Bild	
		Kinder	Erwachsene
symptomfrei oder eingeschränkte Fähigkeiten	<10	herabgesetzte Lernfähigkeit und Gedächtnisleistung, verminderte Sprachbeherrschung, beeinträchtigte Feinmotorik, Anzeichen einer ADHS, niedriger IQ, Sprech- und Hörbeeinträchtigung	
leicht	10–39	Muskelschmerzen oder Missempfindungen (Taubheit, Kribbeln o. Ä.), Reizbarkeit, leichte Müdigkeit/Lethargie, gelegentliche Bauchbeschwerden	
mittelschwer	>40–50	Gelenkschmerzen, Konzentrationsschwierigkeiten, allgemeine Abgeschlagenheit, Kopfschmerzen, muskuläre Erschöpfung, Tremor, Gewichtsverlust, Erbrechen, Verstopfung, diffuse Bauchschmerzen	Müdigkeit, Schläfrigkeit, verringertes Interesse an Freizeitaktivitäten, verschlechterte psychologische Parameter, chronische Effekte eines Bluthochdrucks, Auswirkungen auf die Fortpflanzungsfähigkeit
schwer	>70–80	Bleilinien (bläulich schwarze Verfärbungen des Zahnfleischs), Koliken (periodische schwere Krämpfe), Missempfindungen oder Lähmungen, Enzephalopathie	Kopfschmerzen, Gedächtnisverlust, verminderte Libido, Schlaflosigkeit, metallischer Geschmack, Bauchschmerzen, Verstopfung, Muskel-/Gelenkschmerzen, Nierenschädigung
schwer, akut	>100–150	Enzephalopathie, Krampfanfälle, Anämie, Nierenschädigung	Enzephalopathie, verschiedene Auswirkungen auf das Zentralnervensystem (ZNS), Anämie, Nierenschädigung

- Verminderte Lernfähigkeit und Gedächtnisleistung;
- verminderte Sprachbeherrschung;
- beeinträchtigte Feinmotorik;
- niedriger IQ;
- Sprech- und Hörbeeinträchtigung.

Was mich betrifft, so beschreiben sie eine zukünftige Generation von Amerikanern, die bestenfalls schwerwiegende Lernbehinderungen haben. Es ist ja nicht nur das Blei, das die Gehirne und Körper der Ungeborenen und Kinder schädigt.

- Phthalate vermindern die Produktion des Schlüsselmoleküls im Gehirn, das für die Bildung und Vernetzung von Nerven zuständig ist.
- Organophosphate (üblich in der Landwirtschaft) wurden als Nervengifte für die chemische Kriegsführung im Ersten Weltkrieg entwickelt.
- Genveränderte Organismen (GVO) waren dazu bestimmt, den massiven Einsatz des Unkrautvernichters Glyphosat möglich zu machen, der das Krebsrisiko erhöht.

Wie konnten wir uns auf die Vorstellung einlassen, dass es eine gute Sache ist, unsere Nahrung mit diesen Giften einzusprühen? Wie bereits an anderer Stelle in diesem Buch erörtert, vermindern diese Giftstoffe bei Kindern nicht nur den IQ, sondern verdoppeln auch die Häufigkeit von ADHS (Aufmerksamkeitsdefizit-/Hyperaktivitätsstörung) und Verhaltensstörungen.

Der Fall Connie

Ich behandle nicht oft schwere Notfälle; daher war ich überrascht, als Connie anrief und mich sofort wegen ihres plötzlichen Sehverlusts aufsuchen wollte. Eilig brachte ich sie in meinen Untersuchungsraum. Connie war eine gesund wirkende 30-jährige Frau. In den letzten Tagen hatte sie zunehmend Schwierigkeiten mit dem Lesen, und die Welt sah allmählich verschwommen aus. Am Morgen, bevor sie in meine Praxis kam, war es plötzlich zum völligen Sehverlust ihres rechten Auges gekommen; das hatte sie dazu gebracht, mich anzurufen. Sie hatte auch Schmerzen, besonders wenn sie die Augen bewegte, und fühlte sich müde und schwach. Sie können sich denken, dass sie große Angst hatte.

Bevor es zu den Symptomen kam, war Connie gesund. Sie aß Vollwertkost und trieb regelmäßig Sport. Die Ergebnisse meiner neurologischen Untersuchung waren zwar normal, aber es war eine besorgniserregende Schwellung im Augenhintergrund zu sehen, weshalb ich einen Bluttest durchführte. Ich fand etwas, das man nur bei wenigen Erkrankungen sieht (basophile Tüpfelung – für die fachlich Interessierten), etwa bei bestimmten Anämieformen und bei Arsen- oder Bleivergiftungen. Nun, Zeit für ein bisschen Detektivarbeit.

Ich erfuhr, dass Connie auf einem Hausboot am Ende eines Docks am Lake Union (Seattle) lebte. Kürzlich war ein neues Wasserrohr installiert worden, und ich vermutete sofort eine Blei-Exposition durch das verwendete Lötmittel. Es stellte sich heraus, dass Connie eine leidenschaftliche Teetrinkerin war und um die zwölf Tassen pro Tag trank.

»Schütten Sie den Teekessel jedes Mal aus oder schütten Sie einfach immer Wasser nach?«, fragte ich. Das Letztere war der Fall. Das bedeutete, dass es durch Wasserverdunstung letzten Endes zur Konzentration von Blei in ihrem Teekessel gekommen war. Wenn das Wasser im Teekessel weniger wird, schütten die meisten Leute einfach weiteres Wasser nach. Durch Kochen wird das Wasser zu Dampf und verdunstet. Wenn das Wasser auch nur minimale Mengen Blei enthält (wie es durch Connies Wasserversorgung der Fall war), verdampft das Blei leider nicht, sondern wird im Wasser konzentriert. Überdies sind viele käufliche Tees selbst mit Blei verunreinigt, speziell Tees aus dem hoch umweltverschmutzten China, das etwa ein Drittel des in den Vereinigten Staaten konsumierten Tees erzeugt. Auch wenn die wissenschaftliche Forschung im Allgemeinen nur jeweils eine chemische Substanz untersucht, sind wir im wirklichen Leben ja vielen verschiedenen Giftstoffen gleichzeitig und in Folge ausgesetzt. Ohne es zu ahnen, nahm Connie eine Zweifachdosis Blei auf: einmal aus dem Wasser und einmal aus dem Tee.

Ihr Zustand war so bedenklich, dass ich ihr riet, aus ihrem Heim auszuziehen. Bei den hohen Bleikonzentrationen in Connies Wasserversorgung war es absolut entscheidend, jede mögliche Quelle einer Blei-Exposition während ihrer Entgiftung und Genesung auszuschalten. Die Regierung hat noch keine ausreichenden Sicherheitsstandards für die Aufnahme durch Inhalation (was beim Duschen möglich ist) und durch Hautkontakt (beim Baden oder Geschirrspülen) definiert, doch das sind zwei weitere Pfade der Giftstoffaufnahme (z. B. von Blei) in unseren Körper. Während ihrer Genesungsphase wollte ich sicherstellen, dass Connie das bleibelastete Wasser und damit eine weitere Bleiaufnahme strikt vermeidet, was ebenso (wenn auch in minimalen Mengen) über das Duschen oder das Tragen von bleibelasteter Kleidung sowie durch Kochen, Trinken oder den Gebrauch von Gegenständen passieren könnte. Darüber hinaus führte ich sie sofort in ein intensives Programm zur Bleientgiftung ein, das auf denselben Strategien beruht wie das Programm in diesem Buch.

Da Connie ansonsten gesund war und gesund lebte, sprach sie schnell auf die Behandlung an. Innerhalb einer Woche war ihr Sehvermögen wieder normal. Es brauchte noch weitere Wochen, bis ihre Energie wieder völlig aufgetankt war. Nach ihrer Genesung befasste sich Connie mit einem Sanierungsplan für ihre häusliche Wasserversorgung, damit jedes Potenzial für eine erneute Exposition ausgeschaltet wurde.

Mit der richtigen medizinischen Unterstützung lässt sich die Exposition durch eine einzige toxische Substanz (wie in Connies Fall) mildern. Aber viele Menschen wissen nicht, was ihnen zu schaffen macht, und viele konventionelle Ärzte auch nicht.

Eine Blei-Exposition ist nicht so selten, wie viele von uns gern denken. Und wie die amerikanische Öffentlichkeit kürzlich erfuhr, kann es auch zur massenhaften Belastung durch toxische Substanzen wie Blei kommen.

Massenexposition

Im Jahr 2014 kam es in Flint, Michigan (USA), zu einer Katastrophe. Die Regierung des Bundesstaates beschloss, Geld zu sparen, indem sie den Huronsee als Wasserquelle durch das Wasser des Flint River ersetzte; sie ließ aber das Problem außer Acht, dass dieses Wasser korrosiv (stark sauer) war. Zwangsläufig korrodierten die städtischen Wasserleitungen, wodurch Blei ins Trinkwasser des Flint River abgegeben wurde. Häuser, in denen noch Wasserleitungen aus Blei-Kupfer-Legierungen verbaut waren, steuerten noch zusätzliche Mengen an Blei bei. Und wenn Menschen das Wasser tranken, gelangte das Blei in ihren Körper. Wenn Behördenvertreter rücksichtslose Entscheidungen fällen, bei denen die öffentliche Sicherheit außer Acht gelassen wird, sind es die Bürger, die unter den Auswirkungen leiden. Wie auch andere Ärzte arbeitete ich mit Vertretern der Gesundheitsbehörden zusammen, um den Menschen in Flint gesundheitliche Unterstützung zu bieten. Millionen US-Amerikaner trinken Wasser, dessen Bleikonzentration über den behördlich festgesetzten Grenzwerten liegt.

Traurigerweise finden Kommunen jahrelang nicht heraus, welche Giftstoffe in ihrer Gegend weitverbreitet sind. Die Website Grist berichtete neulich, »dass es insgesamt neun Bezirke im Land gibt, die melden, dass, entsprechend den Daten der Bundesgesundheitsbehörde von 2014, 10 Prozent oder mehr ihrer Bevölkerung positiv auf eine Bleivergiftung getestet wurden. Forschungsergebnisse von öffentlichen Interessensgruppen zeigen, dass die Bleikonzentrationen in elf Städten in New Jersey und in zwei Bezirken höher sind als die in Flint, Michigan.«[11] Überdies erreichen zweckgebundene Hilfsgelder nicht immer die betroffenen Familien. Zwar war ein bestimmter Prozentanteil der Farbenverkäufe in New Jersey dazu vorgesehen, Familien bei der Bleisanierung zu unterstützen, der Gouverneur des Bundesstaates blockierte diese Finanzierung jedoch.[12]

Sie müssen aber nicht in einem Haus oder in einer Gemeinde mit bleiverseuchten Leitungen wohnen, um betroffen zu sein. Es reicht schon, wenn Sie in den Flugschneisen eines Flughafens leben, denn in den USA ist Blei in 70 Prozent der Flugzeugtreibstoffe enthalten, was für eine jährliche Freisetzung von über 500 Tonnen Blei verantwortlich ist.[13]

Auch wenn ich Blei, eine angeblich verbotene Substanz, als Beispiel für die allgegenwärtige Expositionsgefahr verwende, gilt dasselbe jedoch auch für viele andere Giftstoffe. Eine Arbeitskollegin, die mir bei der Recherche für dieses Buch geholfen hat, entdeckte, dass eine Glasfabrik in der Nähe ihrer Wohnung in Portland, Oregon USA, die Umgebung seit über 40 Jahren mit Arsen und Cadmium verpestete! Für die Luftqualität auf der Straßenseite gegenüber der Fabrik wurden Cadmiumwerte gemessen, die 49-mal höher als die Sicherheitsgrenzwerte waren, und die Arsenwerte lagen 159-mal über den Grenzwerten. Wie Sie in Abbildung 2.4 sehen können, ist praktisch das ganze Gebiet von Portland massiv verseucht. Das heißt: mehr Diabetes, Lungenkrebs, Osteoporose, Herzinfarkte – um nur einige der Erkrankungen zu nennen, die durch diese toxischen Metalle verursacht oder verschlimmert werden. Sie können darauf wetten, dass es im ganzen Land noch wesentlich mehr derartig belastete Gebiete gibt, denn die ausgedehnte Industrialisierung führt zu beträchtlichen lokalen Umweltverschmutzungen.

Inzwischen existieren zwar bessere Schutzmaßnahmen, die die Freisetzung von Giftstoffen begrenzen, aber der Schaden ist ja schon angerichtet. Der springende Punkt ist, dass praktisch jeder ständig Giftstoffen ausgesetzt ist, ohne sich dessen bewusst zu sein. In Portland sind zwar die Leute, die in diesem Gebiet wohnen, am höchsten exponiert, aber Cadmium und Arsen ist man auch dann ausgesetzt, wenn man die Stadt lediglich auf der Interstate 5 durchquert. Dasselbe passiert überall im Land – Flint ist kein Einzelfall.

Eine Kontamination der Wasserversorgung ist in den gesamten Vereinigten Staaten anzutreffen – und das nicht nur mit Blei, sondern auch mit Arsen, Fluoriden, Industriechemikalien, Karzinogenen von Fracking-Bohrungen und vielen anderen Schadstoffen. Giftstoffe gelangen auf so vielen Wegen in den Körper, dass wir nur selten darüber nachdenken. Hier einige Beispiele:

- Einatmen: Der Transformator des Stromversorgungskabels in Ihrem Viertel kann Öl verlieren, das mit PCB kontaminiert ist.

- Aufnahme über den Mund: Ihre Nahrungsmittel können in Betrieben mit Kunststoffgeräten bzw. -anlagen hergestellt worden sein, die PCB absondern.
- Hautkontakt: Konsumprodukte jeder Art enthalten toxische Inhaltsstoffe, die Sie durch die Haut aufnehmen können.

Wie ich immer wieder betont habe: Die wirksamste Entgiftung besteht darin, den Kontakt mit Giftstoffen zu vermeiden. Aber auch bei größter Vorsicht wird man ihnen ausgesetzt und muss bewusst alles tun, um sie loszuwerden. Darüber hinaus müssen wir unsere gewählten Vertreter dazu bewegen, Vorschriften zu erlassen, die die Menschen vor der Giftstoffbelastung schützen.

Abbildung 2.4 Ermittelte Arsen- und Cadmiumwerte in Moos in Portland, Oregon (USA)

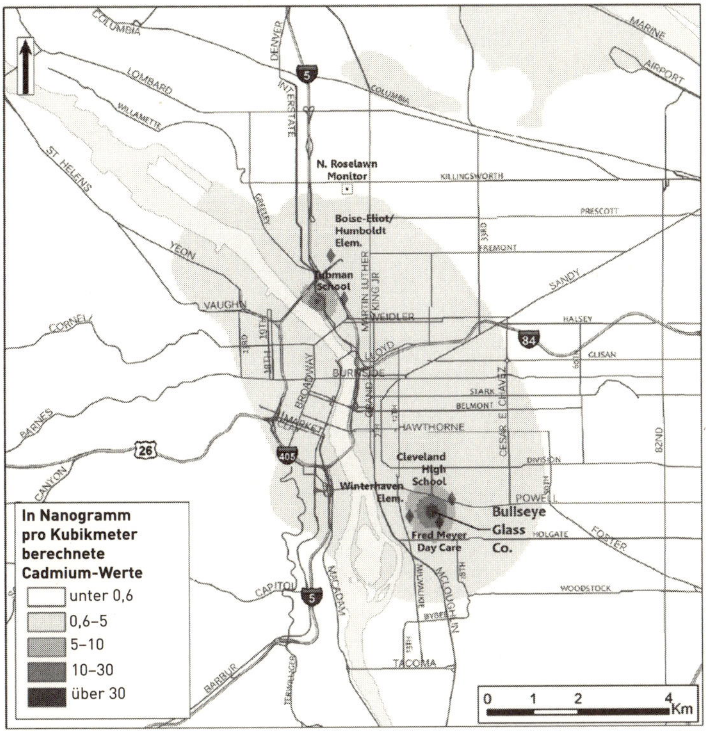

PCB (polychlorierte Biphenyle)

Einige industriell genutzte Chemikalien sind schädlich und schwer zu vermeiden. Polychlorierte Biphenyle (PCB) wurden von 1929 bis zu ihrem Verbot 1979 hergestellt. Warum über Chemikalien grübeln, die vor fast 40 Jahren verboten wurden? Weil Nahrungsmittel, Schmierstoffe, Plastikbehälter und kohlefreies Durchschlagpapier, die vor 1979 (in Deutschland bis 1973) hergestellt wurden, immer noch PCB enthalten. Kürzlich verklagte die Stadt Portland (USA) den Monsanto-Konzern wegen PCB-Kontamination örtlicher Gewässer und schloss sich damit sechs weiteren Städten der US-Westküste an: Seattle, Spokane, Berkeley, Oakland, San Diego und San José.

Fortgesetzte Exposition

Trotz des Verbots sammeln sich PCB fast ein halbes Jahrhundert später immer noch im Körper der Menschen an. Es ist sehr schwierig, sie zu entfernen. Später gehe ich intensiv auf die gesundheitlichen Auswirkungen von PCB ein, hier beschreibe ich aber nur die Grundzüge. PCB schädigen das Immun-, Fortpflanzungs-, Nerven- und endokrine System. Diese Chemikalien wurden in vielen Gebäuden und Hunderten von Industrie- und Konsumprodukten eingesetzt. Selbst wenn Sie nicht bewusst PCB-haltige Produkte gekauft haben, können Sie immer noch PCB ausgesetzt sein. Sie befinden sich in:

- Farben, Kunststoffen und Gummiprodukten
- Farbstoffen, Färbemitteln und kohlefreiem Durchschlagpapier
- elektrischen Geräten einschließlich Spannungsreglern, Schaltern, Buchsen, Elektromagneten, Transformatoren und Kondensatoren
- alten Geräten
- Motor- und Hydraulikölen
- fluoreszierenden Licht-Vorschaltgeräten
- Kabelisolierungen
- Wärmedämmmaterialien wie Fiberglas, Filz, Schaumstoffe und Kork
- Klebemitteln und -bändern
- Farben auf Ölbasis
- Abdichtmaterial
- Kunststoffen
- Fußbodenbelägen

Verstehen Sie mich nicht falsch: Das PCB-Verbot hat sich positiv auf die öffentliche Gesundheit ausgewirkt. Es trug dazu bei, die Blutkonzentrationen der US-Bevölkerung zu senken (siehe Abbildung 2.5). Aber die Produkte, die vor 1979 hergestellt worden sind, setzen bis heute PCB frei. Je älter jemand ist, desto mehr PCB hat sich in ihm oder ihr angesammelt (siehe Abbildung 2.6). Warum? Der Körper kann manche Substanzen schnell ausscheiden, andere nicht. PCB gehören zur letzteren Gruppe. Jedes Mal, wenn Sie PCB ausgesetzt sind, erhöhen Sie also Ihre bestehende PCB-Last.

Abbildung 2.5 PCB-Verbot führte zu sinkenden PCB-Blutkonzentrationen

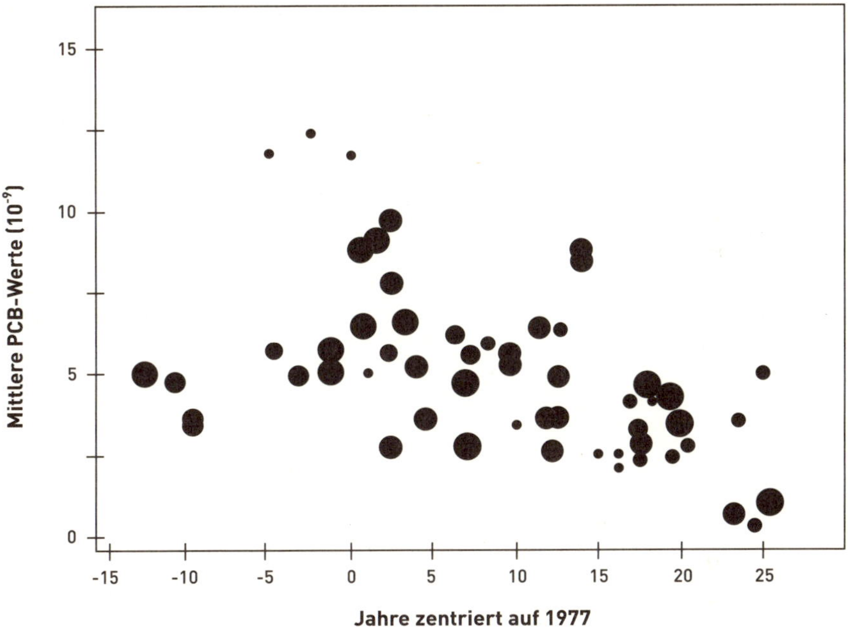

Manchmal frage ich mich, ob die mittleren Blutkonzentrationen dieser Chemikalien nicht hauptsächlich deshalb bei uns zurückgehen, weil die älteren Menschen, speziell die mit den höchsten Werten, sterben und daher nicht länger bei den Durchschnittswerten berücksichtigt werden.

Was passiert mit den PCB, die Sie aufnehmen?

PCB hemmen die Produktion von Schilddrüsenhormonen, weshalb sich Menschen mit erhöhten PCB-Werten dauernd müde fühlen. Was jedoch schlimmer ist: Die PCB-Werte sind inzwischen so hoch, dass sie anscheinend völlig vermeidbar 24 Prozent aller Herzinfarkte verursachen![14] Ja, Sie haben bisher immer gehört, dass erhöhtes Cholesterin das Problem ist. Hat Ihnen Ihr Arzt denn auch gesagt, dass der Cholesterinwert im Verhältnis zu PCB in

Ihrem Körper steigt? Cholesterin ist normal und gesundheitlich notwendig, PCB nicht. Im Gegenteil: Sie oxidieren gesundes Cholesterin zu ungesundem oxLDL-Cholesterin, das Arterien schädigt und Herzinfarkte verursacht.

Abbildung 2.6 PCB sammeln sich im Laufe des Lebens an

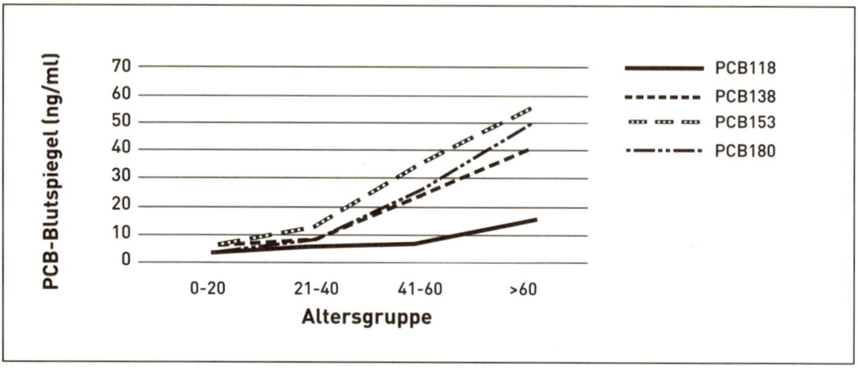

Fisch ist eine verbreitete Quelle für PCB. Das ist von großer Bedeutung für Frauen, die Kinder haben möchten. Je mehr Fisch eine Frau isst (messbar anhand der Omega-3-Fettsäuren im Blut), desto höher ist auch ihr PCB-Wert. Leider bleibt es nicht bei der PCB-Belastung der Frau. Stillen senkt zwar die Werte für PCB, OCP und andere Giftstoffe im Blut der Mutter, denn PCB konzentriert sich in der Muttermilch, sodass das Stillen ihren Körper davon befreit. Aber das Baby nimmt mit der Milch auch diese Giftstoffe auf.

Abbildung 2.7 Stillen senkt die Belastung durch toxische Chemikalien

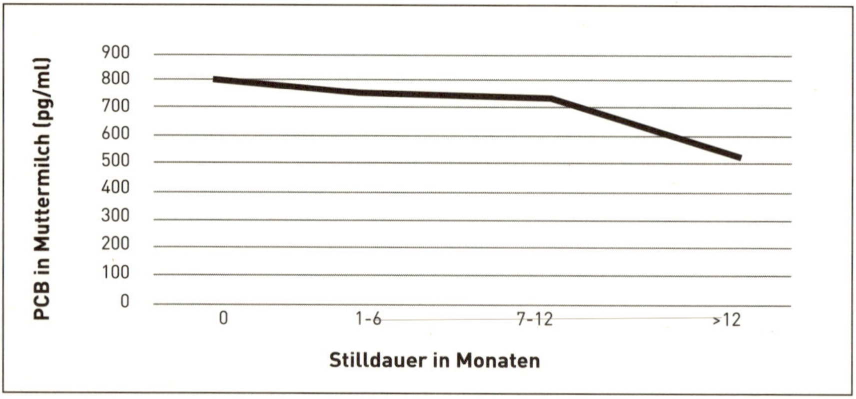

Warum sind fettlösliche Giftstoffe wie PCB so beunruhigend für Eltern? Aus folgenden Gründen:

- Sie können in die Muttermilch übergehen.
- Sie können an das Baby weitergegeben werden.
- Sie können sich im Baby ansammeln.

Vielleicht ist einer der Gründe, weshalb die Brustkrebsrate bei stillenden Frauen niedriger ist, dass sie diese Gifte loswerden.

Wie sammeln sich PCB im Laufe des Lebens an?

Ohne die wissenschaftliche Datenlage sorgfältig zu sondieren, ist es für jeden schwierig, die heutige Giftstoff-Exposition mit langfristigen Gesundheitsauswirkungen in Verbindung zu bringen. Vielleicht denken Sie: *Na ja, wie schlimm kann das eine Fischbrötchen schon sein?* Graben wir also etwas tiefer und schauen uns einige Daten an. Nach einem Zeitraum von *23 Jahren* (das nenne ich mal eine Langzeitstudie!) ermittelten Forscher die Wirkungen von PCB[15] (siehe Abbildung 2.6).

Worauf konzentrierten sich die Forscher in dieser Studie? Auf zwei Dinge:

1. PCB-Werte
2. Blutzucker-Marker

Blutzucker-Marker geben an, wie gut das Insulinsystem funktioniert. Sie zeigen wie in einer Momentaufnahme auf, wo Sie sich gerade im Diabetes-Spektrum befinden. (Wie ich bereits in Kapitel 1 erwähnt habe, hat die Forschung enge Verbindungen zwischen der Giftbelastung und einer Blutzucker-Fehlregulation aufgedeckt – das ist nicht überraschend, denn viele Chemikalien wirken als Gifte auf die Insulin-Rezeptorstellen.)

Die oben genannte Studie verfolgte den Langzeiteinfluss der PCB-Exposition bei jungen Erwachsenen über einen Zeitraum von 23 Jahren.[16] In die Studie wurden nur Teilnehmer aufgenommen, die bei Studienbeginn *keine* Diabetiker waren. Die Wissenschaftler fanden heraus, dass es bis zu einem Alter von 50 Jahren keinen Unterschied zwischen den Teilnehmern mit den niedrigsten und mit den höchsten PCB-Werten gab. Eine zunehmende Giftstoffbelastung schien also keinen erkennbaren Einfluss bei jüngeren Leuten zu haben. Aber aufgepasst: Sie stellten auch fest, dass bei Teilnehmern, die die Mitte 40 überschritten hatten, eine rapide Verschlechterung ihrer körperlichen Anpassungsfähigkeit einsetzte. Ab einem Alter von 50 Jahren zeigten alle Messgrößen ein sehr deutliches dosisabhängiges Ansprechen auf Giftstoffe: je höher die PCB-Werte waren, desto deutlicher war die Blutzucker-Regulierung beeinträchtigt.

Abbildung 2.8 Giftstoffauswirkungen bei steigendem Alter

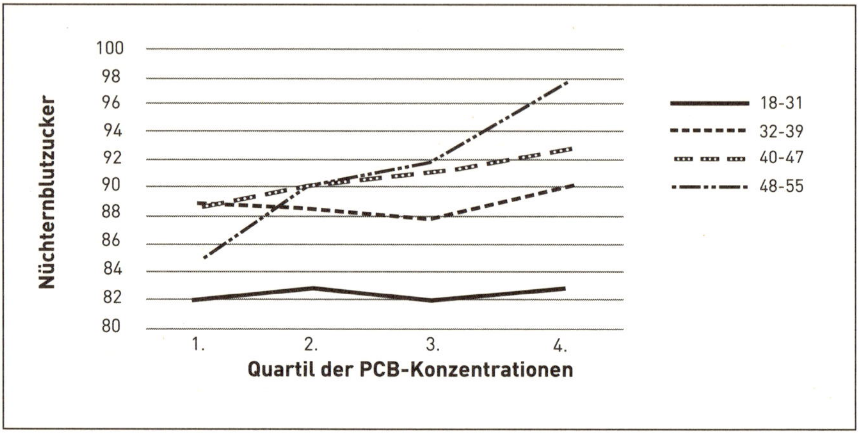

Diese Ergebnisse lassen etwas erkennen, das meiner Ansicht nach generell für das Verständnis der Giftstoffbelastung und ihrer Folgen wichtig ist. Unser wundervoller Körper hat eine bemerkenswerte – aber begrenzte – Fähigkeit, uns gesund zu erhalten. Nach Jahren der Giftstoffüberlastung sind seine Anpassungsmechanismen schließlich zu sehr geschädigt. Im Grunde schädigen das Altern und die damit verbundene Anhäufung der Giftstoffbelastung die DNA. Dies resultiert aus einer immer geringeren Enzymfunktion. Mit der Zeit verlieren Sie Ihre Fähigkeit, sich an dieses toxische Umfeld anzupassen.

Die heimliche Stärke der naturheilkundlichen Medizin, das Motto »Praktizieren und Lehren«, ruht auf zwei Säulen: unserem Wissen, warum Menschen krank sind, und unserem Wissen, wie wir ihnen helfen können, gesund zu werden. Das Neun-Wochen-Programm, das ich Ihnen in den nächsten Kapiteln dieses Buches vorstelle, wird Ihnen helfen,

- zu verstehen, wie die Giftstoffbelastung zu einer der grundlegenden Ursachen von Krankheit und schlechter Gesundheit wurde;
- Ihre Entgiftungsfähigkeit zu steigern.

Bei meinen Reisen und Vorträgen stelle ich fest, dass Ärzte überall auf der Welt mehr über Entgiftung wissen wollen. Ich konnte erleben, dass das wissenschaftlich gesicherte Entgiftungsprogramm, das ich in diesem Buch vorstelle, Tausenden Menschen hilft, einen Erkrankungsverlauf umzukehren, ohne bestimmte Medikamente auszukommen und ihre Lebensqualität wiederzugewinnen.

Das Programm sorgt für einen exzellenten Start. Aber seien wir ehrlich: Giftstoffe vermeiden ist nichts, was man hin und wieder tut oder nur, nachdem man dieses Buch bzw. einen alarmierenden Artikel gelesen hat. Es ist etwas, dem Sie bewusst Aufmerksamkeit schenken müssen – jeden Tag für den Rest Ihres Lebens. Das Fazit ist sehr klar: Selbst wenn Sie jetzt gesund sind, sind die Giftstoffe trotzdem ein Problem. Wenn Sie jung sind und keine Symptome oder Erkrankungen haben, kann sich Ihr Körper leicht wieder erholen. Aber die unsichtbaren Schäden summieren sich. Je früher Sie anfangen, Giftstoffe zu vermeiden, desto besser ist das Ergebnis. Aber unabhängig von Ihrem Alter und der eventuellen Krankheitslast wird es Ihnen zweifellos helfen, wenn Sie sich von Giftstoffen befreien. Daher, ganz gleich wie alt Sie sind, warten Sie keinen Tag länger damit, Ihre Giftstoffbelastung zu senken.

Giftstoff-Expositionen rauben Ihnen die Lebenskraft, erhöhen Ihr Erkrankungsrisiko und lassen Sie schneller altern. Sie können nicht immer den Atem anhalten, um keine erhöhten Konzentrationen an Quecksilber einzuatmen, das durch die Industrie freigesetzt wird. Wenn Sie wie ich im Nordwesten der US-Pazifikküste leben, können Sie selbst Giftstoffe aus der Kohleverbrennung im weit entfernten China abbekommen.

In den nächsten vier Kapiteln haben Sie nun Zugang zu den Verfahren, mit denen Sie sich von den Giftstoffen, die Sie aufgenommen haben, wieder befreien können. Aber als Direktmaßnahme und Teil des neunwöchigen Entgiftungsprogramms sollten Sie Ihre Giftstoffbelastung begrenzen.

Lektionen aus vier Generationen

Ich habe das Glück, aus einer recht langlebigen Familie zu stammen – einer, in der alle meine männlichen Vorfahren ihre Frauen (manche hatten mehr als eine) um 5 bis 50 Jahre überlebten. Auf dem Bild mit meinem Urgroßvater, Großvater und Vater bin ich das finster blickende Kind am Ende der Reihe (siehe Abbildung 2.9). Ich konnte zusehen, was sich von Generation zu Generation bei meinen Vorfahren veränderte, die nach und nach die gesunde, nährstoffreiche Mittelmeerkost in giftstoffarmer Umgebung gegen die normale US-amerikanische Nahrung schlechter Qualität eintauschten, ohne sich der Bedeutung der Giftstoffvermeidung bewusst zu sein. Tatsächlich wuchs zu der Zeit die Giftstoff-Exposition aus verschiedensten Quellen, während der Nährstoffgehalt der Nahrungsmittel, die wir alle zu uns nehmen, sank.

Abbildung 2.9 Autor mit (von links nach rechts) seinem Urgroßvater, Großvater und Vater

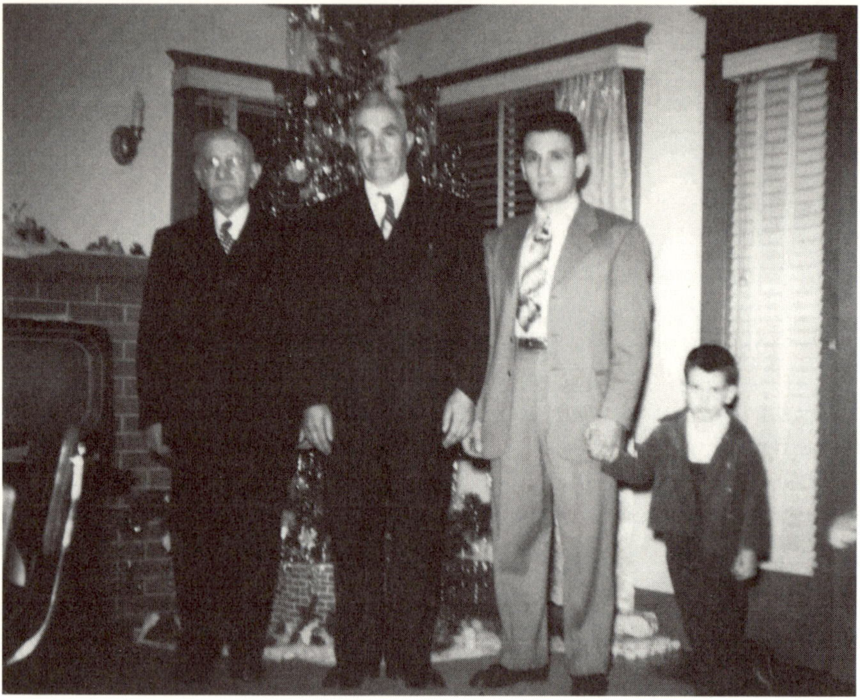

Mein Urgroßvater wurde 95 Jahre alt ohne erkennbare Gesundheitsprobleme. Er war in seinen Vierzigern, als er vom Fuße der italienischen Alpen in die USA auswanderte, und er behielt die Ess- und Lebensgewohnheiten bei, mit denen er aufgewachsen war. Er war in seinem Leben nie beim Arzt, hatte einen strammen Schritt, bewegte sich offensichtlich ohne Schmerzen oder Einschränkungen und spielte Strategie-Kartenspiele mit mir, wobei er nie verlor. Das war für mich, einen altklugen Zehnjährigen, demoralisierend, denn ich schlug immer alle meine Freunde bei Strategiespielen. Wie konnte dieser alte Knabe *mich* schlagen?! Die Antwort ist einfach: Sein Gehirn funktionierte immer noch perfekt – keine Demenz, kein Verlust des Kurzzeitgedächtnisses oder Verwirrtheit.

Nach dem Tod seiner Frau hatte er schließlich fünf Jahre lang allein gelebt, dann ließ er die Familie wissen, dass er mit einem großartigen Leben abgeschlossen habe, hörte auf zu essen und war eine Woche später tot. Ich weiß nicht, wie Sie das sehen, aber so möchte auch ich einmal aus dieser Welt gehen: bis zum Schluss im Vollbesitz meiner Fähigkeiten und dann das Leben nach meinen Regeln beenden. Soweit ich weiß, aß er nahrhaftes Essen und war sein ganzes Leben lang wenigen Giftstoffen ausgesetzt.

Mein Großvater lag ungefähr zwischen meinem Urgroßvater und meinem Vater. Als er mit meinem Urgroßvater auswanderte, war er 17 Jahre alt und aß überwiegend, aber nicht ausschließlich, mediterrane Kost, allerdings mit den minderwertigeren Lebensmitteln, die in den USA erzeugt werden (also mit geringerem Nährstoffgehalt und mehr Giftstoffen). Er erlebte in den letzten 20 Jahren seines Lebens dieselbe Zunahme der Giftstoffbelastung wie alle Amerikaner. Auch er wurde 95 Jahre alt (und überlebte zwei Ehefrauen), verbrachte seine letzten Jahre allerdings in einem Pflegeheim und hatte im mäßigen Umfang beginnende chronische Erkrankungen. Er war nicht kränklich, aber auch nicht annähernd so robust wie sein Vater.

Und dann kam mein sehr geliebter Vater: stolz darauf, »die alte Heimat hinter sich zu lassen«, aß er die US-amerikanische Normalkost, verwendete großzügig die Wunder der modernen Chemie in seiner Garage, um Haus und Grund in Ordnung zu halten, und glaubte an rezeptpflichtige Medikamente gegen alles, was ihn plagte. Er rauchte auch 20 Jahre lang, erkannte jedoch klugerweise, dass dies schlecht für ihn und die Familie sei, und hörte eines Tages von jetzt auf gleich damit auf. Mit 83 Jahren war mein Vater dement und starb mit 88 Jahren, geschwächt und mit verschiedenen schwerwiegenden chronischen Krankheiten. Dass er so lange gelebt hatte, sprach für die moderne Medizin und eine bemerkenswerte genetische Ausstattung. Herzerkrankung, Osteoporose (die ein künstliches Hüftgelenk erforderlich machte), Osteoarthritis, Verlust des Kurzzeitgedächtnisses – die Liste seiner Gesundheitsprobleme war lang, genau wie die Liste der Medikamente, die sein Arzt ihm verschrieb. Seine Probleme setzten nicht plötzlich ein, als er »alt wurde«. Mit 65 Jahren litt er schon unter erheblicher Osteoarthritis, Osteoporose und Herzbeschwerden. Erstes Anzeichen nachlassender geistiger Fähigkeiten war in seinen Mittsechzigern die Tatsache, dass er nach Einbruch der Dunkelheit nicht mehr sicher Auto fahren konnte.

Inzwischen bin ich älter als er und, wie das Foto auf der nächsten Seite (Abbildung 2.10) zeigt, fahre ich mit dem Motorrad durch die ganze Welt, mit meiner Frau hinten drauf. In vielen Ländern wie etwa in Australien, wo dieses Bild entstand, muss ich auf der linken statt auf der rechten Straßenseite fahren, auf die sich alle meine Fahrreflexe und -erfahrung beziehen.

Ich begann, mich für Ernährung zu interessieren, seit ich das College abgeschlossen habe. Und seither habe ich mich im Wesentlichen mit Bio-Lebensmitteln ernährt. Auch wenn es heute schier unmöglich ist, alle Giftstoffe zu vermeiden, habe ich doch, seit ich Anfang 20 war, ein Leben mit relativ hochwertiger Nahrung und niedriger Giftstoff-Exposition gelebt.

Raten Sie, welchem meiner Vorfahren ich nacheifere? Welchem meiner Vorfahren wollen Sie nacheifern? Das ist der Grund, weshalb dieses Buch für Sie wichtig ist und warum Sie mit meinem Neun-Wochen-Programm heute anfangen sollten – vielleicht auch morgen, auf jeden Fall aber bald. Bitte schieben Sie es nicht hinaus – Ihrer Gesundheit und der Gesundheit Ihrer Kinder oder zukünftigen Kinder zuliebe.

Abbildung 2.10 Autor 2015 bei einer Motorradtour durch Australien

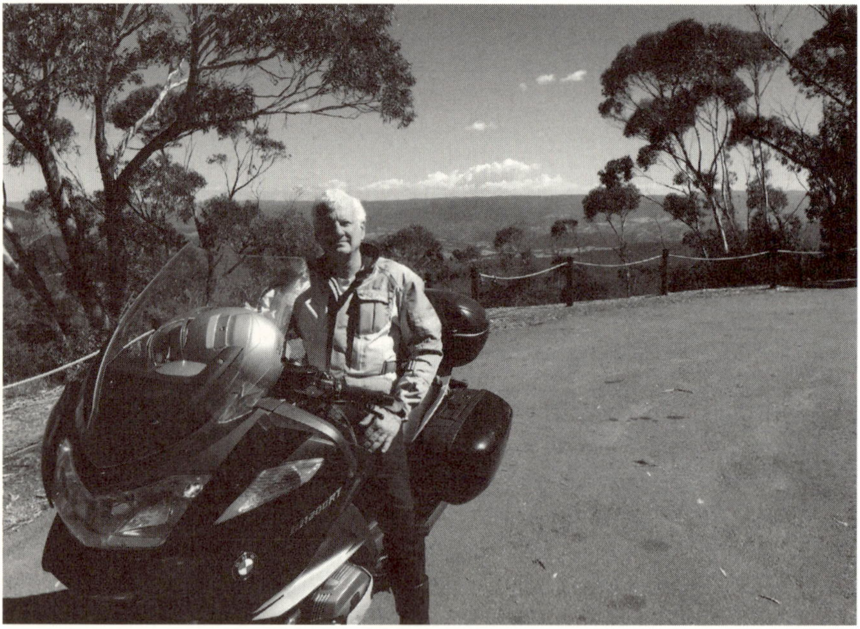

3
Zwei-Wochen-Diät als Starthilfe

Giftstoffe sind buchstäblich überall. Und wie Sie bereits in Kapitel 2 erfahren haben, gibt es nur eine realistische Chance, ihre Belastung zu begrenzen: wenn Sie wissen, dass es vermeidbare und schwer zu vermeidende Toxine gibt. Dieses Kapitel gibt Ihnen einen Überblick über die Invasion von Giftstoffen in unsere Nahrung. Sie werden erfahren, wie genau Sie sich von Giftstoffen im Essen und im Wasser fernhalten können, indem Sie die Zwei-Wochen-Diät als Starthilfe befolgen. Während dieser Kur werden Sie sich sofort besser fühlen und die Kraft tanken, die Sie für die folgenden Wochen des Entgiftungsprogramms brauchen.

»Was mach ich bloß ohne meinen täglichen Cheeseburger?«, werden sich einige fragen. Keine Sorge! Das Menü, das ich in diesem Kapitel vorstelle, macht es leicht, nahrhafte, köstliche und giftstofffreie Mahlzeiten zu genießen, sich dabei von Giftstoffen zu befreien und die Gesundheit wiederzuerlangen. Und auch wenn ich natürlich möchte, dass Sie das gesamte Programm dieses Buches absolvieren, werde ich dennoch ein kleines Geheimnis mit Ihnen teilen: Selbst wenn Sie diese Zwei-Wochen-Starthilfe nur zwei- bis dreimal im Jahr durchführen, werden Sie schon eine wesentliche Steigerung Ihrer Energie und Ihres Wohlbefindens erleben.

Wenn Ihnen dieses Buch also zu einer Zeit in die Hände fällt, in der das volle Programm ungelegen käme, halten Sie sich an die Zwei-Wochen-Starthilfe. Wenn Sie erst entdecken, wie einfach das ist, werden Sie zuversichtlicher und motivierter sein und sich Zeit für das Komplettprogramm nehmen können. Aber lassen Sie uns zunächst der Frage nachgehen, warum unsere einst gesunde Nahrungsversorgung ein Sammelsurium von Giften geworden ist.

Die Vergiftung der Nahrung

Vieles von dem, was wir heute essen, kann kaum noch als Nahrungsmittel bezeichnet werden. Nehmen Sie doch einmal, wenn Sie durch den Supermarkt gehen, einige Nahrungsmittel-»Produkte« aus dem Regal, und schauen Sie sich genau an, was diese alles enthalten. Es wird Sie nicht überraschen, dass in diesen intensiv industriell verarbeiteten Produkten sehr wenig tatsächliche Nährstoffe vorkommen. Sie mögen sogar recht gut aussehen und schmecken – trotz der langen Liste mysteriöser Inhaltsstoffe–, denn sie sind mit einer Menge Fett, Salz oder Zucker aufbereitet. Selbst wenn Sie die Mittelgänge meiden und sich nur an die Abteilungen mit Obst, Gemüse, Milchprodukten und Fleisch halten, sind Sie den Giftstoffen in Lebensmitteln immer noch nicht entkommen. Warum? Weil nach und nach eine große Bandbreite an Chemikalien, die niemals für den Verzehr durch Menschen gedacht waren, in die Nahrungsmittelversorgung Eingang gefunden haben. Und leider werden einst nahrhafte Lebensmittel inzwischen durch industrialisierte Landwirtschaftsbetriebe hergestellt, die zwar effizient arbeiten, unseren Körper aber einer hohen Giftstoffbelastung aussetzen.

Bis vor Kurzem war die Bewegung für ökologischen Landbau in den USA sehr erfolgreich dabei, den Trend zu Giftstoffen in der Landwirtschaft umzukehren. Aber da die Regierung die Standards für die Bio-Landwirtschaft schwächt und große Unternehmen subventioniert, die Tausende Hektar Land mit geschäftsmäßiger Effizienz bewirtschaften, wird es für jeden immer schwerer, Quellen gesunder Nahrung zu finden. Um der Erschöpfung unserer Böden entgegenzuwirken, die sie in großem Stil intensiv bewirtschaften, kippen diese Agrarunternehmen ein Hexengebräu an giftigen Chemikalien auf die Felder – und damit in unsere Nahrungsversorgung. Diese Substanzen umfassen Pestizide, Kunstdünger und Unkrautvernichter, die nicht nur die produzierte Nahrung, sondern auch die Umwelt verseuchen.

Nehmen wir zum Beispiel Äpfel. Diese Obstsorte führt das sogenannte Dreckige Dutzend, eine Liste der Forschungs- und Interessensgruppe Environmental Working Group (EWG – Arbeitsgruppe Umwelt), an. Das Dreckige Dutzend ist so kontaminiert, dass die Leute aufgefordert werden, nur noch die ökologisch angebauten Varianten dieser Lebensmittel zu essen. »Ein Apfel täglich – kein Leiden quält dich« gilt nicht mehr: Äpfel in den USA enthalten mehr Chemikalien als irgendein anderes Obst oder Gemüse. So werden zum Beispiel 80 Prozent der in den USA erzeugten Äpfel nach der Ernte mit Diphenylamin besprüht, damit sie nicht braun werden. In der EU und in der Schweiz ist dieses Mittel verboten. Zerfallsprodukte der Substanz sind krebserregende Nitrosamine. So sehen die Äpfel im Laden schön rot und glänzend aus – aber wenn Sie schlau sind, lassen Sie sie dort liegen.

»Nitrite und Nitrate gehören zu einer Klasse chemischer Verbindungen, die sich als schädlich für Menschen und Tiere erwiesen haben«, so die Forscherin Dr. Suzanne de la Monte aus dem Rhode Island Hospital. Erhöhte Nitrat- und Nitrosaminwerte werden mit einem vermehrten Auftreten von Alzheimer und Parkinson sowie Typ-2-Diabetes in Verbindung gebracht. »Wir sind zu einer Nitrosamin-Generation geworden«, sagt Dr. de la Monte und fügt hinzu, dass »sich mehr als 90 Prozent dieser Verbindungen bei Tests in verschiedenen Organen als krebserregend erwiesen haben.«[1]

Es ist kein Wunder, dass die Europäische Union die Einfuhr US-amerikanischer Äpfel 2012 verboten hat. Bisher hat die Apfelindustrie der USA nicht auf die Bedenken der EU reagiert. Sollten tatsächlich neue Handelsabkommen wie die Transatlantic Trade and Investment Partnership (TTIP) zustande kommen, werden die Europäer bald ihre besseren Sicherheitsnormen und gesünderen Optionen *verlieren*. Inzwischen bleibt die Giftstoff-Exposition für die US-Bürger, die jährlich etwa neun Pfund frischer Äpfel pro Person essen, bestehen. Und selbst wenn der Gehalt an Diphenylamin pro Apfel gering ist, summiert sich die Gefahr durch den Verzehr von Äpfeln in Form von Frischobst, Apfelsaft und Apfelmus. Aber das wahre Problem besteht darin, dass dies nicht die einzige giftige Chemikalie ist. Selbst wenn die Belastung bei Äpfeln in Deutschland eher gering ist, gibt es andere Beispiele von Schadstoffbelastungen bei Nahrungsmitteln. Man denke nur an die Diskussion um das Verbot von Glyphosat in der EU. Bei bestimmten Lebensmitteln, die stärker mit landwirtschaftlichen Giften belastet sind, sollten Sie Produkte von Bio-Qualität (oder nahezu Bio-Qualität) wählen.

Macht es denn einen Unterschied, wenn man sich zwei Wochen lang von Bio-Produkten ernährt? Nun, eine fünfköpfige Familie in Schweden hat genau das getan. Im Rahmen einer Studie aß die Familie eine Woche lang konventionell erzeugte Lebensmittel und danach zwei Wochen lang Lebensmittel aus ökologischer Erzeugung. Als die Wissenschaftler den Urin auf Chemikalien testeten, stellten sie fest, dass die »Konzentrationen ausgewählter Pestizide« um 95 Prozent sanken, nachdem die Familie auf ökologisch erzeugte Lebensmittel gewechselt hatte.«[2] Die Schlussfolgerung der Wissenschaftler:

> Ökologisch erzeugte Lebensmittel senken die Werte einer Reihe von Chemikalien und Substanzen, denen wir durch unsere Nahrung ausgesetzt sind. Dies wiederum reduziert die Gefahr eines Langzeiteinflusses und von Kombinationseffekten. Überdies trägt die Wahl von Bio-Produkten dazu bei, die Umweltbelastung durch Chemikalien zu reduzieren, und schützt diejenigen, die im Anbau von Obst und Gemüse arbeiten.[3]

Ich empfehle meinen Patienten seit Langem, dieses Experiment selbst durchzuführen. Auch wenn man nur zwei Wochen lang zu Bio-Produkten wechselt, heilt das bereits unterschiedlichste Beschwerden, die Menschen oft gar nicht mit Giftstoffen in Verbindung bringen. Forscher entdeckten inzwischen enge Verbindungen zwischen Pestiziden, die im Obst-, Gemüse- und Tierfutteranbau eingesetzt werden, und praktisch jeder gefährlichen Krankheit. »Was immer geschieht, es geschieht jedem – was auf einen Umweltauslöser hindeutet«, behauptet Robert H. Lustig, Professor für klinische Kinderheilkunde an der University of California in San Francisco.[4]

Die gute Nachricht ist, dass die Giftstoffbelastung im Blut schnell sinken kann. Die schlechte Nachricht ist, dass es viel länger dauert, bis die Giftstoffe auch aus Zellen, Knochen und Fettspeichern verschwunden sind.

Der Fall Sally

Sally war eine hingebungsvolle Mutter von zwei goldigen kleinen vier- und sechsjährigen Mädchen. Sowohl Sally als auch ihre Töchter hatten Probleme mit ihrem Energiehaushalt – und zwar gegensätzliche. Sally fühlte sich erschöpft und am Ende ihrer Kräfte. Währenddessen fegten die Kleinen über Tisch und Bänke. Zunächst schien das Verhalten der Mädchen nur Ausdruck jugendlichen Überschwangs. Aber als ich dann sah, wie sie geräuschvoll andere Patienten in meinem Wartezimmer einbezogen, vermutete ich doch eher ein Hyperaktivitätsproblem.

Da Sally auch an Schlaflosigkeit und Zyklusstörungen litt, hatte sie mehrmals ihren Hausarzt aufgesucht, der ihr jedoch nicht helfen konnte. Als ich sah, wie ihre Kinder in meiner Praxis herumturnten und meine Patienten nervten, war meine erste Frage: »Wie viel Zucker geben Sie ihnen?«

Ihre Antwort: »Keinen!« Das erstaunte mich. Sally machte für ihre Familie alles richtig – sie mied Junkfood, verteilte ein gutes Multivitaminpräparat und bot den Kindern ein liebevolles Zuhause. Aber wo kaufte sie ihre Lebensmittel ein? In einer kürzlich veröffentlichten Studie aus Seattle wurde die Giftstoffbelastung von Kindern, die Bio-Lebensmittel aus dem Puget Consumers Co-op aßen (eine große Lebensmittelkooperative in der Region Seattle) mit der von Kindern, die mit normalen Supermarktprodukten versorgt wurden, verglichen. Die Werte neurotoxischer Pestizide der Kinder, die konventionell erzeugte Lebensmittel aßen, lagen neunmal höher![5]

Da die Ergebnisse ihrer körperlichen Untersuchung normal waren, entschied sich Sally statt für weitere kostspielige Tests für das Grundlegendste:

vernünftig erzeugte nährstoffreiche, aber giftstoffarme, gesunde Lebensmittel. Ich empfahl ihr, von nun an bei der PCC einzukaufen. (Ich selbst kaufe bei dieser Kooperative für gesunde Lebensmittel seit 1970 ein – also seit einer Zeit, als Bio-Lebensmittel nicht so appetitlich aussahen, wie sie es heute dank einer Reihe neuer Anbautechniken tun.)

Als Sally einwendete, dass Bio-Produkte teurer seien, fragte ich sie, wie viel das gegenüber dem Geld ausmachte, das sie für Ärzte ausgab, die ihr nicht helfen konnten. Der Groschen fiel. Einen Monat später kam sie zur Nachuntersuchung – und strahlte. Sie hatte meinen Rat minutiös befolgt und den Unterschied innerhalb von nur einer Woche bemerken können. Sie fühlte sich nicht nur energiegeladener, sondern schlief auch besser. Ihr Menstruationszyklus normalisierte sich allmählich. Anstatt meine wartenden Patienten durch Hyperaktivität zu belästigen, waren Sallys Töchter nun entzückend und ruhiger als beim ersten Besuch. Sie wurden die Lieblinge des Wartezimmers. Oft ist es wirklich einfach; die Natur hat unseren Körper für gesundes Funktionieren entwickelt, wenn wir ihm nur die Chance dazu geben.

Heutzutage ist die Wahl gesünderer Lebensmittel gut möglich, dank der Ressourcen an Lebensmitteln und Informationen, die uns zur Verfügung stehen. Wenn Sie sich nicht hundertprozentig ökologisch ernähren können, können Sie zumindest dort zu Bio-Produkten greifen, wo es am wichtigsten ist.

Einfache Hilfestellung für die Wahl gesunder Lebensmittel

Eine Gruppe, die bei mir ganz oben steht, ist die Environmental Working Group (EWG – Arbeitsgruppe Umwelt). Ihre Internet-Informationen (www.ewg.org) haben Millionen US-Amerikanern geholfen, sich der Realität der Giftstoffe zu stellen, die wir zu uns nehmen und in uns aufnehmen. Schauen wir uns das Dreckige Dutzend (plus zwei) an; das ist die Liste dieser Arbeitsgruppe für das durch landwirtschaftliche Pestizide am höchsten belastete Obst und Gemüse. Wenn Sie sich von Ihrer Giftlast befreien und Ihre Gesundheit wiedererlangen wollen, konzentrieren Sie sich beim Einkauf von Bio-Produkten auf die folgenden Früchte und Gemüsesorten:*

*Grünkohl, Blattkohl und Chilischoten erfüllen nicht die klassischen Kriterien für die Aufnahme in das Dreckige Dutzend. Sie erwiesen sich aber häufig als hochbelastet mit Organophosphat-Insektiziden, die besonders toxisch auf das menschliche Nervensystem wirken. Die EWG-Arbeitsgruppe empfiehlt Menschen, die diese Gemüsesorten häufig verzehren, sie als Bio-Produkte zu kaufen.

1. Äpfel
2. Erdbeeren
3. Trauben
4. Staudensellerie
5. Pfirsiche
6. Spinat
- Chilischoten

7. Paprikaschoten
8. Nektarinen (importiert)
9. Gurken
10. Tomaten
11. Zuckererbsen (importiert)
12. Kartoffeln
- Grünkohl und Blattkohl

In Deutschland geben die Bundesregierung und die einzelnen Länder Informationen über die Belastung von Lebensmitteln heraus, beispielsweise bei akuter Gefahr unter www.lebensmittelwarnung.de. Organisationen wie die Verbraucherzentralen, Foodwatch, der Bund Naturschutz oder Greenpeace bieten ebenfalls Informationen über die Giftstoffbelastung in Lebensmitteln.

Wie kam es dazu, dass unsere Nahrung so giftig ist?

Vor etwa 70 Jahren veränderte sich die Art der Nahrung, die wir essen, drastisch. Die kleinen Bauernhöfe und Hausgärten, die unsere Nahrung lieferten, wurden von industrialisierter Landwirtschaft verdrängt. Die Bauern sorgten nicht mehr dafür, dass sich der Boden erholen konnte, wie sie es seit Tausenden von Jahren getan hatten. Stattdessen wurden sie von Kunstdüngern abhängig, die aus dem Boden das meiste herausholten und ihn dabei erschöpften. Phosphate, ein Hauptinhaltsstoff von Kunstdünger, können in hohen Konzentrationen Cadmium – ein hochtoxisches Metall – in den Boden abgeben. Schlimmer noch, diese Dünger ersetzen nicht die Spurenelemente, die wir brauchen. In der Folge wird der Boden immer weiter ausgelaugt.

Nahrung, die auf solch ausgelaugten Böden wächst, nimmt leichter Metalle wie Cadmium auf. Dieses Metall ist so giftig, dass die Nieren es so schnell wie möglich aus dem Blut entfernen. Leider reichert es sich, wie wir in Kapitel 6 noch besprechen werden, dennoch dort an und verursacht große Schäden. In hohen Konzentrationen ist Cadmium noch giftiger als Blei oder Quecksilber. So wird Cadmium zum Beispiel mit Osteoporose in Verbindung gebracht und sogar mit den Haupttodesursachen: Herzerkrankungen, Krebs und Diabetes. Und wie Sie in Tabelle 1.3 in Kapitel 1 gesehen haben, dauert es 16 Jahre, bis Sie auch nur die Hälfte des Cadmiums, das Sie einmal aufgenommen haben, wieder losgeworden sind!

Ein weiteres Ergebnis der industrialisierten Landwirtschaft ist, dass Bauern die Feldfrüchte in großem Stil mit Insektiziden besprühen. Die meisten dieser

Insektizide wie die Organochlorverbindungen und Organophosphate, die ich bereits an anderer Stelle erwähnt habe, sind Nervengifte.

Viele Nahrungsmittel sind inzwischen unbeabsichtigt mit Unkrautvernichtern verseucht. Dazu kommt es, weil Unkrautvernichtungsmittel wie Glyphosat beim Anbau genetisch veränderter Nutzpflanzen auf den Acker gesprüht werden, um das Unkrautwachstum einzudämmen. Unkrautvernichter schädigen unseren Körper auf verschiedenste Weise. So beeinträchtigen sie zum Beispiel unser endokrines System, indem sie sowohl die Testosteron- als auch die Östrogen-Rezeptorstellen blockieren.[6] Schlimmer noch: Sie schädigen die DNA, sodass die Zellen schneller altern und anfälliger für Krebs werden.

Gentechnisch veränderte Nutzpflanzen (GVO) wurden auf Resistenz gegenüber den Wirkungen bestimmter Pestizide hin entwickelt. Deshalb verwenden Bauern in den USA Unkrautvernichter ohne Bedenken mehr und mehr auf ihren Feldern (in der EU sind die Vorschriften strikter). Die GVO mögen widerstandsfähig gegenüber diesen Giften sein, Mensch und Tier sind es nicht!

Während alle diese sogenannten Fortschritte der Landwirtschaft zweifellos die Produktivität erhöhen, landen aber auf unseren Tellern Nahrungsmittel, die arm an Nährstoffen und insbesondere Spurenelementen sind. Anstelle der benötigten Nährstoffe bekommen wir giftige Chemikalien und Metalle. Billigere Lebensmittel schlechterer Qualität mögen uns am Leben erhalten, sie untergraben jedoch die Gesundheit und lösen aktiv Krankheiten aus.

Der Fall Sheryl

Sheryl mühte sich auf dem College ab, wobei sie im Durchschnitt mittelprächtige Noten erreichte und mit mangelnder Energie, Gewichtszunahme und Akne zu kämpfen hatte. Unter den letzten beiden Problemen litt sie schon ein Leben lang. Sheryl verwendete regelmäßig sowohl Anti-Akne-Mittelchen als auch gewichtsreduzierende Produkte aus der Apotheke. Sie ernährte sich schlecht vom Billigsten, was sie finden konnte; dazu gehörte auch mehrmals in der Woche eine große Schachtel Donuts mit Zuckerguss aus dem nächsten Lebensmittelladen. Nun sind Donuts ein billiger Kalorienspender, aber der Energieschub, den sie liefern, ist kurzlebig. Der Langzeiteffekt dieser regelmäßigen Zufuhr von Zusatzstoffen, chemischen Schadstoffen und Zucker sowie der Mangel an Nährstoffen war Energieverlust, Gewichtszunahme und schlechte Gesundheit.

Sheryls Probleme waren der Klassiker: nährstoffarme, mit Pestiziden belastete Lebensmittel, verstärkt durch toxische Pflege- und Kosmetikprodukte, unnötige Arzneimittel und vorwiegend sitzende Tätigkeiten. Ich riet ihr, ihre begrenzten finanziellen Mittel nicht für teure Labortests zu verschwenden, sondern stattdessen ihr Geld für qualitativ bessere Lebensmittel auszugeben.

Sheryl fand, wenn sie ihr hart verdientes Geld schon für meine Dienste ausgab, dann würde sie gefälligst auch tun, was ich sagte. Ich wünschte, alle meine Patienten wären so einsichtig! Ich wies sie noch darauf hin, dass ihre Haut schlechter werden würde, möglicherweise sogar für einige Monate. Aber ich versicherte ihr, wenn sie mein Programm durchhielte, würde ihre Haut schließlich viel besser aussehen. Darüber hinaus waren meine Anweisungen für sie einfach und überschaubar. Ich riet Sheryl,

1. keine toxischen Chemikalien mehr auf Gesicht und Körper aufzutragen;
2. keine Backwaren mehr mit hohem Zucker-, aber niedrigem Nährstoffgehalt zu kaufen;
3. ihr schmales Lebensmittelbudget für die Bio-Varianten der Nahrungsmittel aus der Liste des Dreckigen Dutzend (plus zwei) auszugeben, die sie sonst kaufen würde;
4. ihre Ernährung und den Kalorienbedarf preiswert mithilfe der konventionell angebauten 15 sauberen Lebensmittel zu decken, die unter *www.ewg.org* (Clean 15) aufgeführt sind. (Natürlich wäre es mir lieber gewesen, wenn sie sich nur noch mit Bio-Lebensmitteln ernährt hätte, aber das konnte sie sich einfach nicht leisten);
5. einen Ausgleichssport zu suchen, der ihr lag (es spielte keine Rolle, ob sie einfach spazieren ging oder mehrmals in der Woche die kostenlose Sporthalle der Universität nutzte).

Nach einem Monat kam Sheryl wieder – und lächelte. Ich konnte schon sehen, wie sie sich veränderte. Wie vorhergesagt, war ihre Akne schlimmer geworden, aber innerhalb einer Woche hatte sie sich schon energiegeladener gefühlt. Nach nur einem Monat stellte sie begeistert fest, dass sie fünf Pfund abgenommen hatte. Ich gratulierte ihr zu ihrer Willenskraft und ihrer Entschlossenheit, auf sich aufzupassen. Anstatt ihr Geld für Besuche bei mir auszugeben, schlug ich ihr vor, einfach Kurs zu halten und erst in drei Monaten wiederzukommen; sie könne mich aber jederzeit anrufen, wenn sie Fragen hätte oder Ermutigung brauchte. Ihre Verwandlung war wirklich bemerkenswert. Ihre Haut klärte sich vollkommen, und sie verlor die gesamten 20 Pfund Gewicht, die sie zu viel hatte. Ihre Noten verbesserten sich deutlich, und sie wurde in ein Master-Studienprogramm aufgenommen.

Auch wenn die Lösung für Sheryls Problem relativ simpel war, für sie selbst war es nicht immer einfach. Wenn man eine Substanz absetzt, die Symptome unterdrückt, überreagiert der Körper zuerst, bevor er wieder normal funktioniert. Der abrupte Verzicht auf Zucker, die peinliche Verschlimmerung ihrer Akne, das Gefühl der Unsicherheit, wenn ihre Freunde sie damit aufzogen »Geld zu verplempern«, um »Bio zu essen« – das brauchte schon Charakterstärke. Aber das war es wert. Denn ihr Körper bekam die Chance, wieder einwandfrei zu funktionieren, und die normale Folge davon war: Gesundheit.

Wie in Kapitel 1 erwähnt, bezeichnen Wissenschaftler und Forscher Pestizide und viele andere toxische Chemikalien als *Diabetogene* und *Obesogene*. Ihretwegen führen viele Lebensmittel, die einmal als nahrhaft galten, inzwischen zu Diabetes und Fettleibigkeit. Andere Untersuchungen zeigen, dass die Menschen mit der höchsten Pestizidbelastung (die obersten 10 Prozent) ein 20-fach höheres Diabetesrisiko haben – was furchterregend ist. Tatsächlich sagt die Pestizidbelastung des Körpers mehr über die Gefährdung, an Typ-2-Diabetes zu erkranken, aus als jeder andere Faktor. Diese Chemikalien greifen direkt bei den Insulin-Rezeptorstellen des Körpers an und blockieren sie. Folglich kann Insulin – das Schlüsselhormon für die Regulierung und Normalisierung des Blutzuckers – seine entscheidend wichtige Aufgabe nicht mehr erfüllen.

Pestizidrückstände stimulieren auch die Enzyme, die Kalorien in Fett verwandeln – und das Körperfett ist genau die Stelle, an der Giftstoffe gespeichert werden. Das bedeutet, wenn Sie beginnen abzunehmen, setzen Ihre Fettzellen größere Mengen an Giftstoffen frei, was sowohl das Abnehmen als auch die Entgiftung schwieriger und beschwerlich macht. Daher ist es wichtig, die Entgiftung mit Vorsicht und Sorgfalt anzugehen. So geht auch mein Programm vor, das ich in diesem Buch anbiete. Wie bereits gesagt: Ziel ist es, die Giftstoffe schnell, aber auch sicher loszuwerden.

Gewichtszunahme, Fettleibigkeit, Prädiabetes und Diabetes sind nicht die einzigen Folgen der Giftstoff-Exposition. Wie ich schon in Kapitel 1 ausgeführt habe, ist bei US-Amerikanern ein Verlust von insgesamt 41 Millionen IQ-Punkten aufgrund der Belastung durch Blei, Quecksilber und Organophosphaten (OP) festzustellen. OP wirken als Nervengift bei Insekten, Pflanzen und Menschen. Es ist eine Tragödie, dass wir einen Punkt erreicht haben, wo unsere Nahrungsmittel uns vergiften, anstatt einfach nur ihrer Bestimmung nachzukommen: uns zu ernähren.

Essenzielle Nährstoffe zu verdrängen und sie gegen giftige Metalle und Chemikalien zu tauschen, ist ein schlechter Handel, wenn Ihnen an Ihrer Gesundheit gelegen ist. Und wenn Sie auch sonst nichts aus diesem Buch anwenden, hoffe ich doch, dass Sie das folgende Programm ausprobieren. Es ist das Herzstück für Ihre Absicht, gesund zu werden und zu bleiben.

Die Zwei-Wochen-Diät als Starthilfe

Ihre Entgiftungsleistung – Ihre Fähigkeit, wirksam und sicher zu entgiften – hängt davon ab, was Sie essen. Die Nährstoffe, die Ihr Körper nutzen kann, um Sie von der angesammelten Giftlast zu befreien, sind aus all den angesprochenen Gründen Mangelware. Glücklicherweise können Sie das ändern. Ballaststoffe sind zum Beispiel wesentlich für den Entgiftungsprozess, da sie Giftstoffe im Darm binden und so zu deren Abtransport aus dem Körper beitragen. Früher nahmen Menschen täglich etwa 100 bis 150 Gramm Ballaststoffe zu sich. Heute isst die Bevölkerung der westlichen Welt etwa 15 Gramm Ballaststoffe oder weniger pro Tag.[7] Ohne ausreichende Ballaststoffe werden Giftstoffe rückresorbiert. Daher sieht mein Programm vor, dass Sie mehr Ballaststoffe zu sich nehmen. Und das ist erst der Anfang.

Ehrlich gesagt verlange ich Ihnen während der nächsten zwei Wochen viel ab. Einige werden die erste Woche ein bisschen schwierig finden. So, wie Sie die Giftstoffe meiden, an die Sie gewöhnt sind, werden Sie möglicherweise einige Veränderungen empfinden. Ihr Atem wird eventuell nicht gut riechen. Es kann sein, dass Sie sich antriebslos fühlen oder schlechte Laune haben. Ihre Freunde machen sich vielleicht lustig über Sie, weil Sie sich das offensichtlich ohne Grund antun. Aber ich garantiere Ihnen, schon in der zweiten Wochen werden Sie sich deutlich besser fühlen und allmählich begreifen, um wie viel gesünder Sie sein können.

Nach meinem lieben Freund, dem brillanten Kliniker und Arzt Sid Baker, konzentriert sich die funktionelle und naturheilkundliche Medizin darauf, Ihrem Körper das zuzuführen, was Sie benötigen, und das aus Ihrem Körper auszutreiben, was Sie nicht brauchen. Die Zwei-Wochen-Diät als Starthilfe hilft Ihnen, beides zu erreichen.

Die Bösen

Wie ich in diesem Kapitel schon erwähnt habe, nehmen die meisten Menschen Giftstoffe bereitwillig in ihren Körper auf, weil sie gar nicht erkennen, dass sie da sind.

Nach meinem Plan sollten Sie folgende Dinge nicht mehr zu sich nehmen:

- verarbeitete Lebensmittel
- glutenhaltige Lebensmittel
- Milchprodukte
- Rind- und Hühnerfleisch

- Zuchtfisch
- Obst und Gemüse der Liste »Dreckiges Dutzend« (Die meisten Lebensmittel dieser Liste sind auch in Deutschland und der EU stark belastet. Für mehr Informationen lesen Sie die Infoseiten der Verbraucherzentralen oder anderer Organisationen wie Foodwatch.)
- Sojaprodukte
- raffinierte Lebensmittel und Süßstoffe
- Alkohol und sogenannte Freizeitdrogen
- Salz
- Wasser, das nicht gereinigt wurde oder nicht nachweislich rein ist

Schauen wir uns genauer an, warum es von entscheidender Bedeutung ist, diese »Finger weg«-Produkte zu meiden, wenn Sie Ihre Giftlast reduzieren und Ihre Gesundheit wiederherstellen wollen.

Verarbeitete Lebensmittel

Die meisten sogenannten Lebensmittel in den Supermarktregalen enthalten schädliche Chemikalien und Zusatzstoffe, meist, damit sie besser aussehen, besser schmecken oder sich länger halten. Aber das ist ein Pakt mit dem Teufel. Kaliumbromat, das in den USA dem Mehl zur Steigerung des Brotvolumens zugesetzt wird, ist krebserregend, genau wie Butan in Chicken-Nuggets, damit sie »frisch« bleiben. Butylhydroxyanisol (BHA) und Butylhydroxytoluol (BHT) verlängern die Haltbarkeit von Lebensmitteln, während sie unsere vermutlich verkürzen: Beide werden mit bösartigen Tumoren in Verbindung gebracht. Natriumbenzoat wird Cola-Getränken und Limonaden zugesetzt und kann die DNA schädigen. Und nicht nur verarbeitete Lebensmittel, sondern auch Fleisch, Milchprodukte und sogar Obst und Gemüse werden mit Chemikalien versetzt. Natriumnitrat, das verarbeitetem Fleisch (wie Wurstaufschnitt und Salami) zugefügt wird, um Bakterienwachstum einzudämmen, wird beim Menschen mit Krebs in Verbindung gebracht.

Das ist aber nicht alles. Der Farbstoff Tartrazin wird in den USA dem Käse zur Gelbfärbung zugesetzt, da Kühe kein Gras mehr mit hohem Gehalt an farbintensiven Carotinoiden bekommen. In Deutschland wird damit nur noch die Käserinde eingefärbt. Lebensmittel, die Tatrazin enthalten, müssen in der EU seit 2010 folgendermaßen gekennzeichnet werden: »Kann Aktivität und Aufmerksamkeit bei Kindern beeinträchtigen.« Tartrazin erhöht u. a. das Erkrankungsrisiko für Asthma. Andere Chemikalien sorgen dafür, dass Lebensmittel farbstabil bleiben – wie Sulfite, die verhindern, dass Trockenfrüchte braun werden. Menschen, deren Entgiftungssystem nicht mit Sulfiten fertigwird (wie ich zum Beispiel), leiden an Allergien und einer verstopften Nase; Sulfite sind für etwa 10 Prozent der Asthmafälle verantwortlich. Weil diese Produkte oft wenig Nährwert und Geschmack haben, ersinnen Lebensmittelchemiker Aromastoffe, um unsere Geschmacksknospen auszutricksen.

Mononatriumglutamat gilt als Geschmacksverstärker (da muss es sich um einen erworbenen Geschmack handeln!); leider verstärkt es aber auch die Gefahr von Nerven- und Herzschädigungen sowie Krampfanfällen. Sie mögen Natriumglutamat in chinesischem Essen abgeschworen haben, aber dieser zwielichtige Charakter versteckt sich hinter einem Dutzend weiterer Namen: hydrolysiertes Protein, autolysiertes Eiweiß, autolysierter Hefeextrakt, texturierte Eiweißstoffe und Maltodextrin sind nur einige davon. Die Geschmacksstoff-Industrie selbst geht davon aus, dass mehr als Tausend Aromastoffe bei den Arbeitern, die mit ihnen umgehen müssen, zu Atemwegsproblemen führen können, da sie flüchtig und Reiz erzeugend sind.

Dieser Überblick über Zusatzstoffe (eine komplette Liste finden Sie in Kapitel 8, S. 203/204) wäre nicht vollständig ohne die künstlichen Süßstoffe, die uns mit ihrem Versprechen locken, dass wir ein Dessert ohne Kalorien genießen können. Aspartam und Saccharin wurden beide mit Krebserkrankungen in Verbindung gebracht. Sucralose (Splenda), der am weitesten verbreitete Süßstoff, hat den zusätzlichen Vorteil, dass er bei Erhitzen stabil bleibt, daher ist er »gut« fürs Backen. Aber ob man nun mit Sucralose leckere Muffins machen kann oder nicht, bei Erhitzen setzt es Chlorpropanol frei – eine Form von Dioxin. Laut der Weltgesundheitsorganisation kann Dioxin, die Hauptkomponente in Agent Orange (einem chemischen Entlaubungsmittel), »zu Fruchtbarkeits- und Entwicklungsstörungen führen, das Immunsystem schädigen, in den Hormonhaushalt eingreifen und ebenso Krebs verursachen«.[8]

Glutenhaltige Lebensmittel

Mag Weizen auch als »der Stab des Lebens« bezeichnet werden, für die meisten Menschen ist er keine gute Nahrungswahl. Das Haupteiweiß in vielen Getreidesorten wie Weizen, Roggen und Gerste ist Gluten. Ihm ist die elastische, locker-luftige Textur von Brot und Gebäck sowie der herrliche Duft beim Backen zu verdanken. Aber auch wenn das Klebereiweiß Gluten gut fürs Brot ist, finden viele, dass es nicht gut für ihre Darmschleimhaut ist. Bei entsprechend empfindlichen Menschen kann es zu Darmentzündungen führen und die Darmwand übermäßig durchlässig machen, wodurch wiederum Giftstoffe ins Blut übertreten können. Eine extreme Form der Gluten-Unverträglichkeit, die Zöliakie, kann zu Mangelernährung und Gewichtsverlust führen. In den USA wird bei einem von 141 Menschen Zöliakie diagnostiziert. (Ließe sich die Dunkelziffer der nicht diagnostizierten Fälle hinzuzählen, ergäbe sich vermutlich die doppelte Anzahl. Insgesamt leiden angeblich 1 Prozent der Bevölkerung von Industrienationen an Zöliakie, Quelle: *https://de.wikipedia.org/wiki/Zöliakie.*) Aber auch ohne Zöliakie reagieren viele negativ auf Weizen. Die offensichtlichen Lebensmittelallergien äußern sich meistens in einer Überempfindlichkeit vom Spontantyp; das heißt, man isst ein Lebensmittel und reagiert sofort mit allergischen Symptomen darauf. Bei Hautausschlag, Asthmaanfällen, laufender Nase oder sogar Müdigkeit, die nach dem Verzehr eines bestimmten Nahrungsmittels auftreten, ist die Verbindung offensichtlich. Diese Allergien können durch Haut- oder Bluttests auf allergenspezifisches Immunglobulin E (IgE) nachgewiesen werden. Viel schwieriger ist es, eine verzögerte Reaktion auf bestimmte Nahrungsmittel zu erkennen, da diese Reaktionen Stunden oder sogar Tage später auftreten. Sie lassen sich durch die üblichen Hauttests in der Regel nicht erfassen.

Ob Sie nun allergisch reagieren oder nicht: Es ist immer gut, Weizen zu vermeiden, wenn Sie Ihre Organe und Ihre Entgiftungsfähigkeit regenerieren wollen. Deshalb können Sie bei der Zwei-Wochen-Diät als Starthilfe damit anfangen, auf glutenhaltige Produkte zu verzichten. Lesen Sie zunächst gründlich die Etiketten durch. Nicht immer ist Gluten aufgeführt, aber bei Begriffen wie *Mehl, Triticale, Grieß, Hartweizen, Kamut (Khorazan-Weizen), Weizen, Roggen* und *Gerste* wissen Sie Bescheid. Die Probleme, die Getreide manchen Leuten beschert, verstärken sich, wenn Bauern Weizen mit erhöhtem Glutengehalt züchten oder Antibiotika verwenden, die die Darmflora zerstören.

Aus klinischer Sicht konnten chronische Erkrankungen bei 75 Prozent meiner Patienten mit chronischen Erkrankungen durch Verzicht auf Weizen, Roggen und Gerste deutlich gebessert, wenn nicht sogar völlig geheilt werden. (Patienten mit den schwerwiegendsten Reaktionen mussten auch Mais, Reis und Hafer meiden.) Ich könnte Hunderte Geschichten von Menschen erzählen, bei denen Jahre der konventionellen Behandlung wenig oder gar nichts genutzt haben, die aber völlig von rheumatoider Arthritis, Asthma, Ekzemen, chronischer Scheidenentzündung, entzündlichen Darmerkrankungen und chronischen Ohrinfektionen (bei Kindern) geheilt wurden – einfach durch das Weglassen von Getreide.

Eine mysteriöse Depression

Ed war ein Therapeut, an den ich häufig Patienten überwies. Einer der Gründe, weshalb er so gut in seinem Beruf war, lag in seiner eigenen Erfahrung mit

Depressionen. Keine Behandlung und keine Medikation hatten ihm geholfen. Daher kam Ed zu mir, um herauszufinden, ob der Grund für sein Problem in der Ernährung lag. Er ernährte sich recht gut, nahm ein ausgezeichnetes Nahrungsergänzungspräparat mit Vitaminen und Mineralien und hatte keine erkennbaren körperlichen Probleme. Ich stand vor einem Rätsel. Aber da ich schon viele Patienten gehabt hatte, denen es einfach durch Verzicht auf Weizen besser ging, schlug ich vor, er solle vier Tage lang auf Weizen und jedes andere Getreide verzichten. Er hielt sich daran und aß dann am Morgen des fünften Tages ein Stück Brot – mit erstaunlichen Folgen. Eine halbe Stunde danach fühlte sich Ed in Hochstimmung und wurde hyperaktiv. Das hielt zwei Stunden an, dann wurde Ed so depressiv, dass er für den Rest des Tages nicht mehr aus dem Bett kam. Diese extreme Reaktion kam für ihn so überraschend, dass er den Brottest eine Woche später wiederholte – mit demselben Ergebnis, wenn auch nicht so heftig. Wie zu erwarten, mied Ed Weizen von nun an mit nahezu religiöser Inbrunst. Seine depressiven Schübe verschwanden vollkommen.

Die meisten Menschen werden nach dem Zwei-Wochen-Programm wieder glutenhaltige Nahrung essen können. Aber genetisch bedingt sollten 20 Prozent der Bevölkerung *niemals* Weizen essen und 60 Prozent nur wenige Male in der Woche. Bei den verbleibenden glücklichen 20 Prozent verursacht Weizen keine Probleme, und sie können von den wichtigen Nähr- und Ballaststoffen im vollen Korn profitieren.

Milchprodukte

Muttermilch ist die natürliche Nahrung für Säuglinge; danach hören die Darmzellen der meisten Menschen auf, Lactase zu produzieren – das Enzym, das für die Verdauung von Milchzucker (Lactose) benötigt wird. Bei manchen Menschen hält die Lactaseproduktion bis ins Erwachsenenalter an, wird dann aber eingestellt. Lactoseintoleranz ist besonders häufig bei Menschen afrikanischer, südamerikanischer oder asiatischer Abstammung. Sie ist oft nur schwer zu erkennen, da man nicht erwartet, dass Nahrungsmittel, die man schon immer zu sich genommen hat, plötzlich zum Problem werden können.

Der Fall Maria

Verdauungsstörungen brachten Maria, eine 45-jährige dreifache Mutter, in meine Praxis. Die Beschwerden traten wenige Stunden nach den Mahlzeiten auf und verschwanden dann allmählich wieder. In den letzten Monaten war es häufiger und anhaltender zu diesen Symptomen gekommen. Ich vermutete eine Lactoseintoleranz. Maria bezweifelte, dass das der Auslöser ihres Problems war, denn sie hatte ihr Leben lang Milchprodukte ohne erkennbare Beschwerden gegessen. Als ihre Symptome verschwanden, nachdem sie vier Tage lang Milchprodukte strikt gemieden hatte, war sie freudig überrascht, aber noch nicht überzeugt. Um sicherzugehen, trank sie eine Woche später ein Glas Milch – und erlitt die übelsten Beschwerden, die sie je hatte!

Marias Fall ist extrem. Alle Milchprodukte wie Milch, Sahne, Butter, Joghurt, Käse und Eis aus der Ernährung auszuschließen, muss keine Dauermaßnahme sein. Sie sollen es nur zwei Wochen durchhalten, denn es entlastet Ihre Leber und trägt dazu bei, den Darm zu heilen. Und sofern sie sonst keine Bio-Milchprodukte zu sich nehmen, gönnen Sie Ihrem Körper auch eine zweiwöchige Pause von den Hormonen und Antibiotika, die an das Milchvieh verfüttert werden. Kühe in den USA erhalten diese Substanzen in großen Mengen, meist durch eine Ohrmarke, die diese langsam abgibt, um die Milchproduktion anzuregen und Infektionen vorzubeugen. Einige dieser Marken enthalten auch Insektizide, um Fliegen fernzuhalten.[9] Nutztiere erhalten zudem Körnerfutter, das beim Anbau mit Pestiziden und Unkrautvernichtern behandelt wurde. All das gelangt mit den Käsescheiben, dem griechischen Joghurt und dem Hüttenkäse in Ihren Körper. Während dieses Zwei-Wochen-Plans sagen Sie einfach »Nein« zu Milchprodukten.

Rind- und Hühnerfleisch

Auch Rind und Huhn zwei Wochen lang links liegenzulassen, ist eine kurzfristige Maßnahme. Mastrinder in den USA erhalten wiederum Ohrmarken, die Androgene, Östrogene und Progesterone zur Wachstumssteigerung abgeben. Letzteres ist in der EU verboten. Die Marken werden mit den Ohren entsorgt, wenn die Kuh geschlachtet wird.[10] In der EU hingegen gelten Wartefristen, bis das Tier nach dem Einsatz von Antibiotika oder Ähnlichem geschlachtet werden darf. Der Mais, der an Mastrinder verfüttert wird, damit sie größer und ihr Fleisch mehr leckeres Fett enthält, sorgt auch dafür, dass das Fleisch hohe Konzentrationen der aus Omega-6-Fettsäure synthetisierten Arachidonsäure enthält. Die wird zwar vom Körper benötigt, im Übermaß hat sie aber entzündungsfördernde Effekte. Um dem entgegenzuwirken, brauchen Sie mehr entzündungshemmende Omega-3-Fettsäuren. Fisch ist eine gute Quelle für diese meist unzureichend vorhandene Fettsäure.

Viele Menschen glauben, dass Hühnerfleisch eine gesunde Nahrung ist. Ich halte es einfach für eine Eiweißquelle. In den USA haben konventionell gehaltene Hühner aufgrund der Medikamente und Chemikalien, die bei ihrer

»Produktion« eingesetzt werden, erhöhte Arsenwerte.[11] Das US-Bundesgesundheitsamt führt Arsen als den schlimmsten Giftstoff in den USA auf, überwiegend aufgrund seines Vorkommens in Hühnern. Überdies können Hühner mit Salmonellen verseucht sein.

Im Gegensatz dazu sind Eier von frei laufenden Hühnern eine ausgezeichnete Eiweißquelle und, in Kombination mit Gemüse aus ökologischem Anbau, die wesentlich gesündere Option.

Zuchtfisch

Lassen Sie sich nicht durch Behauptungen wie »Jeder Fisch ist gut für Sie« in die Irre führen. Große Fische (wie Thun- und Schwertfische) sind praktisch immer durch einen hohen Gehalt an Quecksilber verseucht. Viele Fische sind darüber hinaus noch durch polychlorierte Biphenyle (PCB) kontaminiert. Auch wenn Fische aus Aquakultur unter so harmlos klingenden Namen wie »Atlantiklachs« vermarktet werden, erhalten sie doch mit sogenannten persistenten organischen Schadstoffen (POP) verunreinigtes Futter. Es ist wenig überraschend, dass sie generell hohe Giftstoffwerte aufweisen, wie in Abbildung 3.1 zu sehen ist.[12] Neben Lachs werden Buntbarsche, Regenbogenforellen und Felsenbarsche gern in Aquakulturen gezüchtet. Lesen Sie die Etiketten, und wählen Sie lieber »Wildfang«. Wildfisch ist teurer, aber gesünder. Und Sie werden bald merken, dass er besser schmeckt.

Auch Fischöl von Zuchtfischen ist stark verseucht. Ich bin ein großer Befürworter von Fischöl für die Gesundheit, aber Sie sollten sicherstellen, dass Sie es aus seriösen Quellen beziehen!

Bedenken Sie, dass Zuchtfisch mehr Gesamtfett hat als Wildfisch. Und in diesem Fett der angeblich gesunden Fische wird eine schockierende Ansammlung von Giftstoffen gespeichert, einschließlich DDT. Jawohl, DDT. Auch wenn es 1972 verboten wurde, ist es in der Umwelt immer noch nachweisbar und findet seinen Weg in die Zuchtfische. Besonders beängstigend ist, dass sich in Zuchtfischen auch noch 7200 ng (Nanogramm) PCB pro Portion finden! Die Quecksilberwerte mögen in Zuchtfischen niedriger sein, aber dieser kleine Vorteil wird von den sehr hohen Konzentrationen anderer Giftstoffe mehr als aufgehoben.

Bedenken Sie, dass diese Chemikalien – bei Halbwertzeiten von Monaten bzw. Jahren – nur außerordentlich schwer aus dem Körper ausgeschieden werden. Eine oder selbst zehn Portionen sind kein Problem. Aber wenn Sie Zuchtfisch auch nur einmal wöchentlich essen (was die geringste Menge ist, wenn Sie sich ausreichend mit Omega-3-Fettsäuren versorgen wollen), führt dies zu einer enormen Giftstoffbelastung.

Im Gegensatz dazu sind die Giftstoffwerte in Wildfängen niedrig. Aber große Fische, selbst aus Wildfang, ernähren sich von anderen kleineren Fischen, sodass sich Quecksilber in ihnen ansammeln kann. Am besten sind wild gefangene Sardinen und Lachs, die hohe Konzentrationen an Omega-3-Fettsäuren und niedrige Quecksilberwerte aufweisen.

Abbildung 3.1 Mittlere Konzentrationen an HCB, HCH, DDT, PBDE und Marker-PCB pro Gramm Fett in Lachs-, Futter- und Fischölproben

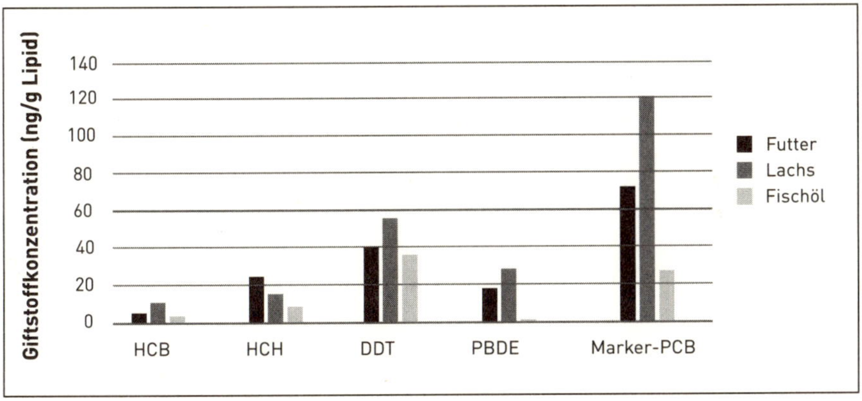

Die traurige Wahrheit ist, dass PCB und Quecksilber nicht die einzigen Chemikalien sind, die Fische verseuchen. Jüngere Untersuchungen fanden eine »Hausapotheke an häufigen Medikamenten« in jungen Lachsen – in den Gewässern des Puget Sound, der Meeresbucht bei Seattle. Einem Zeitungsbericht zufolge werden »die meisten der entdeckten Chemikalien im Abwasser nicht kontrolliert oder gesetzlich reguliert, und es gibt wenige oder gar keine wissenschaftlichen Ergebnisse zur Umweltschädigung durch die überwiegende Mehrheit der ermittelten Substanzen.«[13] Darunter die folgenden:

- Fluticason (Antiallergikum)
- Naproxen (z. B. Aleve)
- Paracetamol
- Paroxetin (Antidepressivum)
- Valium
- Sertralin (Antidepressivum)
- Cimetidin (Antihistaminikum/Magensäureblocker)
- Oxycodon (Opioid gegen starke Schmerzen)
- Dextropropoxyphen (z. B. Develin, starkes Opioid)
- Ciprofloxacin und andere Antibiotika

Selbst wenn Ihnen diese Arzneimittel noch nie verschrieben wurden oder Sie bewusst Antibiotika meiden, könnten Sie sie also dennoch aufnehmen.

Tabelle 3.1 Quecksilberwerte bei Seefisch und Meeresfrüchten

	Tierart	Mittel (ppm)	Bereich (ppm)
große Fische mit hohem Methylquecksilbergehalt	Torpedobarsch	1,45	0,65–3,73
	Schwertfisch	1,00	0,10–3,22
	Königsmakrele	0,73	0,30–1,67
	Hai	0,96	0,05–4,54
Fisch oder Krustentiere, die gelegentlich hohe Quecksilberwerte aufweisen können	Zackenbarsch	0,43	0,05–1,35
	Thunfisch (frisch oder tiefgefroren)	0,32	uN–1,30
	Amerikanischer Hummer/Maine-Hummer	0,31	0,05–1,31
	Roter Schnapper*	0,60	0,07–1,46
	Forelle, Süßwasser*	0,42	1,22 (max.)
	Meerforelle, Salzwasser*	0,27	uN–1,19
Fisch oder Krustentiere mit weit geringerem Quecksilbergehalt	Heilbutt	0,23	0,02–0,63
	Kohlenfisch	0,22	uN–0,70
	Seelachs	0,20	uN–0,78
	Thunfisch (Dose)	0,17	uN–0,75
	Blaukrabbe	0,17	0,02–0,50
	Dungeness-Krabbe	0,18	0,02–0,48
	Nordische Eismeerkrabbe	0,15	uN–0,38
	Königskrabbe	0,09	0,02–0,24
	Kammmuschel	0,05	uN–0,22
	Wels	0,07	uN–0,31
	Lachs (frisch, tiefgefroren oder in Dosen)	uN	uN–0,18
	Austern	uN	uN–0,25
	Shrimps	uN	uN

ppm = parts per million (Teile pro Million)
uN = unter Nachweisgrenze
*auf der Basis begrenzter Stichprobengrößen; daher gilt für diese Zahlen eine viel höhere Unsicherheit

Gesündestes Obst und Gemüse

Zu Beginn dieses Kapitels ging es um die Erzeugnisse, die zum Dreckigen Dutzend gehören (Seite 76). Was die Pestizidwerte angeht, sind von den

Früchten dieser Liste eindeutig Äpfel, Erdbeeren und Trauben am meisten belastet. Wählen Sie also lieber Bio-Produkte. Die Menüs in diesem Kapitel sollten alle mit ökologisch angebautem Obst und Gemüse zubereitet werden.

Die schlimmsten Gemüsesorten des Dreckigen Dutzend sind Staudensellerie, Spinat und Grünkohl. Das ist besonders frustrierend, weil Spinat und Grünkohl zu den nährstoffreichsten Nahrungsmitteln gehören, die es gibt. Grünkohl hat nicht nur das beste Verhältnis von Nährstoffen und Kalorien von praktisch allen Nahrungsmitteln; er enthält auch die entscheidenden Phytonährstoffe (sekundären Pflanzenstoffe), die die Entgiftung der Leber fördern. Leider hat nicht ökologisch angebauter Grünkohl aber auch den höchsten Gehalt an Organophosphat-Pestiziden (OP), die extrem nervenschädigend sind. Wie bereits erwähnt (Seite 83), gehen hohe Konzentrationen dieser Giftstoffe mit einem verringerten IQ und erhöhten ADHS-Raten bei Kindern einher. Wie Abbildung 3.2 zeigt, ist das Demenzrisiko bei den 76 bis 90 Prozent der Erwachsenen mit hoher OP-Exposition 2,5-mal höher als bei Menschen mit niedrigen Werten. Bei den 5 Prozent mit höchster Exposition ist das Demenzrisiko sogar 6,5-mal höher.

Abbildung 3.2 Zusammenhang zwischen Organochlorpestiziden und kognitiven Fähigkeiten bei älteren US-Bürgern, 1992–2002

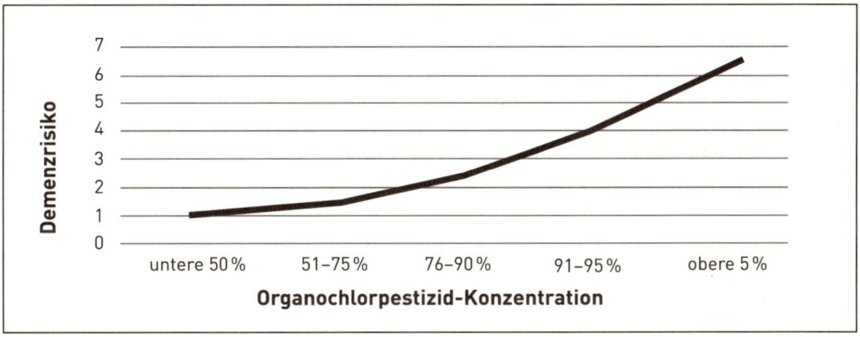

Nährstoffmangel

Unser Körper ist im Grunde eine Enzymmaschine. Wir brauchen diese speziellen Proteine, um

- unsere Nahrung zu verdauen;
- Proteine, Kohlenhydrate und Fette in Energie umzuwandeln;
- Hormone zu bilden;
- Fortpflanzung möglich zu machen;
- die Botschaften zu erzeugen, die unser Gehirn steuern.

Um diese und zahllose andere Funktionen erfüllen zu können, benötigen wir eine Fülle von Enzymen, die aus den Schlüsselnährstoffen der Nahrung gebildet werden. Was braucht man zur Bildung eines Enzyms? Enzyme bestehen aus zwei Komponenten: einem inaktiven Proteingerüst und einem »Co-Faktor«, der das Enzym aktiviert. Nahezu alle dieser Enzym-Co-Faktoren sind Vitamine oder Spurenelemente. Wenn Sie Vitamine und Spurenelemente nicht in großzügigen Mengen mit Ihrer Nahrung aufnehmen, können Enzyme nicht oder nur unzulänglich funktionieren. Das untergräbt die Gesundheit und macht den Körper anfälliger für Giftstoffe. Aber die meisten Nahrungsmittel, die heute von riesigen landwirtschaftlichen Unternehmen erzeugt werden, bieten nicht mehr die entscheidenden Spurenelemente und Vitamine, die die Enzyme benötigen.

Abbildung 3.3 Verlust des Mineralstoffgehalts in Nahrungsmitteln in den letzten 50 Jahren

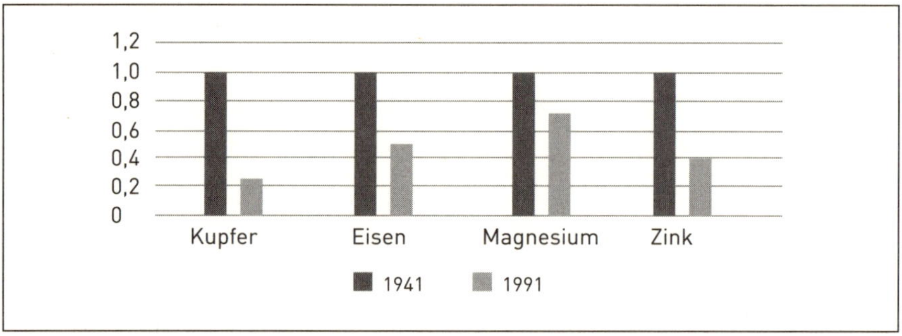

Wie Sie in Abbildung 3.3 sehen können, war zum Beispiel der Kupfergehalt von Nahrungsmitteln 1991 um fast 80 Prozent niedriger als 50 Jahre zuvor! Ich habe den Verdacht, dass die Zahlen noch viel weiter auseinanderklaffen würden, wenn wir die Daten der letzten 100 Jahre hätten.

Cadmium

Aber das Problem ist noch viel schwerwiegender. Vor 40 Jahren las ich eine Studie, die mir eine wichtige Erkenntnis lieferte. Wenn Pflanzen in nährstoffarmen Böden angebaut werden, nehmen sie toxische Metalle tatsächlich *leichter* auf. Die Studie untersuchte Spinat, der in Zink-erschöpftem Boden wuchs. Die Ergebnisse waren eindeutig: Der niedrige Zinkgehalt des Bodens bedingte nicht nur weniger Zink im Spinat, sondern, schlimmer noch, einen höheren Cadmiumgehalt. Cadmium ersetzt Zink in den lebensnotwendigen

Enzymen, wenn der Zinkgehalt zu niedrig ist. Und wenn die Cadmium-Konzentration hoch genug ist, werden diese Enzyme vergiftet. Dieser Austausch von gesundem Zink gegen ungesundes Cadmium findet genau jetzt in den Nutzpflanzen in den gesamten USA statt. Und genau dasselbe geschieht in unserem Körper.

Cadmium gehört zu diesen heimtückischen Giften, die zunächst nahezu keinerlei Symptome auslösen (es sei denn, Sie sind einer hohen industriellen Exposition ausgesetzt). Der erste klinische Hinweis auf gefährlich hohe Körperkonzentrationen ist eine schwere Erkrankung wie Osteoporose, Herzinfarkt oder Nierenversagen. Sie würden nichts über Ihre Cadmium-Belastung wissen, solange der Cadmium-Gehalt im Körper nicht anhand eines Labortests (siehe Anhang B, Seite 225) besprochen wird. Wenn Sie konventionell angebaute Nahrungsmittel essen und besonders wenn Sie rauchen, sind Sie vermutlich mit toxischen Cadmium-Werten belastet.

Sojaprodukte

Soja-Allergien treten sehr viel häufiger auf, als dies normalerweise erkannt wird. Und im Hinblick auf die Giftigkeit belegt Soja den dritten Platz nach mit Arsen belastetem Huhn und Zuchtfischen.

Sojabohnen haben zwar einige Ernährungsvorteile, aber sie nehmen eine Menge Cadmium auf, wenn für ihren Anbau phosphatreiche Dünger verwendet werden. Eine Studie aus Seattle stellte fest, dass Sojaprodukte mittlerweile so viel Cadmium enthalten, dass ihr Verzehr bei Frauen für unglaubliche 20 Prozent der Osteoporose-Fälle verantwortlich ist.[14] Und wenn Sie an Soja denken, betrifft das heute nicht mehr nur Tofu und Sojasauce, sondern umfasst folgende Sojaprodukte:

- Sojamilch
- Soja-Proteinpulver
- Sojakäse
- Sojaeiskrem
- Sojanudeln
- Sojaburger
- Soja-Proteinriegel
- Sojapizza

Bei Brokkoli würden die meisten Menschen wahrscheinlich kaum mehr als eine Portion am Tag essen. Aber Sojaprodukte gehören aufgrund ihres neutralen Geschmacks inzwischen zu den Grundnahrungsmitteln.[15] Darüber hinaus ist die Verwendung von Soja in Rinder-, Hühner- und Schweinefutter weit verbreitet und dient damit als sekundäre Quelle für diejenigen, die Fleisch und Milchprodukte verzehren. Auch wenn Sie Tofu und andere Sojaprodukte nicht direkt zu sich nehmen, ist es schwer, Sojaöl zu vermeiden. Es ist in zahllosen verarbeiteten Lebensmittelprodukten von Mayonnaise über Chips bis zum Pudding vorhanden. Das ist ein weiterer guter Grund, verarbeitete Lebensmittel – und auch zu viel Fleisch und alle Milchprodukte – zu meiden.

Aber Soja in der Lebensmittelversorgung bereitet noch eine andere große Sorge. Bei dem in den USA verzehrten Soja handelt es sich zu 99 Prozent um gentechnisch veränderte Pflanzen. (Im Gegensatz zu 64 anderen Ländern – darunter Deutschland und die EU insgesamt – wird in den USA keine Kennzeichnung von GVO-Lebensmitteln verlangt.) Warum bereitet das Sorgen?

Die Menge und Anzahl synthetischer Unkrautvernichter, die im GVO-Anbau angewandt werden, ist stark angestiegen. Weitere Erhöhungen – die stärksten innerhalb einer Generation – sind in den nächsten Jahren vorgesehen. Die GVO-Pflanzen wurden gentechnisch verändert, damit sie resistent gegen Unkrautvernichter sind; daher können größere Mengen zur Unkrautvernichtung gesprüht werden. Leider sind diese Unkrautvernichter nicht nur schlecht für das Unkraut, sondern schädigen auch uns. Laut dem *New England Journal of Medicine* hat die Internationale Agentur für Krebsforschung (IARC der WHO, Lyon) Glyphosat, den am meisten bei GVO-Pflanzen verwendeten Unkrautvernichter, als »wahrscheinlich krebserregend für Menschen« und den Unkrautvernichter 2,4-Dichlorphenoxyessigsäure (2,4-D), als »möglicherweise krebserregend für Menschen« eingestuft.[16]

Die Ansichten, ob GVO für uns gut sind oder nicht, gehen weit auseinander. Aber es steht außer Zweifel, dass sie zu einer wesentlich höheren Chemikalienkontamination führen. Eine Forschungsgruppe in Frankreich wies nach, dass das wahre Problem unter den Tisch fällt, wenn glyphosathaltige Unkrautvernichter wie Roundup als sicher angepriesen werden, es aber die nicht aktiven – viel giftigeren – Bestandteile sind, die nicht offengelegt werden.[17] Das Forschungsteam stellte schlussendlich fest, dass Roundup in Bezug auf die Inhaltsstoffe tausendmal giftiger ist als reines Glyphosat.[18] Es ist kein Wunder, dass die Europäische Union eine massive Gebrauchseinschränkung in Erwägung zieht. Und warum tut die US-Regierung nichts dergleichen? Sie wäre dazu da, uns zu schützen, nicht die großen Chemiekonzerne!

Raffinierte Lebensmittel und Süßstoffe

Bestimmte »Lebens«-mittel werden von ihren Nähr- und Ballaststoffen befreit, damit sie attraktiver aussehen, besser schmecken oder leichter verdaulich sind. Korn, bei dem Keim und Fasern entfernt wurden, bevor es zu sehr feinem Mehl vermahlen wird, ist ein bekanntes Beispiel. Ein weiteres raffiniertes Produkt, der Haushaltszucker, wird mit folgenden Gesundheitsproblemen in Verbindung gebracht:

- Fettleibigkeit
- Diabetes
- Herz-Kreislauf-Erkrankungen
- Demenz
- Makuladegeneration
- Karies

Selbst natürliche Nahrungsmittel mit hohem Zuckergehalt wie Obst, Fruchtsaft und Honig können zu extremen Blutzuckerschwankungen führen, wenn sie im Übermaß genossen werden.

Zucker ist bemerkenswert Sucht erzeugend. Während der gesamten Menschheitsgeschichte war es für die meisten Menschen überlebenswichtig, genügend Kalorien aufnehmen zu können. In vielen Teilen der Welt ist das auch heute noch so; in den USA wäre allerdings das Gegenteil wichtig. Zucker regt das Belohnungssystem des Gehirns an, sodass Dopamin ausgeschüttet wird,[19] dasselbe Molekül, das in allen untersuchten Gruppen auch bei Heroin- und Kokainkonsum aktiviert wird (und zur Sucht führt).[20] Wenn Sie nicht glauben, dass Zucker wirklich süchtig macht, verzichten Sie einmal zwei Tage auf alle Formen von raffiniertem Zucker, und warten Sie ab, worauf Sie Heißhunger bekommen. Giftstoffe kommen in vielen Formen vor, und auch ganz normale Substanzen können Probleme bereiten, wenn sie in hohen Dosen genossen werden.

Trotz alledem schlage ich aber *nicht* vor, künstlichen Zuckerersatz wie Sucralose (Splenda) Saccharin, Aspartam oder Fructose-Glucose-Sirup (Maissirup, HFCS) zu verwenden. Es sind alles Fremdstoffe, von denen der Körper sich dann wieder befreien muss.

Ich betrachte Fructose-Glucose-Sirup (HFCS), der sehr häufig in Erfrischungsgetränken und Getränken mit Fruchtaroma verwendet wird, als Giftstoff. HFCS ist in den USA billiger als Rohrzucker, da die US-Regierung Mais subventioniert. Aber er ist auch mit einem noch größeren Risiko behaftet als Zucker. So wird er zum Beispiel mit Leberverfettung, Fettleibigkeit und Diabetes in Verbindung gebracht. Dieses Thema werde ich ausführlich im nächsten Kapitel besprechen.

Kleine Mengen Zucker sind unproblematisch, aber wenn im Durchschnitt 20 Prozent der täglichen Kalorienaufnahme aus Zucker stammen, wird dieser

Konsum zum Problem. Ich empfehle, nicht mehr als 5 Prozent der Kalorien aus Zucker zu beziehen. (Ein Teelöffel Zucker hat 16 Kalorien. Frauen sollten also im Durchschnitt nicht mehr als 10 Teelöffel Zucker verzehren, Männer nicht mehr als 15. Ja, das scheint eine Menge zu sein, allerdings liegt der durchschnittliche Verzehr in den USA bei 25 bis 50 Teelöffeln Zucker pro Tag! In Deutschland liegt der Verbrauch bei etwa 25 Teelöffeln.

Der Fall Noreen

Noreen litt unter Fettleibigkeit und Typ-2-Diabetes; ihre Bauchspeicheldrüse hatte sich durch die exzessive Produktion von Insulin überanstrengt. Um beurteilen zu können, was los war, ließ ich Tests durchführen, bei denen der Blutzucker 24 Stunden lang alle 5 Minuten gemessen wurde. Abbildung 3.4 zeigt ihre Blutzuckerkurve bei der typischen schlechten Ernährung – niedrige Ballaststoffzufuhr und hoher Zuckerkonsum. Jedes Mal, wenn Noreen etwas mit raffiniertem Zucker aß, schoss ihr Blutzucker in die Höhe, um dann wieder schnell abzufallen, wodurch sie richtigen Heißhunger verspürte.

Innerhalb von wenigen Monaten sanierte Noreen ihre Ernährung, aß mehr ballaststoffreiche Kost wie Bohnen und Linsen und begann, zwei- bis dreimal täglich 6 Gramm Ballaststoffe (z. B. PGX) zu sich zu nehmen. Der Unterschied war überwältigend.

Abbildung 3.4 Noreens Blutzuckerwerte bei Typ-2-Diabetes, Messung alle 5 Minuten über 24 Stunden

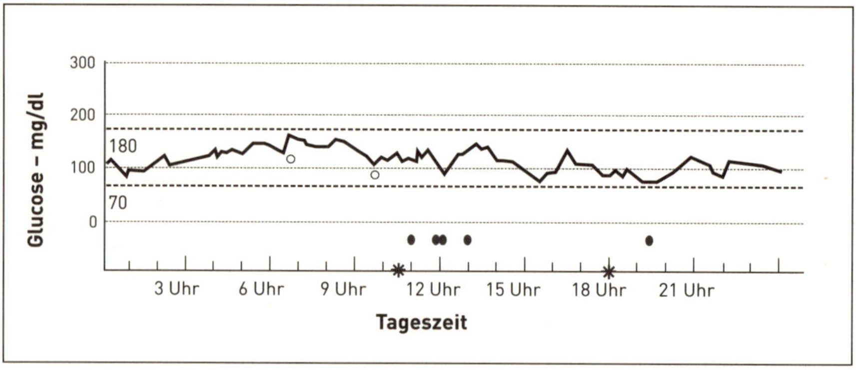

Nach sechsmonatiger Entgiftung hatte Noreen gute 13,5 Kilogramm abgenommen *und der Diabetes war verschwunden!* Die Ballaststoffe konnten nicht nur Noreens Blutzucker stabilisieren, sie halfen auch, die Giftstoffe auszuscheiden, die ihre Insulin-Rezeptorstellen vergiftet hatten. Diabetes ist eine Diagnose, ein Etikett. Durch ihr Wissen über die gestörte Insulinfunktion war Noreen in der Lage, die Nahrungsmittel und Giftstoffe zu meiden, die diese Störung erzeugten oder verschlimmerten.

Etwa 50 Prozent der US-Bevölkerung (23 bis 25 Prozent der Deutschen) haben Diabetes oder die Vorstufe Prädiabetes – beide sind nahezu ausschließlich auf schlechte Ernährung, mangelnde Bewegung und Giftstoffe zurückzuführen. Das Vermeiden von raffiniertem Zucker kann zu nahezu gleichmäßigen Blutzuckerwerten im gesamten Tagesverlauf beitragen, sodass sie weder zu hoch noch zu niedrig sind oder rasch auf zu hoch oder zu niedrig umschlagen.

Abbildung 3.5 Noreens Blutzuckerwerte sechs Monate, nachdem der Diabetes verschwunden war

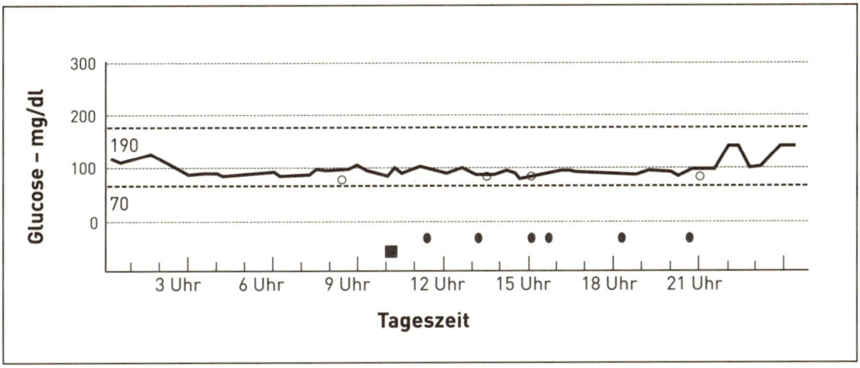

Alkohol und Freizeitdrogen

Ich schlage vor, dass Sie bei der Zwei-Wochen-Diät als Starthilfe zusammen mit den Giftstoffen in Ihrer Nahrung auch gleichzeitig alles Übermaß an Alkohol weglassen und ebenso die Medikamente, die nicht lebensnotwendig sind. (Aber sprechen Sie mit Ihrem Arzt, bevor Sie verordnete Medikamente weglassen oder ihre Dosierung reduzieren.)

Es ist allseits bekannt, dass Alkohol in Maßen einen gewissen Schutz gegen Herzerkrankungen bietet. Generell aber gilt: Alkohol ist ein Giftstoff. Alkohol wird zur Konservierung toter Organismen und Gewebeproben verwendet weil er Mikroorganismen abtötet. Um den Körper von Alkohol zu entgiften, braucht die Leber einen essenziellen antioxidativen Stoff (Antioxidans), das

Glutathion. (Glutathion ist die Schlüsselsubstanz unseres Körpers für die Elimination der meisten chemischen Giftstoffe.) Im Übermaß genossen, beeinträchtigt Alkohol nicht nur Ihr Urteilsvermögen, die Denkfähigkeit und die Koordination Ihrer Bewegungen, sondern schädigt auch den Körper. Chronisch exzessives Trinken kann auch die folgenden Störungen verursachen:

- hoher Blutdruck
- Schlaganfall
- Herzrhythmusstörungen
- Degeneration des Herzmuskels
- Schwächung des Immunsystems
- verminderter Widerstand gegen Infektionen
- erhöhte Gefahr von Leber-, Mund-, Speiseröhren-, Rachen- oder Brustkrebs

In den Folgewochen des Programms werde ich im Einzelnen beschreiben, wie Alkohol die Entgiftungsorgane schwächt. Für den Moment genügt die gute Faustregel: Frauen sollten täglich nicht mehr als etwa 30 bis 60 Milliliter Alkohol trinken, Männer höchstens 60 bis 90 Milliliter. (Die WHO empfiehlt, Frauen sollten täglich nicht mehr als 20 Gramm Alkohol, Männer nicht mehr als 30 Gramm trinken. Das entspricht rund 0,5 Liter Bier oder einem Glas Wein für Frauen, für Männer etwa 0,75 Liter Bier und 0,3 Liter Wein.)

Salz

Ein Zuviel an Salz wirkt wie Gift im Körper und beeinträchtigt die Fähigkeit Ihres Körpers, Glutathion zu bilden. Je höher Ihr Salzverzehr, desto weniger können Ihre Nieren ihre Entgiftungsaufgabe erfüllen. Denn sie verschwenden ihre Kapazitäten darauf, das überschüssige Natrium und Chlorid loszuwerden. Noch wichtiger jedoch: Forscher gehen inzwischen davon aus, dass der lebenslange Verzehr von Salz in der derzeit üblichen Menge von 3,4 Gramm pro Tag der Hauptgrund für die Degeneration der Nieren bei zunehmenden Alter sein kann. Salz belastet die Nieren ernsthaft; sie müssen Überstunden einlegen, um den Überschuss auszuschwemmen. Dieser allmähliche Verlust der Nierenfunktion macht nicht nur die Ausscheidung von Giftstoffen schwieriger, er ist auch ein Schlüsselfaktor für vorzeitiges Altern. In meinem Programm werden Sie also auch auf Salz verzichten. Nach zwei Wochen werden Sie erstaunt feststellen, wie gut Ihr Essen ohne es schmeckt – aber in den ersten Tagen werden Sie sein Fehlen mit Sicherheit bemerken.

Ungereinigtes Wasser

Leider sind in den USA mindestens 10 Prozent der öffentlichen Wasserversorgung mit Arsen verseucht. In Gebieten, in denen Energie aus Kohleverbrennung gewonnen wird, enthält das Wasser auch unerwünschte Giftstoffe wie Quecksilber. Wasservorräte in der Nähe großer konventioneller Landwirtschaftsbetriebe enthalten Pestizide und Unkrautvernichter. Soweit Ihr Wasser nicht getestet und für rein befunden wurde, empfehle ich, auf Nummer sicher zu gehen und nur getestetes und gereinigtes Wasser zu trinken. Es gibt verschiedene Wege, sich zu vergewissern, ob Ihr Wasser rein ist:

1. Wenn Ihr Wasser aus einem Brunnen stammt, können Sie es bei einem Labor auf verschiedene Stoffe testen lassen (z. B: *www.wasserschnelltest.de*, IVARIO *www.wassertest-online.de* oder *www.test-wasser.de*).
2. Wenn Sie Wasser aus der kommunalen Wasserversorgung erhalten, erkundigen Sie sich bei Ihrer Gemeinde nach einer Analyse. Stellen Sie sicher, dass sie auch tatsächlich auf Metalle testen und nicht nur den Gesamtgehalt an Mineralien angeben, bei dem es oft nur um Calcium und Magnesium geht.
3. Wenn Sie in einem Einfamilienhaus wohnen und sehr umsichtig sein wollen, installieren Sie einen Aktivkohle-Blockfilter als Anlage für das ganze Haus. Er filtert alle chemischen Giftstoffe (außer wahrscheinlich Fluorid) aus dem Wasser, das Sie zum Trinken und Baden verwenden. Es ist teuer, aber die Anschaffung lohnt sich.

Die Guten

Bisher habe ich in diesem Kapitel beschrieben, wie Sie die Giftstoffbelastung durch Vermeiden bestimmter Nahrungsmittel und Substanzen beschränken können. Aber Sie müssen natürlich auch erfahren, was Sie essen *sollen*. Ich will nicht, dass Sie fasten, sondern dass Sie sich ganz rein ernähren und Ihren Körper mit den Nahrungsmitteln versorgen, die ihm bei der natürlichen Entgiftung helfen. Um das zu erreichen, sollten Sie:

- täglich mindestens etwa 4 Liter reines Wasser trinken;
- ein Probiotikum mit mehreren ausgewählten Kulturen einnehmen;
- ein hochwertiges Multivitamin- und Mineralstoffpräparat einnehmen;
- Nahrung mit einem größeren Anteil an Ballaststoffen zu sich nehmen;
- jeden Tag ein halbes Pfund einer beliebigen Kohlsorte essen;
- viel Gemüse aus der Liste der Sauberen 15 essen;
- echte, unverarbeitete Nahrung zu sich nehmen;

- mit Kurkuma statt mit Pfeffer würzen;
- sparsam mit Ölen umgehen.

Trinken Sie täglich mindestens etwa 4 Liter reines Wasser
Unsere Nieren spielen bei der Entgiftung eine Hauptrolle. Sie entgiften unseren Körper durch Bildung von Urin, mit dem dann die wasserlöslichen Giftstoffe aus dem Körper ausgeschieden werden. In diesem Entgiftungsprozess, den ich in den Kapiteln 5 und 6 erläutere, werden die Giftstoffe an bestimmte Substanzen gebunden (z. B. an Glutathion bei chemischen Giftstoffen oder N-Acetylcystein bei Methylquecksilber aus Fischen). Wasser ist das Entscheidende in diesem Prozess, denn es verdünnt die Giftstoffe und senkt so deren Konzentration im Urin, sodass diese Stoffe weniger giftig für die Nieren sind. Daher gehören 4 Liter Wasser täglich zum Entgiftungsprogramm.

Nehmen Sie ein Probiotikum mit mehreren ausgewählten Kulturen zu sich
Suchen Sie ein gutes Probiotikum aus, das sowohl *Lactobacillus*- als auch *Bifidobacterium*-Stämme enthält. (Durch diese Nahrungsergänzung kann es in den ersten Tagen vermehrt zu harmlosen Blähungen kommen, da der Körper sich auf die Regeneration einer gesunden Darmflora einstellt.)

Ballaststoffe

Es gibt zahlreiche gesunde Ballaststoffe. Ich mag vor allem Leinsamenpulver, Pektin, Alginat und das Kombinationsprodukt PGX (zur vollen Transparenz: Ich berate Natural Factors, den Hersteller von PGX). Ich empfehle Ballaststoff-Ergänzungspräparate, weil es dadurch viel leichter ist, die benötigte Menge aufzunehmen. Hinweis: Vermutlich kommt es vermehrt zu Blähungen und zu voluminöserem Stuhl. Wenn die Blähungen nicht innerhalb weniger Tage aufhören, reduzieren Sie die Dosis. Der Grund, weshalb Sie so viele Ballaststoffe zu sich nehmen sollen: Sie brauchen Ballaststoffe im Darm, wenn der Körper beginnt, die Giftstoffe freizusetzen. Sie helfen, die Giftstoffe mit dem Stuhl auszuscheiden, andernfalls würden sie wieder rückresorbiert werden. Die einzige Kontraindikation ist eine schwerwiegende Magen-Darm-Erkrankung. In diesem Fall sollten Sie zuerst einen Arzt befragen.

Nehmen Sie mehr Ballaststoffe zu sich

Nehmen Sie am ersten Tag 1 Gramm Ballaststoffe dreimal täglich. Steigern Sie auf 2 Gramm am zweiten Tag und nehmen Sie für den Rest der ersten Woche 3 Gramm Ballaststoffe dreimal täglich. Trinken Sie zu jeder Einnahme ein volles Glas Wasser (als Teil Ihrer Tagesration von 4 Litern). In der zweiten Woche erhöhen Sie auf 6 Gramm dreimal täglich, ebenfalls mit reichlich Wasser. Und, was selbstverständlich ist: Essen Sie mehr ballaststoffreiche Nahrung wie Bohnen und Linsen.

Essen Sie mehr Kohl und gesundes Gemüse

Essen Sie täglich ein halbes Pfund einer beliebigen Kohlsorte (Rotkohl, Weißkohl, Brokkoli, Rosenkohl, Blumenkohl und Grünkohl). *Dieses Gemüse muss aus ökologischem Anbau stammen.* Es kann gekocht werden, muss aber vorher zerkleinert werden. Nur so werden die Enzyme aktiviert, die nötig sind, um die gesunden krebshemmenden Stoffe zu bilden, die die Leberentgiftung erleichtern. (Nach dem Zerkleinern mindestens 5 Minuten vor dem Kochen ruhen lassen, da Hitze diese Enzyme zerstört. Die krebshemmenden Stoffe selbst sind hitzefest; sobald sie sich also gebildet haben, sind die Enzyme nicht mehr nötig.)

Eine Studie von 2013 zeigte, dass der Verzehr von Kohl aller Art zu niedrigeren Brustkrebsraten führt.[21] Kohl erhöht die Aktivität der entscheidenden Leberenzyme für die Phase-I- und Phase-II-Reaktionen, die ich in einem späteren Kapitel (ab Seite 162) bespreche.

Essen Sie viel Obst und Gemüse der folgenden Liste. Es ist zwar am besten, Bio-Produkte zu essen, jedoch wird das Obst und Gemüse der Sauberen 15 nicht stark mit Chemikalien besprüht. Wenn Sie also abwägen müssen, wann Sie Bio-Produkte kaufen und wann Sie zu Nahrungsmitteln aus konventionellem Anbau greifen, wählen Sie auf der Basis der Liste der Sauberen 15.

Die Sauberen 15

1. Avocado
2. Zuckermais*
3. Ananas
4. Weißkohl
5. Zuckererbsen
6. Zwiebeln
7. Spargel
8. Mango
9. Papaya
10. Kiwi
11. Aubergine*
12. Grapefruit**
13. Zuckermelone
14. Blumenkohl
15. Süßkartoffeln

*Auch wenn Zuckermais (gegenüber Futtermais) derzeit noch kein GVO-Nahrungsmittel ist, kann sich dies durch den Ausbau des GVO-Anbaus ändern. Auberginen gehören zu den Nachtschattengewächsen, die Sie in diesem Diätprogramm meiden sollten. Zu dieser Gruppe gehören auch Kartoffeln, Tomaten, Paprika und Tomatillos. Nachtschattengewächse haben nachweislich bei einigen Menschen Knorpelentzündungen ausgelöst. Bei einer Reihe meiner Patienten mit Osteoarthritis und rheumatoider Arthritis kam es zu einer Besserung, als sie Nachtschattengewächse wegließen.

**Ein Mitglied der Liste der Sauberen 15 müssen wir streichen, ganz gleich, wie sauber es ist: die Grapefruit. Sie enthält leider das Bioflavonoid Naringenin in großer Menge, das ein Schlüsselenzym der Leberentgiftung hemmt.

Zum Thema Kochen in diesem Programm: Es ist gut, wenn Sie kochen, aber seien Sie vorsichtig mit Frittieren oder Anbraten. Dabei werden Giftstoffe erzeugt, die Sie nicht gebrauchen können. Ich empfehle stattdessen Backen, Schmoren oder Dämpfen.

Essen Sie echte unverarbeitete Nahrungsmittel

Essen Sie so viel Obst und Gemüse aus ökologischem Anbau, wie Sie wollen, außer Tomaten und Grapefruit. Essen Sie kleine Fische aus Wildfang. Essen Sie Nüsse und Samen, und kauen Sie sie gut.

Würzen Sie mit Kurkuma statt mit Pfeffer

Verwenden Sie nach Belieben Gewürze wie Kurkuma, aber keinen schwarzen Pfeffer oder Cayennepfeffer. Kurkuma ist ausgezeichnet für die Leberentgiftung und hilft bei Entzündungen. Schwarzer Pfeffer erhöht jedoch die Darmdurchlässigkeit, was wir jetzt nicht gebrauchen können. Und Cayennepfeffer ist zwar sehr gesund, hemmt aber, wie für Nachtschattengewächse – etwa Chili – typisch, einige Schlüsselenzyme der Leberentgiftung.

Gehen Sie vorsichtig mit Ölen um

Technisch betrachtet sind Öle raffinierte Lebensmittel. Leinsamenöl und Fischöl sind, in Maßen genossen, gut. Aber vergewissern Sie sich, dass sie frei von Giftstoffen sind: Fischöl kann eine Menge POP (persistente organische Schadstoffe) enthalten, die Sie ja unbedingt loswerden wollen. Es ist gut, mit Öl zu kochen, solange die Temperatur nicht zu hoch ist. Wenn Öl anfängt zu rauchen, ist es schädlich und kann giftig sein. Verwenden Sie zum Kurzbraten Wasser, und fügen Sie das Öl nach dem Garen zu.

Die Fragezeichen

Das große »Fragezeichen« ist Kaffee. Selbstverständlich sollten Sie Kaffee während der Zwei-Wochen-Diät ohne Zucker und Milch trinken. Aber sollten Sie überhaupt Kaffee trinken? Kaffee ist einzigartig unter dem Gesichtspunkt, dass er einige Schlüsselenzyme der Entgiftung hochreguliert und tatsächlich die Glutathionwerte erhöhen kann. Ob Kaffee allerdings für Sie persönlich geeignet ist, hängt davon ab, wie gut Ihr Körper das Koffein abbauen kann. Das wiederum hängt von Ihrer persönlichen genetischen Disposition ab. In der Vergangenheit habe ich meinen Patienten immer davon abgeraten, während dieses wichtigen Entgiftungsprozesses Kaffee zu trinken. Aber angesichts der neueren Forschungsergebnisse muss ich meine Position überdenken. Ich habe einfach nicht genügend neuere Erfahrungen mit meinen Patienten für eine eindeutige Empfehlung.

Nach all den Nahrungsmitteln, die für diese Diät ausscheiden, werden Sie sich fragen, ob etwas übrig bleibt, das Sie essen dürfen. Glauben Sie mir, das tut es! Durch die täglichen Gemüseportionen, besonders den Kohl, und die zusätzlichen Ballaststoffe werden Sie sich gesättigt fühlen. Und diese wertvollen Fasern und Ballaststoffe werden die angesammelten Giftstoffe aus Ihrem Körper abtransportieren.

Speiseplan für die Zwei-Wochen-Diät

Der Speiseplan für die Zwei-Wochen-Diät baut auf den »Guten« und den »Bösen« auf, von denen Sie gerade gelesen haben. Wenn Sie sich an diesen sorgfältig erarbeiteten Plan halten, werden Sie 14 Tage lang köstliche und nahrhafte Mahlzeiten genießen. Diese Form der Ernährung unterstützt Ihre Entgiftung. Es ist Ihnen natürlich freigestellt, meine Vorschläge nach eigenem Geschmack abzuändern und anzupassen, solange Sie die grundsätzlichen Anweisungen beachten.

Tabelle 3.2 Speisepläne für die Zwei-Wochen-Diät

TAG 1	
Frühstück	Zucchiniomelett mit Orangenscheiben
später Vormittag	milchfreier Kokosnussjoghurt mit gehackten Mandeln und Beeren
Mittagessen	pochierter Wilddorsch mit Fenchel und Blumenkohl
Nachmittag	im Ofen gebackene Bio-Grünkohlchips mit Avocadodip
Abendessen	Knoblauch-Brokkoli mit Lammkotelett und Caesar Salad ohne milchhaltiges Dressing
TAG 2	
Frühstück	Rührei mit gehacktem Rosenkohl
später Vormittag	Bio-Erdbeersmoothie mit Hanfmilch
Mittagessen	Salat aus Brunnenkresse und Sonnenblumenkernen mit Sardinen und Bio-Grünkohlchips
Nachmittag	Chiasamenpudding
Abendessen	gegrilltes Gemüse mit Blumenkohl-»Reis« und Möhren-Weißkohl-Salat
TAG 3	
Frühstück	Kürbis-Pecannuss-Suppe
später Vormittag	Bio-Apfel mit Mandelbutter
Mittagessen	Curry-Eier-Salat mit Erbsensprossen, Brokkoli und Blumenkohl mit Dill
Nachmittag	Rohkoststicks mit Hummus
Abendessen	Suppe aus schwarzen Bohnen und roter Quinoa, Lammburger
TAG 4	
Frühstück	kraftspendender Haferbrei und ein Bio-Apfel
später Vormittag	Kokosnuss-Kefir mit Beeren
Mittagessen	Linsenburger und Krautsalat mit Zitrone
Nachmittag	Möhren mit Kichererbsendip
Abendessen	Bio-Brathähnchen, Süßkartoffel, gedämpfter Brokkoli und grüne Bohnen
TAG 5	
Frühstück	gefüllte, scharf gewürzte Eier und grüner Salat mit Sesam
später Vormittag	milchfreier Joghurt mit Obst und Nüssen
Mittagessen	Salat mit Bio-Hähnchen, Brunnenkresse und gehacktem, gedämpftem Brokkoli
Nachmittag	Linsenchips
Abendessen	geschmorter Wildlachs, Blumenkohl mit Curry, angeschwitzte grüne Bohnen, Gurkensalat mit Dill

TAG 6	
Frühstück	Huevos rancheros ohne Milchprodukte auf glutenfreier Tortilla
später Vormittag	gebackene Pfirsiche mit Nussbröseln
Mittagessen	herzhafte Kohlsuppe mit glutenfreiem Brot und Mandelbutter
Nachmittag	Bio-Staudensellerie mit einer Paste aus Sonnenblumenkernen und Pekannüssen
Abendessen	pfannengerührter Kohl mit Wildlachsküchlein
TAG 7	
Frühstück	Quinoazerealien mit frischem Obst und veganer Milch
später Vormittag	Mokka-Hanf-Smoothie
Mittagessen	Linsenburger mit grünen Sesambohnen und Chinakohlsalat
Nachmittag	Suppe mit schwarzen Bohnen und Koriander
Abendessen	glutenfreie Quinoaspaghetti und Rinderhackbällchen mit Tomaten-Zucchini-Oregano-Sauce und gemischtem Salat
TAG 8	
Frühstück	warmes Amaranthmüsli mit Birnen und Cashewkernen, Hanfmilch
später Vormittag	Fitness-Shake
Mittagessen	schwarze Bohnen mit Pilzsauce in gebackenen Süßkartoffelschalen
Nachmittag	Kirschkaltschale mit Kokosnussjoghurt
Abendessen	gebratene Putenbrust mit gedünstetem Rosenkohl, Buchweizengrütze und Cranberry-Orangen-Sauce
TAG 9	
Frühstück	glutenfreie Arme Ritter mit Kokosnuss und Beeren
später Vormittag	Rohkoststicks mit Knoblauch-Nuss-Dip
Mittagessen	kalter Rote-Bete-Borschtsch und Blattkohl-Puten-Röllchen mit Sauerkraut
Nachmittag	Bratapfel
Abendessen	gebackener Dorsch, grüne Bohnen mit Knoblauch und Süßkartoffelpommes
TAG 10	
Frühstück	Haferbrei mit Zimt, Bio-Apfel und Nüssen
später Vormittag	ein großer Löffel Petersilie-Eier-Salat mit gehackter Gurke und Staudensellerie
Mittagessen	mit Quinoa gefüllter Eichelkürbis, Putenhackbraten
Nachmittag	glutenfreies Brot mit Cashewbutter
Abendessen	Lammkoteletts mit Rosmarin, sautierter Brokkoli mit Knoblauch und Maiskolben

TAG 11	
Frühstück	Frittata mit Spinat und Pilzen aus ökologischem Anbau und glutenfreies Brot
später Vormittag	grüner Smoothie mit würzigen Cashewkernen
Mittagessen	Gemüse-Bohnen-Chili mit Bio-Grünkohlchips
Nachmittag	glutenfreies Birnentörtchen
Abendessen	gefüllte Süßkartoffeln, grüne Bohnen und Rotkohlsalat
TAG 12	
Frühstück	ballaststoffreiche Frühstückzerealien und Beeren
später Vormittag	Walnüsse mit Apfelschnitzen (Bio-Apfel)
Mittagessen	energiereiche Linsensuppe mit Curry und Bio-Grünkohl
Nachmittag	selbst gemachte Süßkartoffelchips
Abendessen	Suppe mit weißen Bohnen und Blumenkohl, gebackener Wildheilbutt mit Kräutern und Linsensalat
TAG 13	
Frühstück	glutenfreie Waffeln mit Beeren
später Vormittag	Proteinsmoothie mit Pektin
Mittagessen	Brokkolisuppe und asiatische Chinakohlröllchen mit gehacktem Bio-Huhn
Nachmittag	weizenfreie Pita-Dreiecke mit Hummus
Abendessen	Schwarze-Bohnen-Sesam-Brot, gebratene Pilze und Süßkartoffeln
TAG 14	
Frühstück	beidseitig gebratene Spiegeleier mit gedünstetem Mangold
später Vormittag	bunter Obstsalat
Mittagessen	Adzukibohnenburger mit kurzgebratenen Shiitakepilzen und Sauerkraut
Nachmittag	Bio-Popcorn mit Olivenöl und Nährhefe
Abendessen	Lammfleischeintopf mit Curry, Linsen, Weißkohl, Möhren, Knoblauch und Petersilie

Was erwartet Sie?

Ihr Befinden während der ersten Woche wird Sie möglicherweise überraschen. Es kann sein, dass Sie sich benommen, verwirrt oder müde fühlen, Heißhunger auf bestimmte Nahrungsmittel empfinden, schlecht gelaunt sind, Darmstörungen und speziell einen schlechten Atem haben. Es passiert viel in Ihnen:

- Sie sind auf Entzug von Nahrungsmitteln und Substanzen wie Zucker, Salz, Fleisch, Gluten und Milchprodukten, an die Sie gewöhnt oder nach denen Sie süchtig sind;
- Sie verändern die Zusammensetzung der Bakterien in Ihrem Darm; das heißt unerwünschte Bakterien sterben ab und setzen dabei Toxine (von Lebewesen gebildete Giftstoffe) frei;
- Ihre Zellen setzen angesammelte Giftstoffe frei;
- Sie finden zurück zu einem gesünderen Gesamtzustand.

Naturheilkundliche Ärzte wissen seit Jahrhunderten, dass sich akute Symptome eines Körpers, der gesundet und sich von einer chronischen Erkrankung erholt, verstärken – aber dieser Zustand dauert nur ein paar Tage. Naturheilkundler interpretieren generell die meisten Symptome nicht als Krankheitszeichen, sondern als Beweis für die Anstrengungen des Körpers, zu heilen. Symptome können sogar so stark werden, dass sie als »Heilungskrise« bezeichnet werden. Das Ziel dieses zweiwöchigen Ernährungsplans ist keine intensive Entgiftung. Wenn es allerdings, je nach Grad Ihrer Giftstoffbelastung, zu Symptomen kommt, die sich nicht innerhalb von einigen Tagen zurückbilden, dann lockern Sie die Diät etwas, oder wenden Sie sich an einen naturheilkundlichen Arzt, der Ihnen in dieser Phase helfen kann.

In der ersten Woche werden Sie wahrscheinlich Heißhunger auf Nahrungsmittel haben, die Sie sonst am häufigsten essen oder am liebsten mögen.

Die zweite Woche lässt sich nur schwer voraussagen. In der Regel werden Sie sich viel besser fühlen, da die anfängliche intensive Freisetzung von Giftstoffen und Toxinen sowie die Entzugserscheinungen abgeklungen sind. Menschen, die dieses Programm befolgen, merken oft, dass ihr Körper allmählich wieder besser funktioniert, und viele fühlen sich um Jahrzehnte verjüngt.

Ist das gefährlich?

Dieses Entgiftungsprogramm ist zwar anstrengend, aber – abgesehen von bestimmten Situationen – gefahrlos. Was Sie sich mit diesem Programm vornehmen, ist weit weniger anstrengend, als was der Körper aushalten kann. Nachdem ich vielen Patienten bei der Entgiftung geholfen habe, konnte ich die Beschwerden bei diesem Programm minimieren. Wenn Sie jedoch ernsthaft krank sind oder glauben, dass das Programm nicht funktioniert, beenden Sie es, und wenden Sie sich – falls nötig – an Ihren Arzt. Es ist in Ordnung, wenn Beschwerden auftreten – es ist nicht in Ordnung, sich selbst zu schaden.

Beachten Sie überdies, dass manche Menschen dieses Programm nur unter der Aufsicht eines sachkundigen Arztes durchführen sollen. Dazu gehören:

- Kinder
- Patienten mit Typ-1-Diabetes
- Patienten mit insulinpflichtigem Typ-2-Diabetes
- Patienten mit großen Blutzuckerschwankungen
- Krebspatienten
- untergewichtige Patienten

Leider haben nur sehr wenige Schulmediziner Sachkenntnisse in diesem Bereich. Wenn Sie Unterstützung brauchen, empfehle ich, sich an einen naturheilkundlichen Arzt, einen breit aufgestellten Chiropraktiker oder einen Arzt mit Zusatzausbildung in integrativer oder funktioneller Medizin zu wenden.

Kann ich das Programm einfach dauerhaft fortsetzen?

Es ist mir schon klar, dass Sie jetzt vielleicht begeistert sind, weil Sie sich so viel besser fühlen, aber eine Entgiftungsdiät ist nicht dasselbe wie eine gesunde Erhaltungskost. Für eine optimale Langzeitversorgung liefert die Diät, die ich eben vorgestellt habe, einfach nicht genügend Eiweiß. Dennoch schadet es nicht, sie während der nächsten zwei Wochen fortzusetzen, in denen Sie das Darmreinigungsprogramm aus Kapitel 4 durchführen. In Kapitel 5 »Wiederherstellung Ihrer Leber« und Kapitel 5 »Erholung Ihrer Nieren« biete ich jeweils eine abgeänderte Version des Programms an, die speziell auf die Unterstützung dieser beiden Entgiftungsorgane zugeschnitten ist.

Fassen wir kurz zusammen: In diesen ersten zwei Wochen leite ich Sie an, der weiteren Zufuhr von Giftstoffen in Ihren Körper ein radikales Ende zu setzen. Das ist die Vorbereitung für die nächste Phase, in der Sie Ihre Ausscheidungsorgane darauf vorbereiten, die Giftstoffe aus Ihrem Körper zu treiben. Auch wenn das Ziel dieser ersten beiden Wochen begrenzt ist – lediglich die Giftstoffzufuhr soll gesenkt werden –, ist das für Ihren Körper eine solch willkommene Erleichterung, dass er selbst mit seinem Hausputz anfängt. Die erste Woche kann hart sein, aber durch die deutliche Besserung Ihres Gesundheitszustands in der zweiten Woche ist es die Mühe wert. Ich weiß, dass ich Ihnen einiges abverlange, aber sich darauf völlig einzulassen, zahlt sich aus. Sie werden sich gesünder fühlen als die letzten Jahre – und dabei stehen wir erst am Anfang Ihres Weges zu Ihrer Genesung.

4
Darmreinigung

Mit jedem Tag, der vergeht, suchen mehr und mehr Menschen aktiv nach Wegen der Entgiftung. Und das liegt an der wachsenden öffentlichen Besorgnis über die sich auftürmende Giftstoffbelastung, die zu Krankheitssymptomen und Erkrankungen beiträgt. Ich befürworte diese Entwicklung auf jeden Fall! Aber zu wissen, dass Entgiftung notwendig ist, ist nicht dasselbe wie tatsächlich zu begreifen, *wie* man sicher entgiften kann. Es bedeutet auch nicht, dass alle Entgiftungskonzepte gleich wirksam sind oder für Sie genau richtig. Natürlich kann sich Ihre Ernährung durch eine schnelle Entgiftung wesentlich verbessern – verglichen mit dem Zeug, das Sie vorher gegessen haben. Natürlich kann es bei Ihnen funktionieren, täglich grüne Smoothies zu sich zu nehmen – wenn Sie 18 bis 25 Jahre alt sind und seit der Kindheit nur saubere Lebensmittel gegessen haben, selten Alkohol trinken und niemals rauchen.

Was aber, wenn Sie als Kind oder in der Pubertät eine Menge Junkfood gegessen haben? Was, wenn Sie sich als Teenager oder Twen von Party zu Party getrunken und gekifft haben?

Was, wenn Sie sich in Ihren Dreißiger- und Vierzigerjahren im Beruf verausgaben oder eine Mutter bzw. ein Vater sind, die immer alles gleichzeitig machen müssen und Zeit sparen wollen: zum Frühstück einen Donut mit Kaffee herunterspülen, Essen to go am Computer, Limos oder Proteinriegel für die nötige Energie hinunterschlingen, während Sie durch den Tag hasten und bis in die Nacht arbeiten?

Was, wenn Sie, ohne es zu wissen, eine angeborene Unterfunktion der Entgiftungsfähigkeit haben?

Oder was, wenn Sie in Ihren späten Vierzigern oder Fünfzigern angekommen sind und von zu wenig Energie, zu viel Gewicht, Müdigkeit, Stress, Angstzuständen und Schlafstörungen geplagt werden?

In all diesen häufigen Situationen – und bedenken Sie bitte, dass ich die Menschen noch gar nicht erwähnt habe, die zu der stetig wachsenden Schar mit chronischen Erkrankungen, chronischen Schmerzen oder sogar noch schwerwiegenderen Leiden zählen – brauchen Sie eine genauer abgestimmte Form der Entgiftung. Gesundes Essen und Trinken versorgt Sie zwar mit einer soliden Ernährungsgrundlage, kann allein aber nicht den Schaden beheben, den Ihre Entgiftungsorgane im Laufe eines Lebens genommen haben.

Es ist vielmehr wesentlich, dass die Ausscheidungsorgane selbst (Darm, Leber und Nieren) zuerst wiederhergestellt werden. Und um sicherzustellen, dass Sie die Entgiftung sicher einleiten, müssen diese Organe in der richtigen Reihenfolge geheilt werden. Sonst können Sie mehr Giftstoffe freisetzen, als Ihr Körper gefahrlos bewältigen kann. Sie müssen entgiften, aber die Entgiftungsorgane Ihres Körpers brauchen Hilfe – viel Hilfe –, um wirksam entgiften zu können. Und diese Hilfe stellen die nächsten drei Kapitel zur Verfügung.

In Kapitel 2 haben Sie von den einfachsten Lösungen erfahren, die Giftbelastung aus allen Quellen so gut wie möglich zu reduzieren – wenn man bedenkt, dass Giftstoffe überall sind. Dann haben Sie durch die Zwei-Wochen-Diät als Starthilfe die Giftstoffaufnahme weiter gesenkt und sich gleichzeitig giftfrei ernährt, damit Sie eine gute Ausgangsbasis haben. Das Ziel dieses und der nächsten beiden Kapitel ist es, Sie mit speziellen Programmen zur Unterstützung jedes Hauptentgiftungsorgans – Darm, Leber und Nieren – in der richtigen Reihenfolge bekanntzumachen. Sobald ein Organ durch das jeweilige Zwei-Wochen-Programm gereinigt ist, können Sie mit dem nächsten fortfahren. Auf diese Weise fördern Sie, dass Giftstoffe auf eine Weise ausgeschieden werden, die Ihr Körper bewältigen kann.

Es fängt mit dem Darm an

Dieses Kapitel beginne ich mit dem Darm bzw. dem Verdauungstrakt, dem Ort, an dem jede Entgiftung anfangen muss.

Warum? Weil Sie, wenn der Darm nicht zuerst gereinigt wird, alle Giftstoffe und toxischen Nebenprodukte, die sich im Darm befinden, an die Leber, das nächste Organ im Ausscheidungssystem, weitergeben. Ein giftbelasteter Darm, der ständig toxische Abbauprodukte und andere schädliche Substanzen abgibt, überlastet Leber und Nieren. Eine Entgiftung zu beginnen, ohne zuerst den Darm zu sanieren, ist, als ob Sie durch Ihr Heim gingen, allen Dreck, Müll und Wegwerfartikel in einem riesigen Müllsack sammeln und diesen dann in den Kühlschrank leeren. Wenn Sie nicht bereit sind, den Abfall zur Mülltonne zu tragen, war Ihre Mühe umsonst. Der Vergleich ist nicht so weit hergeholt, wie es klingt. Wenn Ihr Darm vor Giftstoffen überfließt, mit denen er nicht fertigwird, gibt er den ganzen Müll an andere Stellen Ihres Körpers weiter, wo er gesunde Funktionen untergräbt.

Um eben andere Entgiftungsorgane vor einer Überflutung zu bewahren, müssen Sie zunächst die Giftbelastung im Darm reduzieren. Wenn Sie ohne diese Vorbereitung mit der Entgiftung beginnen, wird der Körper sich wehren. Aus diesem Grund müssen Sie – wie in diesem Kapitel beschrieben – zunächst Ihren Darm gut in Form bringen.

Der Fall Conrad

Seine Frau Maryanne zerrte Conrad quasi nahezu in meine Praxis. Diese Szene habe ich Dutzende Male gesehen, denn in puncto Gesundheit sind Frauen in der Regel wesentlich aufmerksamer als Männer. Es war Conrad peinlich, über sein größtes Problem zu sprechen. Er, nun ja, er »kümmerte sich im Bett nicht mehr« um seine Frau. Er hatte das Interesse und die Fähigkeit dafür verloren. Maryanne (auch eine Patientin von mir) war darüber unglücklich. Conrad war erst 45 Jahre alt, also sollte diese Sache eigentlich kein Problem zwischen den beiden sein.

Conrads Ernährung war gut, denn Maryanne bereitete ihre Mahlzeiten selbst zu und befolgte meine Ernährungsanweisung. (Ich vermute allerdings, dass er regelmäßig Ausflüge in die ungesunde Fast-Food-Welt unternahm.)

Die körperliche Untersuchung ergab nichts außer einer druckempfindlichen und leicht vergrößerten Leber. Als ich Conrad nach seinem Arbeitsumfeld fragte, erfuhr ich, dass er Experte für die Reparatur von Fiberglasbooten war (ein weiterer Patient aus der Bootsbranche also). Zwar schützte er sich vor der Giftbelastung, aber offensichtlich nicht ausreichend. Fiberglas besteht aus glasfaserverstärktem Kunststoff. Bei der Reparatur eines Bootes muss Conrad zunächst flüssige Epoxidharze auf die Bootoberfläche auftragen, dann Glasfasermatten auf den schadhaften Bereich aufbringen und diese schließlich mit Klebern und Harzen beschichten. Wie Sie sich denken können, werden bei diesen Schritten riesige Mengen giftiger Chemikalien freigesetzt. Der Körper kann sich zwar selbst von diesen Chemikalien befreien, jedoch braucht der Vorgang die Speicher der essenziellen Entgiftungssubstrate auf, wie z. B. des wichtigsten Antioxidationsmittels Glutathion. Bei ständiger Belastung durch Giftstoffe sinken also die Glutathionkonzentrationen, und der Entgiftungsprozess wird geschwächt. Das Ergebnis ist, dass die schädlichsten Chemikalien sich im Körper ansammeln können. Noch schlimmer: Glasfaserstaub, der sich ansammelt, ist eine enorme Gefahr, denn er ist krebserregend.

Um Conrads Giftbelastung anzugehen, setzte ich ihn auf meine damalige Standard-Entgiftungsdiät – und lernte eine schwere Lektion. Als er in der folgenden Woche wieder zu mir kam (diesmal ohne seine Frau), ging es ihm nicht gut. Entgegen meiner Anweisung war er ein paar Mal mit seinen Kumpeln losgezogen und hatte getrunken und ab und zu geraucht. Mitten in der Schnellentgiftung war er in seine alten Gewohnheiten zurückgefallen und fühlte sich hundeelend.

Was war passiert? Mitten in der Entgiftung wurden schon giftige Chemikalien aus den Fettspeichern freigesetzt. In diesem Stadium rauchte Conrad und genehmigte sich alkoholische Getränke. Statt nur Giftstoffe freizusetzen, führte er sich also weitere zu. Jahrelang gereifte Getränke wie sein Lieblingswhiskey enthalten verschiedene, schwer zu entgiftende Aldehyde, Ester und Ketone. Die Folge: eine Überlastung seines Entgiftungssystems!

Was taten wir also? Zunächst brach Conrad das Entgiftungsprogramm sofort ab. Dann ging ich zu denselben Methoden über, die ich in den Kapiteln 5 und 6 zur Verlangsamung der Entgiftung vorstelle (mehr Ballaststoffe und mehr Kalorien). Danach kam das Programm aus diesem Kapitel zur Vorbereitung seines Darms an die Reihe, gefolgt von den Programmen der nächsten zwei Kapitel zur Unterstützung seiner Leber und Nieren. Erst nach diesen Vorbereitungen war Conrad in der Lage, die Giftstoffe, die sich in ihm aufgrund seiner beruflichen Exposition angesammelt hatten, sicher zu mobilisieren und auszuscheiden. Nachdem er das vollständige Entgiftungsprogramm absolviert hatte, war er überrascht, wie viel besser es ihm ging – in jeder Beziehung. Und auch Maryanne war wieder glücklich.

Wie Sie sehen, machte ich als Berufsanfänger bei Conrad denselben Fehler wie viele Menschen, wenn sie mit einem Entgiftungsprogramm anfangen. Für eine sichere Entgiftung muss ein Gleichgewicht zwischen der Freisetzungsrate der Giftstoffe und Ihrer Fähigkeit zu entgiften bzw. die Giftstoffe auszuscheiden, bestehen. Der Darm ist bei den meisten eine ergiebige Quelle für Giftstoffe. Es wird Sie davor bewahren, den beschriebenen Fehler selbst zu machen, wenn Sie sich an die Ratschläge in diesem und den zwei folgenden Kapiteln halten.

Es ist deutlich leichter, die Funktion des Darms und der folgenden Entgiftungsorgane zu verbessern, wenn man den alltäglichen Ansturm von Giftstoffen drosselt. Mit dem Starthilfe-Programm haben Sie bereits damit begonnen. Nichtsdestotrotz wird die Giftkonzentration vermutlich in Ihrem Körper ansteigen – bis Sie den zu durchlässigen Darm wiederhergestellt und alle toxischen Darmbakterien ausgeschieden haben. Das geschieht während der ersten Woche des Darmprogramms in diesem Kapitel. Mein Rat lautet: Verschieben Sie das nicht auf später! Das Darm-Entgiftungsprogramm reduziert die schädlichen Bakterien in Ihrem Darm enorm und verbessert die Darmintegrität, sodass Giftstoffe, die im Darm gebildet werden, nicht so leicht in den übrigen Körper gelangen können.

Inzwischen findet die Tatsache, dass die falschen Darmbakterien zu einem erhöhten Krankheitsrisiko beitragen, immer breitere Anerkennung. Als ich 1973 meine ersten Patienten empfing, war dies im Grunde unbekannt. Damals war ich in ganz Nordamerika einer von zwei Männern mit Hebammendiplom. Meine Praxis bestand also überwiegend darin, Frauen und jungen Familien zu helfen. Ich stellte fest, dass viele Frauen unter Beschwerden im vaginalen Bereich oder im Verdauungstrakt litten, wenn sie ein oder zwei Wochen ein Breitbandantibiotikum genommen hatten. Die Probleme waren besonders heftig bei Frauen, die jahrelang Antibiotika zur Behandlung von Akne oder chronischen Harnwegsinfektionen angewendet hatten.

Auch wenn die gesundheitsbewusste Öffentlichkeit inzwischen versteht, wie eine gesunde Darmflora durch Probiotika wieder aufgebaut werden kann, war damals wenig darüber bekannt. Ich empfahl zuerst Joghurt, was aber nicht wie erhofft half. Daraufhin bat ich einige der Frauen, mir ihre leeren Joghurtbecher mitzubringen, damit ich die Etiketten studieren konnte. So sah ich, dass die üblichen Joghurts probiotische Stämme enthielten, die sich leicht anzüchten lassen und die für die Lagerung in Geschäften kein Problem darstellten – die aber für den Menschen weder natürlich noch klinisch wirksam waren. Als Nächstes schaute ich mich in den Lebensmittel- und Bioläden der Umgebung nach Joghurt mit den richtigen Stämmen um und empfahl diese meinen Patientinnen. Die Ergebnisse waren zwar besser, aber immer noch nicht gut genug. Verordnete probiotische Ergänzungspräparate wirkten etwas besser, lösten aber dennoch nicht das Problem.

Ich stellte fest, dass die Versorgung mit einigen erwünschten Bakterienstämmen nicht ausreichte, um gegen die Überwucherung mit giftigen Bakterien – die Folge einer langfristigen Antibiotikaeinnahme – vorzugehen. Also probierte ich ein paar andere Strategien zur Abtötung der unerwünschten Bakterien. Zur Überprüfung des Ergebnisses verwendete ich den sogenannten Obermeyer-Test (oder auch Indikan-Test), anhand dessen die durch falsche Darmbakterien verursachte Darmtoxizität gemessen werden kann. Ich fand schnell heraus, dass fast alle diese Patientinnen stark durch Toxin bildende Bakterien belastet waren.

Nachdem ich Tausende von Patienten untersucht und die Ergebnisse analysiert hatte, lernte ich allmählich, was tatsächlich funktionierte und was nicht. Durch Absolvieren des in diesem Kapitel beschriebenen Programms haben Menschen mit vielen unterschiedlichen Formen chronischer Erkrankung den Grundstein für die Wiederherstellung ihrer Gesundheit gelegt. Schließlich ist es doch so: wenn man Nahrung nicht verdauen kann, wie soll man dann die Nährstoffe aufnehmen, die man braucht? Und wenn Ihr Darm Giftstoffe in Ihr Blut lässt, wie soll Ihr Körper dann gut funktionieren können?

Das zweiwöchige Darmprogramm

Was spielt sich also in unserem Darm ab? Wenn es Ihnen wie den meisten geht, die in meine Klinik kommen, passiert dort wahrscheinlich weit mehr, als Sie wahrnehmen. Ihr Darm ist angefüllt mit Bakterien – den notwendigen und den schädlichen. Bisweilen setzen sogar die nützlichen Bakterien Substanzen frei, mit denen Ihr Körper nicht so leicht fertig wird. Aber die Situation ist viel schlimmer, wenn Sie ungesunde Nahrungsmittel essen und Ihr Darm von den falschen Bakterien überwuchert wird. Fast Food, »Nahrungsersatz«-Produkte oder Softdrinks und Süßigkeiten steuern nicht nur giftige Chemikalien bei, sondern fördern auch noch das Wachstum schädlicher Bakterien. Wenn diese Darmbakterien zerfallen, setzen sie giftige Zerfallsprodukte frei (die *sogenannten Endotoxine*), die zu Ihrer bestehenden Giftstoffbelastung noch hinzukommen. Im weiteren Sinne sind Endotoxine unerwünschte Moleküle aus Darmbakterien oder Nahrungsinhaltsstoffen, die die Verdauung stören und schließlich eine schlechte Gesundheit und Krankheiten verursachen können. (Rein wissenschaftlich sind »Endotoxine« Lipopolysaccharide gram-negativer Bakterien.) Durch einen zu durchlässigen Darm werden diese Probleme verschlimmert.

Die Forschung zeigt, dass der Darm bei den meisten chronischen Erkrankungen – wie Depression, Diabetes, Reizdarmsyndrom, entzündlicher Darmerkrankung und rheumatoider Arthritis – zu durchlässig ist. Ich schätze, dass der Darm bei etwa einem Drittel bis der Hälfte der nordamerikanischen Bevölkerung zu durchlässig ist. In diesem Fall können unerwünschte Nahrungsinhaltsstoffe und Bakterientoxine leichter in den übrigen Körper gelangen.

Toxine lösen Darmentzündungen aus und untergraben die Darmfunktion; schlimmer noch: Sie überlasten die Leber und verursachen Schäden im gesamten Körper. Wenn Sie nicht zuerst Ihren Darm reinigen, leiten Sie diesen Giftmüll weiter an die Leber und machen es ihr damit noch schwerer, ihre Aufgabe zu erfüllen. Daher sind die Ziele des Zwei-Wochen-Programms:

1. schädliche Bakterien in Ihrem Darm abtöten;
2. toxische Substanzen, die von den absterbenden Bakterien freigesetzt werden, binden;

3. Darm mit nützlichen Bakterien neu besiedeln;
4. Darm wiederherstellen;
5. Ausweitung der Schädigung unterbinden.

Wie Sie in diesem Kapitel sehen werden, kommt die Befreiung des Darms von Toxinen und anderen Giftstoffen Ihrer Gesundheit im Allgemeinen zugute. Und im ganzen verbleibenden Kapitel liefere ich Ihnen wissenschaftliche Belege für diese These. Sie können sofort, während Sie in diesem Kapitel weiterlesen, mit dem Darmprogramm beginnen. Nehmen Sie täglich alle empfohlenen Nahrungsergänzungsmittel und Kräuter zu sich. Lesen Sie dann weiter, wie diese Empfehlungen den Darm bereit machen, seine Rolle auch spielen zu können. Sie können viel für Ihre Darmreinigung tun – das Programm wird Sie dabei unterstützen.

Tabelle 4.1 Programm zur Entgiftung und Verbesserung des Darms

Schritt		Tag 1–7	Tag 8–14
Schritt 1 schädliche Bakterien abtöten	Ballaststoffpräparate, 2 Gramm 3 x täglich	X	
	kanadische Gelbwurzel, 1 Teelöffel Pulver 3 x täglich (bzw. sechs Kapseln)	X	
	rohe Knoblauchzehen, 2 Zehen täglich	X	
Schritt 2 Darm wiederherstellen	multibakterielles Probiotikum, das Lactobacillus- und besonders Bifidobacterium-Stämme enthält, 1 Kapsel 3 x täglich	X	X
	frischer Weißkohlsaft, 1 Liter pro Tag		X
	Quercetin, 2 x täglich 250 Milligramm		X
	DGL (Süßholzwurzel/Lakritze, deglycyrrhiziniert), 3 x täglich 250–500 Milligramm, dabei die Lutschtabletten im Mund zergehen lassen		X

Der Darm und das Gift

Viele Menschen denken nicht gern über das nach, was »da unten« passiert, und gehen davon aus, dass unser Verdauungsapparat mit allem fertigwird, was wir essen – bis sie von Krankheitssymptomen widerlegt werden.

Als ich im dritten Jahr Naturheilkunde studierte, eröffnete mir mein damaliger Professor Robert Caroll, Doktor der Chiropraktik und der Naturheilkunde, den ersten Kurs des Jahres mit der provokanten Aussage »Der Tod fängt im

Dickdarm an!«. Diese Aussage widersprach dem, was ich in den beiden Jahren meiner wissenschaftlichen Grundausbildung gelernt hatte. Die Fachbücher, die ich in diesen Kursen studiert hatte, behaupteten, dass der Darm ein langer Schlauch sei, der mit einer perfekten Schutzmembran ausgekleidet war. Und diese Membran ließe nur Nährstoffe durch, die der Körper benötigt, während sie die »falschen« Bakterien und ihre giftigen Stoffwechselprodukte erfolgreich abstoße. Die medizinische Lehre dieser Zeit ging davon aus, dass der Darm absolut undurchlässig für irgendetwas Schlechtes sei. Heute deckt die Häufigkeit des Leaky-Gut-Syndroms (dem zu durchlässigen Darm) auf, wie naiv diese These war. Aber zur damaligen Zeit wurde das nur von sehr wenigen Leuten verstanden.

Auch mich erstaunte Professor Carrolls Behauptung, dass Verdauungsstörungen und zahlreiche andere Gesundheitsprobleme, mit denen sich viele Menschen plagen, die Folge der Giftbelastung des Darms sind. Durch die Wiederherstellung des Darms und die Stärkung der Verdauung würde die Gesundheit insgesamt enorm verbessert, so Dr. Carroll.

Später als Medizinstudent sah ich bei meinen klinischen Visiten, wie häufig Darmprobleme bei Patienten mit unterschiedlichsten Erkrankungen auftreten. Dennoch blieb ich, was die Verbindung von Darm, Giftbelastung und Gesundheit anging, skeptisch – bis ich eine eigene Praxis hatte.

Was passiert in einem giftbelasteten Darm?

Wie schon an anderer Stelle besprochen, sind die Hauptquellen für Giftstoffe die Nahrungsmittel, die Sie essen, die Lotionen und Mittelchen, die Sie auf Ihre Haut auftragen, und die Chemikalien, die Sie zur Reinigung Ihrer Wohnung und Pflege Ihres Gartens verwenden.

Allerdings entspringt eine wichtige Giftquelle *aus dem Innern* Ihres Körpers – speziell aus Ihrem Darm. Der Darm ist ein Teil des Verdauungstrakts und im Prinzip ein »Außenbereich« des Körpers – ein langer, im Bauch aufgerollter Schlauch, der am oberen Ende letztlich mit dem Mund verbunden ist und am unteren in den After mündet. Da er an beiden Enden offen ist, ist der Darm, anders als der übrige Körper, ein unsteriles Milieu, das heißt voll mit Bakterien. Tatsächlich befinden sich im Darm zehnmal mehr Bakterien, als es Zellen im gesamten Körper gibt. Und an jedem einzelnen Tag bilden diese Bakterien eine große Menge Stoffwechselprodukte bzw. Metaboliten.

Zum Verständnis von Metaboliten

Metaboliten sind kleine Moleküle, die an nahezu allen Stoffwechselprozessen des Körpers beteiligt sind. Fast jede physiologische Funktion, auch die Energieerzeugung, ist Teil einer anhaltenden Kette von Aktivitäten. Die kleinen, *Metaboliten* genannten Moleküle tragen entweder zu diesen Aktivitäten bei oder entstehen durch sie. Aber wenn es die falschen Metaboliten von schädlichen Bakterien sind, können sie die lebensnotwendigen Stoffwechselprozesse auch vergiften. Ich erwähne dies, weil ich den Begriff »Metabolit« recht häufig verwende. Die Zusammenhänge zu verstehen, ist wesentlich für die Entgiftung. Warum? Weil es bei der Gesundheit immer darum geht, das Gleichgewicht zwischen Molekülen, Metaboliten und Enzymfunktionen im Körper zu optimieren. Dazu müssen die entscheidend wichtigen Nährstoffe aus dem Darm resorbiert werden. Bei der Entgiftung hingegen müssen die schädlichen Moleküle und Metaboliten so aus dem Körper ausgetrieben werden, dass sie so wenig Schaden wie möglich anrichten. So produzieren Clostridien zum Beispiel hochgiftige Metaboliten, die leicht in den Körper aufgenommen werden können, wenn die Darmschleimhaut nicht intakt ist.

Bakterien und der Darm

Wenn Sie die richtigen Bakterien im Körper haben, erzeugen diese willkommene Substrate wie B-Vitamine. Sind es aber die falschen, produzieren sie schädliche Endotoxin-Metaboliten mit Namen wie Indole und Skatole, die im Körper zirkulieren und den Stoffwechsel gefährden. Diese Metaboliten entstehen beim Abbau von tierischem Eiweiß.

In meinem ersten Jahr als naturheilkundlicher Arzt der Grundversorgung, in dem ich meine Praxis aufbaute, verschlang ich an den seltenen nicht so hektischen Tagen medizinische Fachzeitschriften. Zu meinem großen Erstaunen las ich eines Tages eine beunruhigende und brisante Studie, in der es hieß, dass sogar bei gesunden Menschen bis zu 1 Prozent der aufgenommenen Eiweißstoffe *im Ganzen* durch die Darmwand resorbiert werden – was völlig dem widersprach, was ich gerade in den medizinischen Standardwerken zur Physiologie gelernt hatte. Anstatt Nahrung vollständig zu verdauen, ermöglicht der Darm es sehr kleinen Nahrungsproteinen, anderen Molekülen und sogar Bakterien, unaufgespalten in den übrigen Körper zu gelangen.

Nun, das hörte sich nicht nach einer undurchlässigen Darmwand an. Tatsächlich nimmt der Körper sozusagen ständig »bewusst« Proben aus dem

Darm auf, damit er weiß, vor welchen infektiösen Organismen er auf der Hut sein muss. Der Darm muss sehr klug sein, wenn er alle benötigten Nährstoffe aufnimmt, Giftstoffe außen vor lässt, aber sorgfältig ein wenig von allem als Infektionsschutz durchlässt.

Wird mehr als nur eine winzige Menge resorbiert, heißt das, dass es kleine Lücken in der Darmschleimhaut gibt, über die der Körper keine Kontrolle mehr hat. Genau wie Löcher in einer Mauer lassen diese Lücken unbesehen alles herein. Sie untergraben die Funktion des Darms. Genau wie ein Ballon mit winzigen Löchern die Luft nicht mehr halten kann, ist eine geschädigte Darmschleimhaut nicht in der Lage, Darmbakterien und Giftstoffe daran zu hindern, in die Blutbahn zu gelangen. Sobald sie dort sind, können unverdaute Nahrungsmoleküle Allergien und andere Immunreaktionen auslösen.

Das ist aber nicht alles. Die Studie wies auch nach, dass die Resorptionsrate für intakte Proteine bei einer schweren Magen-Darm-Infektion, bei der die Darmschleimhaut ernsthaft geschädigt ist, auf bis zu 10 Prozent ansteigt. Das war das erste solide Forschungsergebnis, in dem ich las, wie tief greifend sich ein Ungleichgewicht im Darm und die Durchlässigkeit des Darms auf die Gesundheit auswirken. Die entscheidende Wichtigkeit eines gut funktionierenden Darms wird heutzutage besser erkannt. Die gegenwärtigen integrativen Mediziner wissen, dass Darmprobleme wie Maldigestion (unzureichende Verdauung), Malabsorption (schlechte Nährstoffaufnahme), Leaky Gut (zu durchlässiger Darm) und schädigende Bakterien zu chronischen Erkrankungen beitragen oder sie sogar verursachen können.

Der Fall Jane

Mit nur 32 Jahren hatte Jane kürzlich die Diagnose »Frühstadium der rheumatoiden Arthritis« erhalten. Auch wenn sich Morgensteifigkeit und -schmerzen in Grenzen hielten und leicht mit 2 Aspirin zu beheben waren, wirkte sie recht verzweifelt. Ihre Mutter und alle ihre Tanten litten an schweren Formen der Erkrankung, einige von ihnen so schlimm, dass ihre Hände äußerst deformiert waren. Sie war nicht bereit, die Prognose des Hausarztes zu akzeptieren und sich in ihr Schicksal zu fügen, mit einer Krankheit leben zu müssen, die trotz der Behandlung mit Medikamenten erbarmungslos fortschreiten würde.

Glücklicherweise kam sie zu mir, bevor ihre Krankheit schon weit fortgeschritten war. Ich erklärte ihr, dass ich vermutete, ihre Gelenkentzündung sei das Ergebnis eines Dreifachschlags: zu durchlässiger Darm (aufgrund von

Nahrungsallergien), toxische Darmbakterien und übermäßige Entzündungsaktivitäten. (Entzündungen sind ein normaler, wichtiger Prozess, der geschädigtes Gewebe ersetzt und Infektionen bekämpft. Leider führt die moderne Lebensführung und Ernährung zur Überaktivierung dieses Prozesses.) All dies war neu für Jane, aber sie wollte unbedingt alles tun, was nötig war. Da viele Leute auf Weizen und Milchprodukte allergisch reagieren, schlug ich ihr vor, diese aus ihrer Ernährung zu streichen.

Sie befolgte eine Diät entsprechend meinem Programm zur Minimierung von Giftstoffen. Sie bestand aus Fisch, Obst, Gemüse, Bohnen, Nüssen und Körnern. Zudem nahm sie die Ergänzungsmittel zur Darmsanierung, die ich ihr empfahl.

Nach zwei Wochen hatten sich ihre Symptome bereits um 50 Prozent reduziert. Nach einem Monat Diät und der Einnahme der verordneten Ergänzungsmittel waren ihre Gelenke schmerzfrei. Nach drei Monaten waren alle ihre Labortests wieder im Normalbereich.

Nicht alle meine Patienten mit rheumatoider Arthritis sprechen so gut an. Ich erinnere mich noch immer lebhaft und mit großer Traurigkeit an eine 55-jährige Frau, die seit über 20 Jahren an dieser Erkrankung gelitten hatte. Ihre Hände waren so deformiert, dass sie kaum einen Stift halten konnte. Zudem hatte sie chronische Magenprobleme von all dem Aspirin und anderen Medikamenten, die sie einnehmen musste. Obwohl ich genau dieselbe Behandlung durchführte, konnten wir lediglich eine Reduktion ihrer Medikamentendosis erreichen. Manchmal schreiten Krankheiten so weit voran, dass sie schwere Schädigungen verursachen, die die Heilungskräfte unseres Körpers übersteigen.

Auch wenn Menschen oft von angeblich »unheilbaren« Krankheiten genesen, ist es wichtig, sofort zu handeln und nicht zu lange zu warten. Je früher ein ursächliches Problem korrigiert wird, desto besser der Verlauf.

Der Darm ist eines der am schwersten arbeitenden Systeme des Körpers. Er hat die sehr anstrengende Arbeit, Nahrung zu verdauen – also Nährstoffe zu resorbieren, nicht aber Toxine, die von Bakterien im Darm freigesetzt werden. Darüber hinaus muss er das Immunsystem aktivieren, damit die schädigenden Bakterien abgetötet werden können, ohne dass die wünschenswerten Bakterien zu Schaden kommen.

Offensichtlich ist der Darm sehr schlau, wenn er sorgfältig kontrolliert, was in den Körper hineingelassen wird und was draußen bleiben muss, um mit dem Stuhl ausgeschieden zu werden.

Zum Verständnis des Darmprogramms

Wie Sie erkennen können, liegen in der Wiederherstellung des Darms viele Vorteile. Sie bereitet den Körper auf die Entgiftung vor und hilft Ihnen, sich zu erholen und andere Erkrankungen zu vermeiden. Wenn Sie diesem Programm folgen, können Sie sich auch auf die Erfolge stützen, die Hunderte meiner Patienten erlebt haben. Durch das Programm wurde noch nie jemand geschädigt, aber viele waren dankbar, dass sie letztlich ihre Gesundheit wiedererlangten und dass sie sich einfach gesünder fühlen. Grundsätzlich hat dieser Programmabschnitt folgende Ziele:

- toxische Bakterien abtöten;
- die Toxine binden, die beim Absterben der schädlichen Bakterien freigesetzt werden;
- Wiederbesiedlung des Darms mit nützlichen Bakterien;
- Einsatz von Kräutern und Nährstoffen, die die Heilung der geschädigten Darmzellen fördern.

Der erste Schritt besteht darin, die richtige Ernährungsgrundlage zu schaffen. Die Zwei-Wochen-Diät als Starthilfe gibt Ihnen dafür alles, was Sie brauchen. Die Nahrungsmittel des Diätplans haben einen hohen Gehalt an Flavonoiden, Carotinoiden und Ballaststoffen, die helfen, die Darmdurchlässigkeit zu reduzieren. Eine Fülle an gesunden Früchten und Gemüsen hilft Ihnen, Darm-Giftstoffe sicher aus dem Körper auszuschleusen, Entzündungen einzudämmen und gesunde Verbindungen wie Buttersäure aufzubauen, die die Gesundheit der Darmzellen fördert.[1] Ich schlage vor, Sie befolgen weiterhin die in Kapitel 3 empfohlene Diät und absolvieren in den nächsten zwei Wochen das Darmprogramm. Am Ende dieses Kapitels erfahren Sie, was zu vermeiden ist, damit Sie Ihre wiedergewonnene Darmgesundheit erhalten können.

Woche 3: Schritt 1 – schädliche Bakterien abtöten

Nehmen Sie drei Tage vor Beginn dieses Programms ein Ballaststoffpräparat ein: 2 Gramm dreimal täglich. Wie bereits erwähnt, helfen Ballaststoffe, die schnelle Ausscheidung toxischer Bakterien mit dem Stuhl sicherzustellen.

Nehmen Sie ab Tag 1 sieben Tage lang dreimal täglich 1 Teelöffel (sechs Kapseln) Kanadische Orangenwurzel oder Gelbwurzel (*Hydrastis canadensis*) in Pulverform ein. Dieses pflanzliche Heilmittel tötet schädliche Bakterien in

Ihrem Darm ab, schont aber die nützlichen. Sie können auch rohen Knoblauch essen, wenn Sie den Ablauf beschleunigen wollen, denn dieses interessante Gewächs ist auch gut darin, schädliche Bakterien abzutöten. (Besuchen Sie mich hinterher aber nicht!) Etwa 5 Prozent der Bevölkerung haben, wie ich selbst, Schwierigkeiten mit der Entgiftung komplexer Schwefelverbindungen, wie sie in rohem Knoblauch und – in geringerem Ausmaß – in anderen Zwiebelgewächsen (Gattung *Allium*) vorhanden sind. Auch wenn noch keiner meiner Patienten von Problemen mit dieser Diät berichtet hat, so gilt doch: Wenn Sie sich unwohl fühlen, verlangsamen Sie den Ablauf, indem Sie weniger Gelbwurzel und Knoblauch einnehmen; reduzieren Sie aber auf keinen Fall die Ballaststoffe. Anfangs kann es durch die Ballaststoffe vermehrt zu Darmgasen kommen; Ihr Körper wird sich jedoch innerhalb weniger Tage anpassen. Trinken Sie unbedingt reichlich Wasser zu den Ballaststoffen.

Woche 4:
Schritt 2 – Wiederherstellung des Darms

Da Sie nun die toxischen Bakterien entfernt haben, werden Sie den Darm mit optimalen Bakterien neu besiedeln. Nehmen Sie dreimal täglich außerhalb der Mahlzeiten ein qualitativ hochwertiges Probiotikum mit mindestens zehn verschiedenen Bakterienstämmen ein, wobei jeweils mehrere Arten der Gattung *Lactobacillus* und besonders von *Bifidobacterium* enthalten sein sollen. Die Forschungsarbeit in Bezug auf den letzteren Organismus gehört zu den intensivsten auf diesem Gebiet und belegt einen vielfältigen gesundheitlichen Nutzen. Die meisten Bioläden oder Reformhäuser haben eine gute Auswahl (Es wäre gut, Probiotika auch in Woche 3 zu nehmen).

Heilung der Darmwand

Wenn Sie sich von den schädlichen Darmbakterien befreit haben, können Sie zu verschiedenen Nahrungsmitteln, Nährstoffen und Kräutern übergehen, um die Regeneration der Darmzellen zu unterstützen.

Kohlsorten haben einen hohen Gehalt an Glutamin – eine Substanz, die bei der Wiederherstellung der Darmwände hilft. Weißkohl enthält auch Sulforaphane, die die Leberentgiftung verstärken. Ein Liter frischer Weißkohlsaft (oder Sauerkrautsaft) hat eine so starke Wirkung, dass er sogar Magengeschwüre heilt. Man kann Weißkohlsaft auch kaufen, aber am besten ist es, wenn Sie ihn selbst im Entsafter herstellen. Nehmen Sie einen Viertelkopf Weißkohl, eine Rote Bete und zwei Stangen Staudensellerie für etwa einen halben Liter Weißkohlsaft. Ich ziehe Entsafter vor, bei denen der Saft auch Fasern enthält, diese Geräte sind auch einfacher zu reinigen. Auch wenn Sie den Geschmack wie einige meiner Patienten wirklich mögen, rate ich dringend, während des hier besprochenen Zeitraums nicht mehr davon zu trinken. Weißkohl enthält Stoffe, die Iod im Darm binden. Kurzfristig ist das kein Problem, aber nach einigen Monaten kann es den Iodspiegel absenken und zu einer geringeren Produktion von Schilddrüsenhormonen führen.

Wenn Sie zu denen gehören, die den Geruch oder Geschmack von Weißkohl nicht mögen, können Sie auch dreimal täglich 500 Milligramm Glutamin einnehmen[2], eine der Hauptsubstanzen mit darmheilender Wirkung im Weißkohl. Ich bevorzuge, wann immer möglich, das Nahrungsmittel. Versuchen Sie es also zunächst mit dem Saft, vielleicht finden Sie im Laufe der Zeit Gefallen daran. Erstaunlicherweise dauert es nicht lange, bis der Darm regeneriert ist; dieses Ziel lässt sich in der einen Woche dieses Programmabschnitts erreichen – solange Sie den Darm nicht weiter schädigen, wie wir weiter unten besprechen werden.

Quercetin, 250 Milligramm zweimal täglich, hilft, Entzündungsprozesse im Darm einzudämmen. Wenn Sie stattdessen lieber Quercetin aus einer Nahrungsquelle zu sich nehmen wollen, können Sie Ihrem Diätplan gelbe Zwiebeln zufügen. Quercetin ist für ihre gelbe Farbe verantwortlich.[3]

Ich empfehle 250 bis 500 Milligramm Lakritze, dreimal täglich in Form von DGL (Süßholzwurzel deglycyrrhiziniert) einzunehmen und die Lutschtabletten im Mund zergehen zu lassen. Die Forschung dokumentiert seit Jahrzehn-

Lakritze und »der Fluch des Sängers«

Mein verstorbener Lehrer Dr. John Bastyr, nach dem ich die Bastyr University benannt habe, war jahrzehntelang der Lieblingsarzt der Seattle Opera. Wenn die Künstler dieser Truppe am »Fluch des Sängers« litten und zu heiser waren, um auftreten zu können, wandten sie sich an ihn, weil sein »Geheimkraut« (Lakritze) so wirksam war. Da ich inzwischen international viele Vorträge zu Toxizität und Entgiftung halte, habe ich gelernt, immer Lakritzextrakt bei mir zu haben (der höher konzentriert ist als die Tinktur): Wenn meine Stimme bei Vorträgen nach drei bis vier Stunden zu versagen droht, kann ich mich darauf verlassen, dass mir der Flüssigextrakt noch ein oder zwei Stunden Stimmgewalt verschafft.

ten die heilende Kraft der Süßholzwurzel für geschädigte Schleimhäute des Verdauungstrakts. Eine Studie ergab eine 52-prozentige Reduktion der Symptome bei der Einnahme von Lakritze, verglichen mit 24 Prozent bei einem Placebo mit Kandiszucker.[4]

Lakritze entfaltet besondere Wirksamkeit in der Heilung von – durch die Einnahme von Aspirin verursachten – Magengeschwüren und Schleimhautschäden (siehe unten).[5] Weißkohl und gelbe Zwiebeln oder Glutamin- und Quercetin-Ergänzungsmittel können Sie so lange einnehmen, wie Sie wollen, aber Lakritze kann nur ein paar Monate angewendet werden, weil es bei einigen Menschen zu hohem Blutdruck führen kann. Daher ziehe ich DGL vor, eine andere Form von Lakritze, aus der die problematische blutdruckwirksame Substanz entfernt wurde, und die unbegrenzt eingenommen werden kann.

So wie der Darm heilt, verbessert sich auch Ihre Gesundheit radikal.

- Sie reduzieren die Menge der Endotoxine in Ihrem Blut.
- Die Entzündung beruhigt sich.
- Sie sind in der Lage, Nährstoffe aus der Nahrung aufzunehmen.
- Ihre Darmzellen halten im Darm zurück, was in den Darm gehört.
- Sie sind bereit für eine erfolgreiche Entgiftung.

Alle diese Vorteile erwarten Sie, und um sicherzugehen, dass Sie motiviert sind, möchte ich Ihnen offenlegen, was alles in einem nicht gesunden Darm passiert – nämlich eine ganze Menge!

Die Gefahren eines nicht gesunden Darms

Warum befasst sich dieses Buch mit der Darmgesundheit in einem solchen Ausmaß und widmet diesem Thema zwei volle Wochen des Programms? Der Grund: wenn die Verdauung nicht richtig funktioniert, wird der Darm zu durchlässig – kurz gesagt: Er leckt. Wenn der Darm »leckt«, dringen unerwünschte Substanzen, Nahrungsmittelantigene, Zelltrümmer von Bakterien und so weiter durch die Darmschleimhaut. Das sogenannte Leaky-Gut-Syndrom (Syndrom des leckenden Darms) löst viele andere unerwünschte biochemische Aktivitäten aus. So ermöglicht eine zu durchlässige Darmwand zum Beispiel allergisierenden Substanzen oder anderen Giftstoffen, im Körper zu zirkulieren, anstatt dass sie im Darm festgehalten werden.

Da der menschliche Darminhalt entweder förderlich oder problematisch sein kann, hat Mutter Natur unseren Körper vorsorglich so konzipiert, dass das Blut mit den aus dem Darm resorbierten Substanzen zunächst durch die

Leber geleitet wird. Dort wird es entgiftet, bevor es in den Gesamtkreislauf zurückkehrt. Die schlechte Nachricht ist, dass dieser Prozess bei schlechter Darmflora, erhöhter Darmdurchlässigkeit und beeinträchtigter Leberfunktion (alles extrem häufige Störungen) schiefgeht und die giftige Brühe die Leber überwältigt und ungefiltert in den Körper gelangt. Eine erhöhte Darmdurchlässigkeit trägt auf diese Weise zu den meisten chronischen Erkrankungen bei. Sie können jedoch bereits an einer Schädigung durch erhöhte Darmdurchlässigkeit leiden, auch wenn noch keine schwerwiegende Erkrankung diagnostiziert wurde.

Aus all diesen Gründen ist der Zustand Ihres Darms ein Hauptfaktor Ihrer Gesundheit. Leider verstehen nur wenige Ärzte diese Schlüsselerkenntnis und nutzen sie. So beobachtete zum Beispiel eine deutsche Forschungsgruppe 122 Patienten mit chronischer Herzinsuffizienz – einer fortgeschrittenen Herzerkrankung – und wiesen für die Patienten mit den höchsten Endotoxinwerten im Zweijahreszeitraum eine dramatisch höhere Sterberate nach: die Hälfte dieser Patienten war gestorben.[6] Mit anderen Worten: Endotoxine tragen zu einer großen Bandbreite von Gesundheitsproblemen bei – und verschlimmern sie deutlich.

Die beiden Hauptprobleme bei Endotoxinen bestehen darin, dass sie:

- zur Giftstoffüberlastung beitragen;
- Ihren Körper an einer erfolgreichen Entgiftung hindern.

Die Debatte über die primären Mechanismen ist noch nicht abgeschlossen. Der Körper enthält ca. 2 Kilogramm an Darmbakterien – es gibt zehnmal mehr Bakterien als Zellen in unserem Körper. Manche Stoffwechselprodukte von Bakterien wirken sich positiv auf uns aus, Endotoxine eindeutig nicht.

Eine Theorie besagt, dass Endotoxine u. a. die Leistungsfähigkeit der Leber überbeanspruchen, sodass weniger Leistung für die Entgiftung anderer Giftstoffe übrig bleibt.

Ein anderes mögliches Szenarium ist, dass es aufgrund der Endotoxine zum Fettaufbau in der Leber kommt. Das führt zur fortschreitenden Funktionsbeeinträchtigung, sodass die Leber Darmgiftstoffe weniger wirksam unschädlich machen kann und mehr von ihnen in den Blutkreislauf gelangen.

Werden diese giftigen Substanzen im Darm nicht unter Kontrolle gebracht, erhöhen sie den schädlichen oxidativen Stress im ganzen Körper. Ob nun eine oder beide dieser Theorien zutreffen, ist nicht so wichtig. Es ist auf jeden Fall besser, das Problem Endotoxine anzugehen.

Wie Giftstoffe im Darm bestimmte Krankheiten verursachen

In diesem Abschnitt möchte ich Ihnen nahebringen, was das zweiwöchige Darmprogramm korrigieren soll. Beschäftigen wir uns zunächst damit, wie genau die falschen Bakterien im Darm Toxizität und Schäden verursachen:

- durch Bildung entzündungsfördernder Substanzen, was ein erhöhtes Risiko bedeutet, an Herzkreislauf-Erkrankungen, Diabetes und anderen Gesundheitsproblemen zu erkranken;
- durch Umwandlung von Nährstoffen in Giftstoffe, sodass Sie sowohl unterversorgt als auch giftstoffbelastet sind;
- durch Umwandlung von Polysacchariden aus der Nahrung in Zucker, was zu einer vermehrten Resorption von Zucker und zur vermehrten Bildung von Fett aus Kohlenhydraten führt – dies wiederum trägt zur Gewichtszunahme und zu Diabetes bei. Bei stark übergewichtigen Menschen werden Polysaccharide aufgrund der Bakterienarten in ihrem Darm mit einer wesentlich höheren Rate in Zucker umgewandelt als bei schlanken Menschen;
- durch Schädigung der Mitochondrien, der sogenannten Kraftwerke der Zellen. Bei einer normalen Zelle bestehen etwa 25 Prozent ihres Volumens aus Mitochondrien;
- durch Untergrabung der Entgiftungsprozesse der Leber.

Darmgiftstoffe sind auch für Gewichtszunahme, Fettleibigkeit und Diabetes verantwortlich. Will man eine Diät machen, ist es wichtig, dies zu verstehen. Selbst wenn Sie versuchen, jegliche Art von Zucker zu vermeiden, können die falschen Darmbakterien gesunde, komplexe Kohlenhydrate wie die in Bohnen, Kartoffeln und Nudeln in einfache Zucker umwandeln, wie sie sich auch in Süßigkeiten finden. Spannende neue Forschungsergebnisse zeigen, dass stark übergewichtige Menschen tatsächlich abnehmen, wenn ihnen Bakterien aus dem Darm schlanker Leute zugeführt werden – ohne dass sie dabei ihre Ernährung ändern. Natürlich stimulieren diese übergewichtigen Menschen eine Neubesiedlung mit denselben toxischen Bakterien, wenn sie ihre vorherige ungesunde Ernährung beibehalten.

Es gibt noch eine wesentliche Erkenntnis: je höher der Toxinwert, desto höher die Insulinresistenz. Bei Insulinresistenz, einer Vorstufe von Diabetes, sprechen Körperzellen nicht mehr auf Insulin an. Als Folge kann Insulin seine Aufgabe nicht mehr erfüllen; das heißt Zucker aus dem Blut in die Zellen befördern, damit er dort zu Energie umgewandelt werden kann; stattdessen wird er als Fett gespeichert. Bei Menschen mit den höchsten Konzentrationen an Darmendotoxinen und -toxinen (die obersten 25 Prozent) besteht ein dreimal höheres Diabetesrisiko als bei denen, die zu denjenigen 25 Prozent gehören, die die wenigsten Toxine in sich haben.[7]

Überdies sinken die Werte für das erwünschte HDL-Cholesterin, wenn die Endotoxinwerte steigen.[8] Dies führt zu einem Anstieg der Giftstoffüberlastung. Warum? Weil HDL der »Müllwagen« ist, der Endotoxine für die Beseitigung zur Leber leitet. HDL transportiert auch fettlösliche Giftstoffe – wie die bereits erwähnten POP – zur Entgiftung in die Leber. Endotoxine wirken also doppelt schädlich: Sie sind direkt toxisch, und durch sie wird die Ausschleusung anderer Giftstoffe schwieriger, da sie HDL besetzen, das dann keine Kapazitäten mehr für andere Stoffe hat. Ein Grund, warum es bei Menschen mit hohem HDL-Spiegel seltener zu Herzerkrankungen kommt, könnte schlicht darin liegen, dass bei ihnen die hoch entzündungsfördernden Endotoxine besser ausgeschieden werden.

Noch schlimmer ist, dass die schädlichen Darmbakterien normale gesunde Nahrungsmittel in Giftstoffe verwandeln können. So wandeln die falschen Bakterien zum Beispiel Cholin, das für die Zellmembranen und Neurotransmitter gebraucht wird, in die leicht giftige Verbindung Trimethylamin (TMA) um, was wiederum zügig zu Trimethylamin-N-Oxid (TMAO) umgewandelt wird; dies wiederum führt zur Anhäufung von schlechtem Cholesterin, was Atherosklerose verursacht (Ablagerungen/Plaques in den Arterien).[9]

Und das ist noch nicht alles. Die schädlichen Darmbakterien können die Rückresorption genau der Giftstoffe verursachen, für deren Beseitigung die Leber so hart arbeitet! Und das geht so: In Phase 2 der Leberentgiftung scheidet der Körper chemische Giftstoffe durch ihre Bindung an andere Moleküle, die sogenannte *Konjugation*, aus. So werden sie sicher durch die Galle und in den Darm transportiert, von wo aus sie schließlich ausgeschieden werden (oder sie werden zu den Nieren geleitet und dann mit dem Urin ausgeschieden). Wenn im Darm jedoch schädliche Bakterien und nicht genug Ballaststoffe vorhanden sind, besetzen diese Bakterien das bindende Molekül, das den Giftstoff in eine nicht giftige Substanz umwandeln würde. Letztendlich führt das zur Rückresorption des Giftstoffs, er bleibt im Kreislauf und wird nicht ausgeschieden. Aus diesem Grund ist nahezu jeder giftbelastet: Wenn Sie zu wenige Ballaststoffe essen und die falschen Darmbakterien haben, kann Ihr Körper Giftstoffe nicht beseitigen.

Abbildung 4.1 Umwandlung von Nahrungscholin in toxisches TMA durch ungeeignete Darmflora

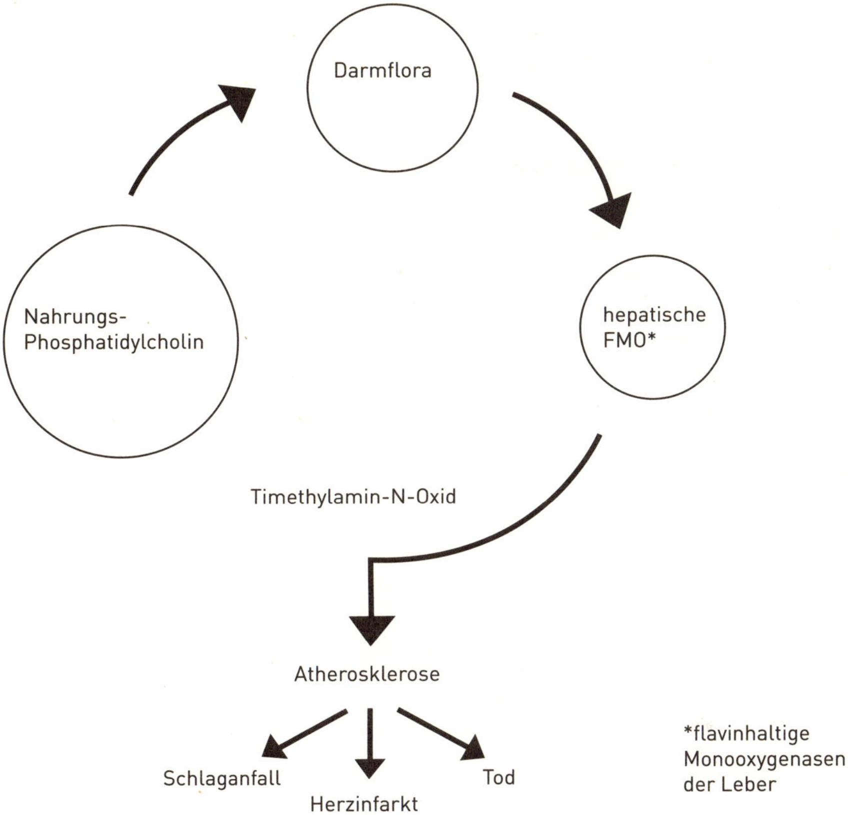

Aus all diesen Gründen wird die Beseitigung von Endotoxinen mithilfe dieses Programms viele Krankheiten verhindern, Ihre Ernährung verbessern und Sie für eine gesunde Entgiftung bereit machen.

Das Herz und der Blutzucker

Die Forschung verbindet Endotoxine auch mit Herzerkrankungen. Wenn die Endotoxinwerte ansteigen, tun das auch alle Indikatoren für Herz/Kreislaufbefunde – wie etwa Taillenweite, Taille-Hüft-Quotient, Gesamtcholesterin, Serumtriglyzeride, Insulin-Serumkonzentrationen – und noch andere

Gesundheitsprobleme. Diese Marker signalisieren auch erhöhte Entzündungsprozesse im ganzen Körper. Das Immunsystem ist immer abwehrbereit gegen eindringende Viren, Bakterien oder Pilze. Dies ist ein wesentliches Mittel unseres Körpers, uns vor Infektionen zu schützen und beschädigtes Gewebe wiederherzustellen.

Bei einer chronischen Entzündung ist das Immunsystem jedoch überaktiviert, was unbeabsichtigte Gewebsschäden verursacht. Dies ist der Hauptgrund, warum die meisten Krankheiten, speziell chronische, Folge übermäßiger Entzündungsprozesse sind. Das zeigt sich auch darin, dass viele Krankheiten mit der Endung *-itis* enden (einer Nachsilbe, die besagt, dass eine Krankheit durch Entzündung gekennzeichnet ist), wie beispielsweise rheumatoide Arthritis, Osteoarthritis, Dermatitis usw. Aber auch viele andere Erkrankungen haben eine starke Entzündungskomponente – so zum Beispiel Asthma, Atherosklerose und die Alzheimer-Krankheit.

Abbildung 4.2 Wie Endotoxine den Stoffwechsel schädigen

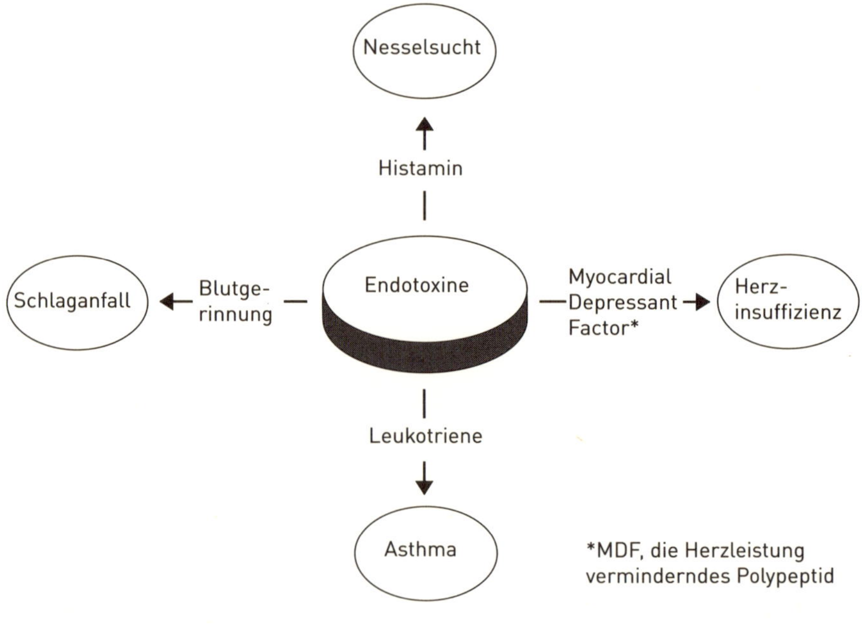

*MDF, die Herzleistung verminderndes Polypeptid

Den Darm zu heilen, ist ein Muss, denn bei nahezu jedem Menschen mit einer beliebigen chronischen Erkrankung ist der Darm zu durchlässig. Hier die Liste der Störungen, die mit diesem Phänomen am häufigsten auftreten:

- aufgetriebener Leib
- orale Aphthen
- Asthma
- atopische Dermatitis
- *Blastocystis hominis*
- *Candida albicans*
- Zöliakie
- chronischer Stress
- *Entamoeba histolytica*
- Mangel an essenziellen Fettsäuren
- Nahrungsmittelallergien
- Giardien
- Hypochlorhydrie
- entzündliche Darmerkrankung
- Reizdarm
- Migräne
- Psoriasis
- rheumatoide Arthritis
- Typ-1-Diabetes
- Typ-2-Diabetes

Steigen die Giftstoffwerte aufgrund eines zu durchlässigen Darms hoch genug, verschlechtert sich die Gesundheit weiter – bis zu einem gefährlichen Zustand, der *metabolischen Endotoxämie* (ME). Die meisten stark übergewichtigen Menschen – also ein Drittel der US-Bevölkerung – leiden an ME. Das heißt, ihre Werte für Substanzen, die chronische Entzündungen und oxidativen Stress verursachen, sind wesentlich höher.[10] ME steht mit vielen Erkrankungen in Verbindung. Bei wie vielen Menschen in der Gesamtbevölkerung eine ME vorliegt, ist nicht bekannt. ME wird bei Diabetes, Herz-Kreislauf-Erkrankungen und Fettleibigkeit beobachtet – ich gehe von 10 bis 25 Prozent der Fälle aus. Sie wird durch Messung des Endotoxingehalts im Blut diagnostiziert.

Der Fall John

John fühlte sich schlecht, so, als ob er dauernd die Grippe hätte. Er hatte kürzlich einen Artikel über »versteckte Infektionen« gelesen und dachte, eine nicht diagnostizierte Virusinfektion sei die Quelle seiner Probleme. Als er zu mir kam, erschien mir das Problem offensichtlich, denn dieser Mann wog bei einer Körpergröße von 1,72 Metern etwa 125 Kilogramm. Da ich ihn jedoch unterstützen wollte, die Kontrolle über seine Gesundheit zu erlangen, entnahm ich Blutproben. Die Ergebnisse für akute oder chronische Infektionen waren negativ.

Ich führte noch einen Indikan-Test (Urintest auf Giftstoffe aus dem Darm) durch. Diese Ergebnisse wiesen auf eine hohe Darm-Toxizität hin. Ich erklärte John, dass in einem giftbelasteten Darm häufig dieselben Entzündungssubstanzen freigesetzt werden wie bei einer Virusinfektion und dass er vermutlich ME habe. John war davon ausgegangen, dass ich ihm, wie andere Ärzte auch, einfach raten würde abzunehmen. Er war überrascht, als ich ihm erklärte, sein giftbelasteter Darm sei viel schlimmer für seine Gesundheit als sein Übergewicht.

John begann sofort mit dem Darmentgiftungsprogramm. Alle zwei Wochen wiederholten wir den Indikan-Test, und die Giftbelastung sank, seine Symptome gingen zurück. Nach sechs Monaten war sein Indikan-Test normal, und seine Symptome waren verschwunden. Er hatte überdies gut 9 Kilogramm abgenommen, ohne große Mühe! Erwartungsgemäß war er sehr glücklich.

Krankheiten, die mit metabolischer Endotoxämie einhergehen[11]

- Herz-Kreislauf-Erkrankung
- chronische Entzündungen
- Diabetes (Typ 2)
- Dyslipidämie
- Insulinresistenz
- nichtalkoholische Fettleber
- Fettleibigkeit
- Schlaganfall

Es überrascht Sie sicher zu hören, dass die normalerweise enge Verbindung zwischen Fettleibigkeit und Diabetes sich auflöst, wenn die Giftbelastung niedrig ist. Und bei Übergewichtigen, die regelmäßig Sport treiben, kommt es nicht zu dem erwarteten Anstieg an Herzerkrankungen. Ich meine damit nicht, dass Fettleibigkeit gut für Sie ist! Was ich meine, ist, dass Giftbelastung und mangelnde Bewegung, die typischerweise die Fettleibigkeit *verursachen*, das Problem sind. Verringerung der Giftstoffe und gesunde Verhaltensweisen sind wichtiger als das, was die Waage verkündet.

Wie Johns Fall zeigt, ist ein giftbelasteter Darm schlimmer als bloßes Übergewicht. Auch wenn eine ME noch nicht voll ausgeprägt ist, greifen Endotoxine die Gesundheit an und erhöhen die Gefahr, sich all die genannten Probleme – und weitere – zuzuziehen. Daher ist es so entscheidend, Ihren Darm wiederherzustellen und das Thema Endotoxine jetzt anzugehen.

(Am Rande sei erwähnt: Eine der Herausforderungen in der Medizin sind die ständig wechselnden Modeerscheinungen. In den 1960er-Jahren waren »versteckte Infektionen« der letzte Schrei. Und eine Reihe chronisch kranker Patienten suchte mich auf und erhoffte eine Diagnose von mir. Mit nur zwei Ausnahmen litt jeder von ihnen aufgrund ungesunder Ernährung und Lebensführung an Symptomen und nicht aufgrund einer versteckten Infektion.)

Die Quelle vieler gängiger Beschwerden ist nicht immer unmittelbar ersichtlich. Und das ist einer der Gründe, weshalb ich in diesem Buch viel wissenschaftliches Hintergrundwissen anbiete, damit Sie Vertrauen in meine Vorschläge haben. Denn es ist wichtig, dass Sie das Programm befolgen und dass Sie verstehen, *warum* es Ihnen guttut. Und es ist zentral, dass die Schädigung des Darms nach dem Zwei-Wochen-Programm nicht weitergeht.

Verhindern Sie, dass die Schädigung weitergeht

Nachdem Sie nun die in der Vergangenheit entstandenen Schäden Ihres Darms repariert haben, fragen Sie sich vielleicht, wie zukünftige Schäden vermieden werden können. Was bedroht die Unversehrtheit des Darms? Gute Frage! Lassen Sie mich die vier wichtigsten Verursacher hervorheben, die es zu vermeiden gilt, wenn Sie einen gesunden Darm haben möchten:

1. nicht steroidale Antiphlogistika (Entzündungshemmer)
2. übermäßiger Genuss von Alkohol
3. Verzehr von Fructose-Glucose-Sirup (Maissirup, HFCS)
4. Nahrungsmittelallergien (vgl. Kapitel 7)

Jeder dieser Verursacher ist weit verbreitet, und jeder von ihnen greift die Zellwand-Integrität an. Wir wollen sehen, wie sie das tun.

Nicht steroidale Entzündungshemmer (NSAIDs)

Acetylsalicylsäure (ASS wie z. B. Aspirin) und Ibuprofen sind die wichtigsten frei verkäuflichen Präparate zur Schmerzkontrolle. Vielleicht haben Sie schon den Sammelbegriff »nicht steroidale Antiphlogistika« (NSAP oder NSAID) gehört. (Paracetamol gehört nicht zu den NSAID, wird in diesem Fall aber als eines der am häufigsten verwendeten Schmerzmittel mit einbezogen). Auch wenn ihre Anwendung bequem ist und sie häufig eingenommen werden, verursachen diese Arzneimittel dennoch weit größeren Schaden, als die meisten Ärzte und Anwender denken. Studien zeigen, dass NSAID den Darm schädigen und seine Durchlässigkeit erhöhen.[12] 30 Millionen Menschen in den USA nehmen NSAID täglich ein. In Deutschland werden jährlich etwa 2,5 Milliarden Schmerzmitteleinheiten allein gegen Kopfschmerzen eingenommen (*https://www.welt.de/gesundheit/article146102233/Was-Paracetamol-Ibuprofen-Co-gefaehrlich-macht.html*).

Bei regelmäßigem Gebrauch *erhöhen* NSAID nachweislich die Resorption von Giftstoffen und *reduzieren* die Resorption gesunder Nährstoffe aus Nahrungsmitteln – also genau das Gegenteil dessen, was Sie wollen. Anstatt NSAID einzunehmen, um Ihre Schmerzempfindung und andere Symptome zu dämpfen, wäre es besser, die Ursachen für die Symptome auszumachen und zu behandeln. *Alle* NSAID erhöhen die Darmdurchlässigkeit innerhalb von Stunden nach ihrer Einnahme. Man geht davon aus, das die von NSAID verursachte Schädigung die Sterberate ihrer Anwender wesentlich erhöht.

Tabelle 4.2 Darmschädigung durch den regelmäßigen Gebrauch von NSAID

Unerwünschte Wirkung	Häufigkeit
Darmentzündung	60–70 %
erhöhte Darmdurchlässigkeit	44–70 %
Malabsorption	40–70 %
Schleimhautgeschwüre	30–40 %
Blutverlust und Anämie	30 %

Weitere NSAID, die die Darmdurchlässigkeit erhöhen, umfassen Indomethacin, Naproxen, Rofecoxib (Vioxx; wurde 2004 vom US-Markt genommen) und Piroxicam (z. B. Felden). Ich empfehle immer, die Ursachen zu behandeln, nicht die Symptome. In manchen Fällen müssen wir natürlich die Symptome kurzfristig verringern, um dem Heilungsprozess Zeit zu geben. Aber selbst dann versuche ich, natürliche Mittel einzusetzen, die die körpereigenen Heilungsanstrengungen unterstützen, anstatt Arzneimittel, die als eine weitere Chemikalie vom Körper entgiftet werden müssen. Wenn Frauen zum Beispiel an Menstruationskrämpfen leiden, werden sie oft Gaben von Magnesium mit Pyridoxal-5-Phosphat (aktive Form von Vitamin B_6) wirksamer finden als ein NSAID. Das hilft auch bei Migräne. Bei Entzündungsprozessen wie Allergien oder Asthma und gleichzeitiger Migräne hilft Pestwurz.

Übermäßiger Alkoholkonsum

Als junger, frischgebackener und gesundheitsbewusster Arzt der Naturheilkunde vermied ich Alkohol konsequent. Mein Großvater wies darauf hin, dass alle meine langlebigen Vorfahren jeden Abend ein bis zwei Gläser Rotwein getrunken hatten. Ich war mir in meiner Überheblichkeit natürlich zweifellos sicher, dass er falschlag. Nun, die Weisheiten enthalten ein Körnchen Wahrheit.

Was bedeutet nun Alkohol für die Darmdurchlässigkeit? Je mehr Alkohol jemand trinkt, desto durchlässiger wird der Darm. In Abbildung 4.3 sehen Sie, dass selbst drei Stunden nach der Aufnahme von Alkohol noch eine zu hohe Darmdurchlässigkeit vorhanden ist.

Wenn Alkohol auf die Darmzellen trifft, wird das Enzym Cytochrom P450 2E1 (CYP2E1) aktiviert, das für die Alkoholentgiftung zuständig ist. Bei diesem Prozess werden freie Radikale ausgeschüttet, die von Glutathion, einem wichtigen Antioxidans, neutralisiert werden können. Dies ist jedoch nur möglich, wenn ausreichend Glutathion zur Verfügung steht. Sobald es aufgrund des Alkoholkonsums zu einem Glutathionmangel kommt, vermehren sich die freien Radikale, und der Alkohol gelangt in den Körper.

Werden die Darmzellen durch Alkohol geschädigt, lassen sie auch im erhöhten Umfang Endotoxine passieren. Einige Forscher gehen inzwischen davon aus, dass Angst, Depression, Demenz, Hautausschläge im Gesicht und andere Symptome, die mit Alkoholismus verbunden sind, nicht nur auf den Alkohol, sondern auch auf die Endotoxin-Schädigung zurückzuführen sind.

Abbildung 4.3 Alkohol erhöht dosisabhängig die Darmdurchlässigkeit

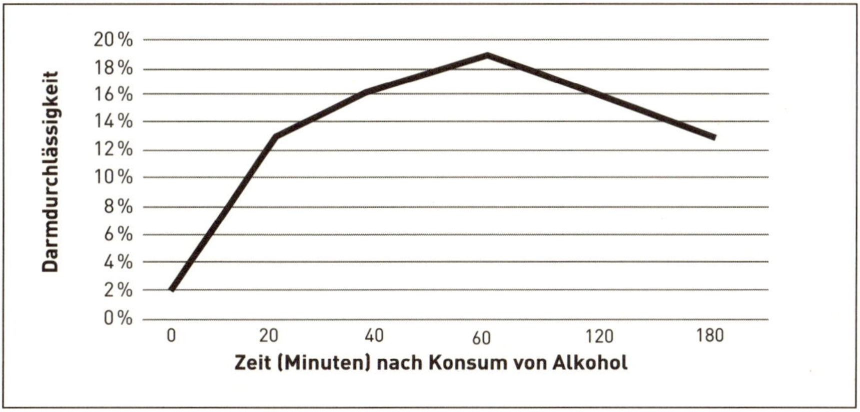

Die Forschung zeigt, dass geringer bis mäßiger Alkoholkonsum der Gesundheit zuträglich ist, während zu viel Alkohol sehr schadet. Aber was ist das gesunde Maß? Die Antwort kann sehr unterschiedlich sein und hängt von den Genen, dem Ernährungszustand und der Belastung durch Umweltgifte ab.

So kommt es zum Beispiel bei Menschen mit Vitamin-D-Mangel nach Genuss von Alkohol häufiger zu einer erhöhten Darmdurchlässigkeit als bei Personen mit angemessener Vitamin-D-Versorgung. Bei der Mehrheit der US-Amerikaner besteht ein Vitamin-D-Mangel. Dieser Mangel verschlimmert auch die erhöhte Darmdurchlässigkeit aufgrund anderer Ursachen.

Fazit: Am sichersten ist es, die Faustregel von ein bis zwei Gläsern (Wein) pro Tag für Frauen und zwei bis drei Gläsern für Männer zu beherzigen.

Abbildung 4.4 Freisetzung freier Radikale in Darmzellen nach Alkoholkonsum

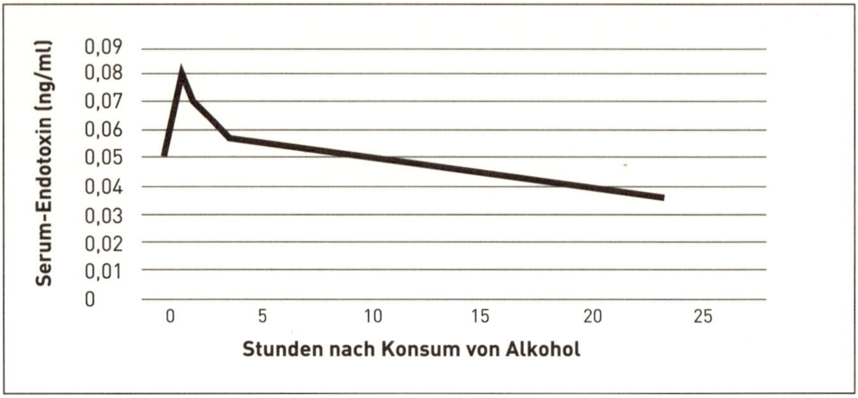

Fructose-Glucose-Sirup

Früher litten nur Alkoholiker an einer Fettleber. Heute jedoch betrifft die nichtalkoholische Fettleber (NAFLD) 31 Prozent der US-Bevölkerung.[13] (1990 waren es 18 Prozent, 2000 29 Prozent, in Deutschland sind es ca. 25 Prozent.) Selbst Kinder leiden schon daran. Bei Kindern mit NAFLD liegen die Endotoxinwerte zehnmal höher als bei gesunden.[14] Die Frage ist *warum*?

Einige Jahre bevor die NAFLD erstmals beobachtet wurde, hielt der Fructose-Glucose-Sirup Einzug in unsere Ernährung. Neben den bekannten zerstörerischen Auswirkungen auf den Blutzucker erhöht Fructose-Glucose-Sirup (HFCS) auch die Endotoxinkonzentration. Forscher sehen eine Verbindung zwischen dem von Softdrinks mit HFCS und der NAFLD.[15]

Abbildung 4.5 Korrelation zwischen Softdrink-Konsum pro Tag und Fettleber

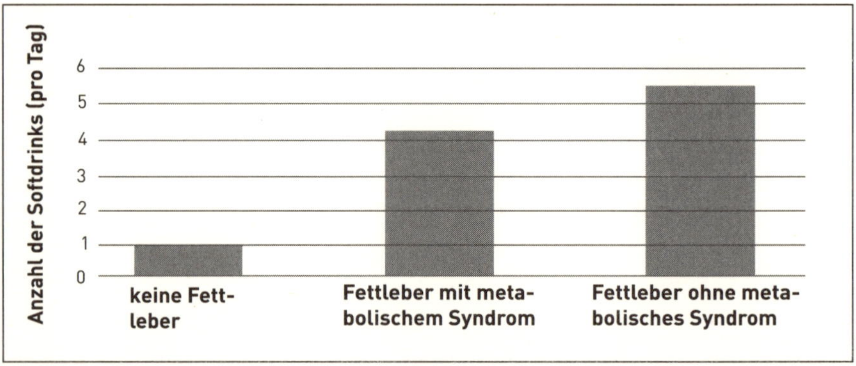

Abbildung 4.5 zeigt, dass die Zahl der konsumierten Softdrinks mit einer erhöhten Häufigkeit einer Fettleber und des metabolischen Syndroms korreliert. Wird HFCS im selben Umfang an Mäuse verfüttert, wie manche Menschen es konsumieren, verursacht HFCS erhöhte Endotoxinwerte und eine voll entfaltete Fettleber.[16] Vermeiden Sie zum Schutz Ihres Darms unbedingt HFCS. Das gilt nicht für Obst. Der Gehalt an Fructose in Obst und Gemüse ist wesentlich niedriger als in Softdrinks, und sie wird langsamer resorbiert.

Nahrungsmittelallergene

Jede Art allergischer Reaktion kann zu Entzündungen der Darmwand und erhöhter Darmdurchlässigkeit führen, wodurch Ihr Krankheitsrisiko steigt.

Schlussfolgerung

Mit der Konzentration auf die Heilung des ersten Entgiftungspfads – den Darm und die Verdauungsfunktion – sammeln Sie viele Vorteile. Mit einem tieferen Verständnis für den Schaden, der von einem durch Gifte belasteten Darm ausgeht, können Sie nun die vier Schritte durchlaufen, die Sie zur Heilung benötigen:

Schritt 1: schädliche Bakterien abtöten;
Schritt 2: Ballaststoffe zuführen, damit Giftstoffe gebunden und aus Ihrem Körper ausgeschieden werden können;
Schritt 3: nützliche Bakterien ansiedeln und Darmwände regenerieren;
Schritt 4: neue Schädigung unterbinden.

In Kapitel 7 gehe ich weiter auf einen gesunden Verdauungstrakt ein.

Sie sind jetzt auf einem guten Weg, Ihre Gesundheit und Vitalität zu verbessern. Die Gesundheit beginnt mit einem sauberen Darm – bestückt mit den richtigen Bakterien und mit Schleimhäuten, die gut funktionieren – und mit wirksamer Verdauung, die Nahrung völlig abbaut, sodass lebenswichtige Nährstoffe resorbiert und Giftstoffe ausgeschaltet werden können.

Mit der Heilung des Darms wird sich auch alles andere verbessern. Und ich meine tatsächlich *alles*. Endotoxine vergiften Sie nicht länger. Entzündungsprozesse beruhigen sich. Die Leber ist nicht länger überlastet und kann sich mit den verbliebenen Giftstoffen befassen. Nährstoffe können besser resorbiert werden. Und das, weil der Darm das tut, was er soll. Versetzen wir nun die anderen Entgiftungsorgane – Leber und Nieren – in die Lage, Entgiftungsarbeit zu leisten.

5
Wiederherstellung Ihrer Leber

Zunächst möchte ich Ihnen zu Ihrem Durchhaltevermögen gratulieren. Nachdem Sie nun eine solide Ernährungsbasis haben und Ihr Verdauungssystem besser funktioniert, werden sich viele von Ihnen spürbar besser als in den letzten Jahren fühlen, mit mehr Energie, besserer Kondition und weniger Symptomen. Sie spüren ein Wohlbefinden, da sich Ihr Körper bereitmacht, sich von der toxischen Bürde zu befreien. Wenn Sie *keine* Besserung bemerken, kann das folgende Gründe haben:

1. Ihre Gesundheit ist schon recht gut, sodass die Besserung fast unmerklich scheint.
2. Ihre Entgiftungskapazität ist geschwächt, und Ihre Giftstoffbelastung könnte bereits Ihre Gesundheit beeinträchtigen – ein Problem, das im folgendem Zwei-Wochen-Programm angegangen wird.
3. Sie leiden an anderen Gesundheitsproblemen und können von den Gesundheitsinformationen in diesem Kapitel profitieren.

Wenn der zweite Grund zutrifft, möchte ich Ihnen versichern, dass diese Phase des Programms einen spürbaren Unterschied macht. Wenn Nr. 3 der Grund ist, werde ich Ihnen weiter hinten in diesem Kapitel noch zusätzliche Tipps geben, die das Programm noch wirksamer machen.

Sie haben nun schon die halbe Strecke geschafft, dafür möchte ich Ihnen Beifall spenden. Und ich danke Ihnen überdies, weil Sie zu den Millionen von Menschen gehören, die auf ihren Körper hören und das Richtige für ihn tun.

Ich weiß, es ist nicht einfach, denn es gibt da draußen so viele Stimmen, die die Entgiftung ihrer Meinung nach als unwirksam »entlarven«. Und es gibt viele uninformierte Leute, die die meisten naturheilkundlichen und ganzheitlichen Therapien als Humbug abtun. Aber ich hoffe, dass Ihnen die Vorteile, die Sie inzwischen am eigenen Leib erfahren haben, die Zuversicht geben, mit der aktiven Entgiftung zu beginnen.

Bevor wir fortfahren, möchte ich Sie darauf hinweisen, dass in der nächsten Programmphase geringfügige Symptome auftreten könnten. Auf die aktive Entgiftung muss man sich sowohl körperlich als auch seelisch einstimmen.

Grundsätzlich sollten Sie auf Ihren Körper hören und die Entgiftungsgeschwindigkeit entsprechend anpassen. Wie das geht, erfahren Sie, nachdem ich das Ernährungsprogramm vorgestellt habe.

Aber auch seelisch müssen Sie vorbereitet sein. Bei jeder Entgiftung sind anfängliche Reaktionen wie Müdigkeit, Kopfschmerzen und andere Symptome normal; ich werde das später noch genau erklären. Wenn Leute dann etwas neben sich stehen, ist das oft der Moment, an dem ihre wohlgesinnten Lieben oder Freunde vorschnell die Entscheidung für die Entgiftung anzweifeln: »Warum tust du dir das an?«, fragen sie dann vielleicht besorgt.

Deshalb möchte ich an dieser Stelle ein paar aufmunternde Worte an Sie richten, damit das mangelnde Wissen anderer nicht Ihre Motivation zur Selbstheilung untergräbt. Aufgrund der von Unwissenheit geprägten öffentlichen Kampagnen verstehen viele Ärzte – und auch viele andere Menschen – nicht, warum der Körper bei seiner Entgiftung unterstützt werden muss.

Leider ist es so, dass Funktionssysteme unseres Körpers – ob Entgiftungsorgane (wie in diesem Buch) oder andere –, die wir nicht unterstützen, oft nur unzureichend arbeiten oder sogar völlig ihre Funktion verlieren. Man bekommt keine Niereninsuffienz oder wird – als extremes Beispiel – von der Nierendialyse abhängig, weil die Organsysteme perfekt funktioniert haben und dann eines Tages »plötzlich« krank wurden. In einem solchen Fall braucht man extremere Korrekturmaßnahmen, weil unser Gesundheitssystem leider nicht automatisch eine große Inspektion nach 100 000 Kilometern vorsieht. Wir lassen es einfach geschehen, dass unser Lastenesel (der Körper) geschunden wird, ohne etwas dagegen zu unternehmen.

Wenn unser Körper immer ohne jede Hilfe funktionieren würde, woher kommt dann die weitverbreitete Zuflucht zu Medikamenten und Operationen? Das widerspricht der Behauptung, dass der Körper von allein und ohne jede Unterstützung gut funktioniert. Wenn der Körper angeblich keine Hilfe benötigt, warum verschreiben Ärzte dann so häufig Medikamente, die in den Kreislauf (Statine), das Nervensystem (Antidepressiva) und den Stoffwechsel (Insulin) eingreifen? Man hält es für normal, dass Ärzte extreme und kostspielige Interventionen anbieten, während sanftere Ansätze, die alle diese Systeme unterstützen und schlimme Leiden verhindern, ignoriert oder als völlig indiskutabel dargestellt werden.

Und aus unbekannten Gründen vernachlässigen wir besonders die Entgiftung. Die Vorstellung, dass von all den Körperfunktionen allein das Entgiftungssystem keine Intervention oder Unterstützung benötigt, wird durch die vielen Leiden, zu denen toxische Substanzen den Hauptbeitrag leisten, ad absurdum geführt. Glücklicherweise können Sie Ihre Chancen erhöhen, Probleme zu vermeiden, die zu massiven Eingriffen und medikamentösen Therapien führen, indem Sie Ihren Körper unterstützen und regelmäßig entgiften. Der gesamte Körper profitiert von Ihrer Entscheidung zur Entgiftung. Bedenkt man die besondere Rolle der Entgiftung für die Gesundheit, scheint es absurd, dass sie die Lieblingszielscheibe für die Angriffe seitens der konventionellen Medizin ist.

Durch dieses Buch können Sie von lange bewährter und wissenschaftlich belegter gesundheitlicher Erkenntnis profitieren; es wird Ihnen helfen, durch unsere vergiftete Welt zu steuern und gesund zu bleiben.

Was kommt als Nächstes?

Ich möchte einen Punkt aus dem vorherigen Kapitel wiederholen. Auch wenn die Entgiftung ein sicherer und gesunder Prozess ist, ist es doch kontraproduktiv, wenn Sie Ihre toxische Last ohne Vorbereitung ausleiten. Sie haben die beste Vorbereitung absolviert. Inzwischen vermeiden Sie Giftstoffe, haben einen Grundernährungsplan aufgestellt, nutzen frische Kräuter zur Bekämpfung schädlicher Darmgiftstoffe und haben die Funktionstüchtigkeit Ihres Darms wiederhergestellt; damit sind Sie nun bereit für das zweiwöchige Leberentgiftungsprogramm in diesem Kapitel.

Als komplexes Organ ist die Leber der Schlüssel zur erfolgreichen Entgiftung. Ihre Gesundheit und Vitalität werden von der Fähigkeit Ihrer Leber bestimmt, Ihren Körper von der Flut an Substanzen zu befreien, denen wir alle ausgesetzt sind. Zusätzlich zur Verarbeitung, Neutralisierung und Ausscheidung von chemischen Giftstoffen aus Nahrung, Landwirtschaft, Industrie und Konsumprodukten muss sich die Leber auch mit vom Körper selbst erzeugten toxischen Stoffwechselprodukten befassen. In den vorangegangenen zwei Wochen haben Sie diese Last enorm verringert und Ihren Körper darauf vorbereitet, die Leber bei der Ausschleusung von Giftstoffen zu unterstützen.

Nach der Zwei-Wochen-Diät als Starthilfe (Kapitel 3), sollten Sie Ihrer Ernährung wieder proteinreiche Nahrung zuführen. Proteine sind für eine erfolgreiche Entgiftung notwendig, denn die Leber baut Chemikalien durch Enzyme ab, für deren Bildung Proteine erforderlich sind. Überdies benötigt das Hauptleberenzym der Phase II für den Abschluss der Entgiftung von Chemikalien Aminosäuren aus Proteinen. Dieser besondere Entgiftungsprozess, der als Acetylierung bezeichnet wird, ist speziell für Frauen wichtig. Funktioniert er nicht, erhöht sich das Brustkrebsrisiko ernsthaft auf das Dreifache.[1]

Die Programme in diesem Kapitel umfassen alle wesentlichen Nahrungsmittel, die die entsprechenden Enzyme zur Leberentgiftung unterstützen und die wichtigsten Co-Faktoren der Nahrung für deren Funktion liefern.

Entscheidend ist ein gutes Gleichgewicht zwischen der Geschwindigkeit, mit der Sie Giftstoffe aus Zellen, Fettgewebe, Knochen und Gehirn freisetzen, und der Geschwindigkeit, mit der Ihre Leber sie abbaut und ausscheidet. Da ich Sie nicht persönlich überwachen kann, gebe ich Ihnen alle Instrumente an die Hand, um die Geschwindigkeit der Entgiftung selbst zu steuern.

Wochen 5 und 6: Zwei-Wochen-Programm zur Leberentgiftung

Während des Leberentgiftungsprogramms werden Sie:

- Ihre Leber wiederherstellen und Schäden beseitigen;
- die speziellen Entgiftungsenzyme der Leber durch Ihre Ernährung und pflanzliche Hilfsmittel unterstützen;
- die Entgiftungsmechanismen der Leber in Phase I und II ins Gleichgewicht bringen und unterstützen;
- Ihre Entgiftungsleistung wieder aufbauen.

Tabelle 5.1 Das Zwei-Wochen-Leber-Entgiftungsprogramm

Nahrungsmittel für Wochen 5 und 6
• Zwei große ganze Eier fünfmal wöchentlich (Eigelb enthält den für die Leberentgiftung wichtigen Nährstoff Cholin und hat überdies einen hohen Cysteingehalt)
• 1 Tasse gekochte Bohnen oder Linsen viermal wöchentlich (hoher Gehalt an Ballaststoffen für die Giftstoffbindung; Schwefel zur Unterstützung der Leberentgiftung)
• ca. 90 g Sardinen, Anchovis oder 1 kleine Makrele viermal wöchentlich
• Sonnenblumenkerne oder Sesamsamen (Cystein), zum Bestreuen von Gemüse oder Salat
• Täglich eine große Portion gekochten Weißkohl, Brokkoli, Rosenkohl, Spargel oder anderes grünes Blattkohlgemüse, zur Aktivierung ihrer Enzyme mit Dill und Kümmel gewürzt. Lassen Sie klein geschnittenes Gemüse etwa 5 Minuten ruhen, bevor Sie es garen. Es enthält viel Vitamin B, was für die Leberentgiftung wichtig ist, und Glucosinolate (Senfölglycoside), die die Entgiftungsenzyme der Leber aktivieren.

• Je eine Artischocke möglichst jeden zweiten Tag, gedämpft und mit Zitrone und Bio-Olivenöl (siehe weiter unten die korrekte Dosierung des entsprechenden Nahrungsergänzungsmittels für die Tage dazwischen)
• Blattgemüse: eine großzügige Handvoll Blattgemüse täglich, wie etwa Mangold, Spinat, Bio-Grünkohl, Pak Choi, Löwenzahnblätter oder anderes Blattgemüse zum Dämpfen. Zusätzlich oder als Ersatz rot- oder grünblättriger Salat, Spinat und anderes rohes Blattgemüse in Salaten (siehe weiter unten: korrekte Dosierung des entsprechenden Nahrungsergänzungsmittels für die Tage dazwischen).
• Kurkuma großzügig in Suppen, Eintöpfen und Currygerichten verwenden (oder Curcumin als Ergänzungsmittel einnehmen).
• Einen Bio-Apfel fünfmal wöchentlich (hoher Pectingehalt zur Giftstoffbindung)
• Eine Portion Avocado oder Walnüsse alle zwei Tage (hoher Glutathiongehalt)
• Eine Portion Vollkornkost täglich, wie Haferflocken, Haferkleie, Hirse oder Quinoa (reich an Ballaststoffen, Spurenelementen und B-Vitaminen)
• Zwei Orangen oder andere Zitrusfrüchte, jedoch keine Grapefruit, viermal wöchentlich
• Cysteinreiche Milchprodukte wie Emmentaler, Feta oder fettfreien Naturjoghurt, 90 g dreimal wöchentlich
Nahrungsergänzungsmittel für Wochen 5 und 6
• Glutathion, topisch oder liposomal: 250 mg täglich
• Vitamin-B-Komplex: 50 mg täglich
• Vitamin C: 1000 mg zweimal täglich
• N-Acetylcystein: 500 mg zweimal täglich
• Indol-3-Carbinol: 200 mg zweimal täglich
• Artischockenextrakt: 500 mg zweimal täglich
• Löwenzahn: 4 g der getrockneten Wurzel dreimal täglich (kann in Form von Tee genommen werden oder in Kapselform)
• Curcumin (z. B. Theracurmin oder Meriva): 300 mg zweimal täglich
• Fischöl: 1 g zweimal täglich
• Multivitaminpräparat: nach Herstellerempfehlung

Nehmen Sie jeden Tag die empfohlenen Nahrungsergänzungsmittel und Kräuter zu sich, plus zwei Portionen der vorgeschlagenen Speisen einschließlich bestimmter Gemüse und Früchte.

Das Programm selbst lässt sich leicht einhalten, egal, ob Sie die komplexen Prozesse in Ihrem Körper verstehen oder nicht. Wenn Sie aber mehr wissen wollen, gehe ich mit Ihnen auf Entdeckungstour: »Wie arbeitet die Leber?« und »Wie können Sie die Abläufe optimieren?« Wenn Sie Interesse an diesen Einzelheiten haben, ist das gut, ansonsten folgen Sie einfach dem Programm.

Während der Wochen 5 und 6 nehmen Sie reichlich Blattgemüse zu sich und damit Folsäure – ein zentraler Entgiftungsnährstoff. Wichtige Proteine liefern Ihnen Eier, Lecithin und Vitamin-B-reiche (Vollkorn) sowie Vitamin-C-reiche Kost (Paprika, Weißkohl, Zitrusfrüchte). Auch bestimmte Milchprodukte sowie Bohnen mit hohem Cysteingehalt gehören dazu. Cystein ist wichtig für die Bildung von Glutathion – DER Entgiftungssubstanz.

Was werden Sie also essen?

Im Folgenden zwei Beispiele für die Umsetzung meiner Vorschläge:

Tabelle 5.2 Beispiele für Ernährungspläne

Tag 1	
Frühstück	Rührei mit Mus aus schwarzen Bohnen und Orangenscheiben
später Vormittag	Quinoatoast mit Sonnenblumenkern-Butter und Apfelscheiben
Mittagessen	Putenchili mit Hirse und gedünstetem Grünkohl mit Apfel-Weißkohl-Salat
Nachmittag	gedünstete Artischocke mit Orangen-Zitronen-Dressing
Abendessen	Hummus mit aufgeschnittenem Paprika, Knoblauch-Sesam-Brokkoli mit Walnusssauce; grüner Blattsalat mit Frühlingszwiebel-Joghurt-Dressing
Tag 2	
Frühstück	mit Haferkleie bestreuter Haferbrei, Zimtapfel, gehackte Walnüsse und Sonnenblumenkerne
später Vormittag	Sardinen mit Zitrone, Blumenkohl mit Dill und Quinoatoast
Mittagessen	Brokkoli-Rosenkohl-Pfanne mit Sesamsauce und Orange
Nachmittag	Artischocke mit Zitronen-Hummus-Dip
Abendessen	Suppe aus schwarzen Bohnen und roter Quinoa; gedünstetes Blattgemüse mit Orangenbutter; Avocadosalat

Zum Verständnis des Programms: Wie die Leber den Körper entgiftet

Im Laufe der menschlichen Evolution hat die Leber spezielle Mechanismen entwickelt, die die Abfallprodukte aus dem Abbau und der Filtrierung von Giftstoffen neutralisieren. Jedoch hat die explosionsartige Zunahme industrieller Prozesse in unseren Zeiten dazu geführt, dass mehr Giftstoffe in unsere Umgebung und in unsere Nahrung gelangen, als unsere Leber bewältigen kann. Schlimmer noch, diese Giftstoffe wurden absichtlich so entwickelt, dass sie sich nur schwer biologisch abbauen lassen, was die Aufgabe der Leber noch schwieriger macht. In der Wissenschaft werden zahllose Erkrankungen mit einer schlecht funktionierenden Leber in Verbindung gebracht, zum Beispiel Autoimmunerkrankungen wie Lupus sowie rheumatoide Arthritis und degenerative Nervenerkrankungen wie Alzheimer und Parkinson.

Die Entgiftungssysteme der Leber verhindern auch Krebs. Was, glauben Sie, passiert, wenn jemand regelmäßig großen Mengen unterschiedlichster Giftstoffe ausgesetzt ist und die Leber diese nicht wirksam abbauen kann? Die Anfälligkeit für Krebs steigt. Bis zu 90 Prozent aller Krebsfälle sind vermutlich von industriell erzeugten Karzinogenen verursacht, wie sie etwa in Zigarettenrauch oder in chemischen Schadstoffen in Nahrung, Wasser und Luft zu finden sind. Eine zunehmende Giftstoff-Exposition beeinflusst die Erkrankungshäufigkeit, aber ihre Auswirkungen hängen auch davon ab, wie erfolgreich Ihr Körper darauf reagiert.

Forscher untersuchten eine italienische Chemiefabrik, in der die Blasenkrebsrate unter den Arbeitern ungewöhnlich hoch war. Sie stellten fest, dass zwar alle Arbeiter denselben Karzinogen-Konzentrationen ausgesetzt waren, aber diejenigen wahrscheinlicher an Krebs erkrankten, deren Entgiftungssysteme am wenigsten leistungsfähig waren.[2]

Was sagt uns das? Und was können Sie tun – außer Giftstoff-Expositionen möglichst zu vermeiden? Zunächst kann man die individuelle Entgiftungsleistung eines Menschen messen. Doch unabhängig vom Ergebnis bleibt das Fazit dasselbe: Sie müssen dieses oder ein ähnliches Programm absolvieren, um Ihre Giftstoff-Exposition zu korrigieren.

Wenn sich in einer genetischen Untersuchung zeigt, dass Ihre Entgiftungsleistung verringert ist, oder wenn Sie Ihre genetischen Voraussetzungen nicht kennen, sollten Sie in beiden Fällen Ihre Giftstoff-Exposition begrenzen. Denn entweder ist Ihre Giftstoffbelastung (die Gesamtmenge der im Körper angesammelten Giftstoffe) hoch, oder aber Sie kennen Ihre tatsächliche Giftstoffbelastung nicht und sollten für alle Fälle Vorkehrungen treffen.

Da Sie in einer industrialisierten Welt leben, ist die Wahrscheinlichkeit sehr hoch, dass die Giftstoff-Exposition in der Vergangenheit Ihre Entgiftungsleistung bereits verringert hat – egal, ob sie nun anfangs stark oder schwach war. Ebenso ist es recht wahrscheinlich, dass Ihre Giftstofflast viel höher ist, als Sie denken. Aber wie es auch um Ihre Entgiftungsleistung und Giftstoffbelastung bestellt ist, Sie werden von diesem Programm profitieren.

Manche Leute haben die Zeit, das Geld und den Wunsch, die oben genannten Messungen durchführen zu lassen. Aber selbst dann ist es nicht immer einfach, sich ein umfassendes Bild zu machen. Die meisten werden erkennen, dass es letztlich das Beste, was sie für sich tun können, ist, den hier vorgestellten Empfehlungen zu folgen. Unabhängig von Ihrer jeweiligen Situation ist die Leberreinigung, die ich in diesem Kapitel vorstelle, immer hilfreich. Wenn Sie an einer schweren oder lebensbedrohlichen Erkrankung leiden, dann möchten Sie natürlich alle Hebel in Bewegung setzen, um alle beteiligten Faktoren genau bestimmen zu lassen, wie etwa durch Gentests oder Laboruntersuchungen.

Man geht gern und optimistisch davon aus, dass der Körper der Giftstoffflut gewachsen ist. Aber es gibt für diese Annahme keinen Grund. Ihr Körper kann sich heilen, aber nur mit Ihrer Hilfe. Wenn Sie leichte Beschwerden haben oder eine schwerwiegendere Krankheit verhindern möchten, kann diese Leberreinigung die verminderte Entgiftungsleistung wiederherstellen.

Ich erinnere mich noch lebhaft daran, wie während meiner Ausbildung zum naturheilkundlichen Arzt einer meiner höchstgeachteten Professoren eine Vorlesung mit der Erklärung begann: »Im Zweifel immer die Leber entgiften.« Das schien mir damals merkwürdig, aber fast ein halbes Jahrhundert später habe ich diese alte naturheilkundliche Binsenweisheit bei Hunderten von Patienten bestätigt gesehen. Alle guten Lebensmittel und alle Nahrungsergänzungsmittel der Welt werden nicht viel nützen, wenn die Enzymsysteme durch chemische und metallische Schadstoffe vergiftet sind.

Studenten und Praktizierende einer Heilkunst, die so lange durch das medizinisch-industrielle System unterdrückt wurde, neigen dazu, sich verunsichern zu lassen. Als ich mit dem Studium begann, fehlte in meinem Berufsstand eine ganze Generation. Die AMA (US-amerikanische Medizinische Gesellschaft) dominierte die Gesundheitswelt so erfolgreich, dass es in nur noch sechs US-Staaten zugelassene naturheilkundliche Ärzte gab. In ganz Nordamerika existierte nur noch eine Ausbildungsstätte. Um sie über Wasser zu halten, unterrichteten unsere Lehrer gratis. Einige nahmen dafür sogar stundenlange Autofahrten in Kauf, denn sie waren im Umkreis von Hunderten Kilometern manchmal die Einzigen, die einen bestimmten Behandlungsansatz beherrschten. Wir Studenten waren diesen mutigen Vertretern der

Naturheilkunde dankbar, dass sie diese Medizin trotz aktiver Verfolgung am Leben erhielten. Doch manchmal war es frustrierend, denn die wenigsten von ihnen konnten eine wissenschaftliche Begründung dafür geben, warum diese Therapien funktionierten. Mit meinem ausgeprägten wissenschaftlichen Hintergrund und meinem Bekenntnis zur Forschung war ich zunächst extrem skeptisch. Als mein Professor also sagte, wir sollten mit der Entgiftung der Leber anfangen, fragte ich nach wissenschaftlichen Belegen. Er versicherte mir schlicht, dass es klinisch fast immer half. Nun, ich war der Student und er der Lehrer, also folgte ich leicht widerstrebend seinem Rat. (Inzwischen, Jahrzehnte später, hat die Forschung den Anschluss an diese kenntnisreichen Pioniere gefunden.)

Der Fall Susan

Susan war 65 Jahre alt, was für mich zur damaligen Zeit *richtig* alt war. Sie hatte von naturheilkundlicher Medizin gehört, konnte sich aber Besuche bei den regulären naturheilkundlichen Ärzten nicht leisten, und ihre Krankenkasse übernahm die Kosten nicht. So kam sie in unsere sehr günstige Lehrklinik, nachdem sie sich zunächst in einem sozialen Gesundheitszentrum hatte untersuchen lassen. Da die Ärzte dort keine offenkundige Erkrankung erkennen konnten, sagten sie ihr, sie werde eben einfach alt und sollte sich daran gewöhnen, sich schlecht zu fühlen. Sie boten ihr ein Rezept für ein Antidepressivum an. Das kam bei ihr nicht gut an.

Susan litt unter Müdigkeit, schlechtem Atem, Magenbeschwerden, steifen Gelenken am Morgen, geschwollenen Knöcheln, trockener Haut und zunehmend nachlassenden geistigen Fähigkeiten. Ich erstellte eine sorgfältige Anamnese, befragte sie zu ihren Essgewohnheiten (die gar nicht so schlecht waren), führte eine umfassende körperliche Untersuchung sowie die regulären Blut- und Harntests durch – und konnte nichts finden.

»Im Zweifel immer die Leber entgiften.« Ohne einen triftigen Grund, außer dem Wunsch, den Rat meines Lehrer zu befolgen, setzte ich Susan also auf unsere Standarddiät zur Leberentgiftung (die ich seither zu dem hier vorgestellten Programm weiterentwickelt habe). Natürlich hielt ich sie auch an, ihre Ernährung zu verbessern, mehr Wasser zu trinken und mehr ballaststoffreiche Nahrung zu essen, einschließlich mehr Obst und Gemüse.

Einen Monat später ging es ihr entscheidend besser. Ich hatte keine Ahnung, welche Giftstoffe ihr System überlastet hatten oder woher sie kamen. Ich hatte nur dabei geholfen, ihre Leber von Giftstoffen zu befreien und ihre

Ernährung zu verbessern; den Rest erledigte ihr Körper. Vier Jahrzehnte später weiß ich viel mehr über Giftstoffe und Giftstoffquellen, und ich kenne Hilfsmittel, um sie loszuwerden. Rückblickend weiß ich, was die Quelle in Susans Fall war: Sie hatte eine Teilzeitstelle als Reinigungskraft und war durch die Produkte, die sie verwendete, regelmäßig Chemikalien ausgesetzt. Schließlich war die Entgiftungsfähigkeit der Leber durch die Giftstoffe überbeansprucht, und sie begann, sich frühzeitig alt zu fühlen. Glücklicherweise funktionierte damals die elementare Leberreinigung ohne zusätzliche Nahrungsergänzungsmittel, wie Sie sie nutzen werden, sodass Susan wieder richtig aufblühte.

Bevor Giftstoffe aus dem Verdauungstrakt in den Körper gelangen, müssen sie zunächst die Leber passieren. Die (Leber-)Pfortader, die vom Darm zur Leber verläuft, führt gesunde Vitamine und Mineralstoffe mit sich, aber genauso Unkrautvernichter und Pestizide, die Nahrungsmittel kontaminieren, sowie BPA und Phthalate von Plastikbehältern. Eine funktionstüchtige Leber leitet diese Giftstoffe zu einem hohen Prozentsatz aus dem Körper – aber einiges bleibt eben im System.

Es gibt vieles, was die Leber schädigt. Daher ist es entscheidend, dass Sie schädigende Substanzen meiden, die die Entgiftungsleistung unterminieren. Alkoholiker sind zum Beispiel aufgrund der alkoholbedingten Leberschädigung öfter von Krankheiten betroffen, denn die Schädigung macht es schwieriger, die übrigen Giftstoffe auszuschleusen. Bereits bei einer geringfügigen Abnahme der Leberfunktion gelangen mehr Giftstoffe in den Kreislauf. Ich glaube, ein Grund, weshalb konventionelle Mediziner diese Giftstoffzufuhr nicht als Problem erkannt haben, besteht darin, dass es den Gesundheitszustand allgemein betrifft und sich nicht nur in einer einzelnen Krankheit äußert.

Glücklicherweise können Sie die Altlasten aus der Vergangenheit beseitigen, wenn Sie wissen, was dieses Schlüsselorgan der Entgiftung schädigt und was ihm hilft. Bis zu einem gewissen Punkt lässt sich die Leber regenerieren. Aber Sie dürfen nicht zu lange warten, bis sich Schäden ansammeln und sich eine Flut von Giftstoffen aufbaut. Dann könnte die Schwächung Ihrer Leber nicht mehr rückgängig zu machen sein. Aus diesem Grund halte ich das Programm in diesem Kapitel tatsächlich für lebensverändernd. Befolgen Sie es in den beiden Wochen konsequent. Und was ist zu tun, wenn Sie wieder einmal unter Gesundheitsproblemen leiden, von denen Sie nicht wissen, wie Sie sie angehen sollen? Entgiften Sie die Leber. Es schadet nie, dort anzufangen.

Drei Wege der Leberentgiftung

Im Folgenden erkläre ich Ihnen die drei Schlüsselfunktionen, mit denen die Leber Ihren Körper von Giftstoffen befreit:

1. Filterung des Blutes, um großmolekülige Substanzen zu entfernen;
2. Synthese und Sekretion von Gallenflüssigkeit, um fettlösliche Giftstoffe zu entfernen;
3. Einsatz von Enzymen für den Abbau toxischer Chemikalien.

Blutfilterung

In jeder Minute werden ca. 2 Liter Blut vom Darm durch die Leber geleitet. Ein intaktes Filtersystem fängt daher unerwünschte Bakterien, intakte Nahrungs- und Bakterienproteine sowie andere toxische Substanzen aus einem überlasteten Darm ab.

Wenn aber die Leber geschädigt ist, arbeitet dieses Filtersystem nicht, wie es sollte. So können etwa Leberkranke (mit z. B. chronisch aktiver Hepatitis) Giftstoffe nicht ausreichend ausscheiden. Stattdessen lässt die Leber diese Giftstoffe in den Blutkreislauf passieren, wo sie oft Gewebe schädigen oder eine Immunreaktion auslösen. Und wenn die Alarmmechanismen des Immunsystems immer wieder ausgelöst werden, entsteht daraus eine Dauerentzündung, was die normalen Stoffwechselprozesse stört und zu einer chronischen Erkrankung führt oder diese verschlimmert.

Gallenproduktion

Im zweiten Schritt produziert die Leber Galle, eine dunkelgrüne oder gelblich-braune Flüssigkeit, die hilft, Fette und fettlösliche Giftstoffe im Darm zu verdauen. Mit anderen Worten, die Galle verflüssigt diese Giftstoffe, was die Ausscheidung aus dem Körper erleichtert. Die Gallenflüssigkeit gelangt in die Gallenblase und wird von dort aus in den Dünndarm abgegeben. Die in der Gallenflüssigkeit gelösten Giftstoffe werden von den Ballaststoffen aufgenommen, die Sie im Rahmen dieses Programms zu sich nehmen. Wenn der Darm dann die Ballaststoffe (über den Stuhl) ausscheidet, können Sie einer Portion der Giftstofflast Adieu sagen.

Aus diesem Grund ist schon in den Wochen 1 bis 4 dieses Programms eine höhere Zufuhr von Ballaststoffen vorgesehen – damit die Giftstoffe resorbiert und ausgeleitet werden können. Sie werden auch in den Wochen 5 und 6 zusätzlich Ballaststoffe aufnehmen, damit die Schadstoffe, zu deren Entfernung die Leber so viel Stoffwechselenergie aufgewendet hat, auch wirklich ausgeschieden und nicht rückresorbiert werden. Zur Erinnerung: Unser Leberentgiftungsprozess hat sich damals so entwickelt, dass er bei einer Aufnahme von 100 bis 150 Gramm Ballaststoffen täglich am besten funktioniert – heute nehmen wir etwa 15 bis 20 Gramm täglich auf. Diese geringe Ballaststoffmenge torpediert die Leberleistung und steigert unsere Giftbelastung.

Enzyme zum Abbau toxischer Chemikalien
Leberenzyme bauen unerwünschte Chemikalien ab, sodass sie schadlos entsorgt oder an Moleküle gebunden werden können, die sie neutralisieren. So werden sie leichter ausgeschieden. Durch Leberenzyme inaktiviert werden:

- Industriechemikalien
- Agrarchemikalien
- Chemikalien aus Konsumprodukten
- Toxine aus dem Darm
- Medikamente
- normale, im Körper erzeugte Substanzen wie die Hormone Östrogen und Testosteron
- Entzündungsbotenstoffe wie Histamine und Prostaglandine

Alle diese chemischen Substanzen bedeuten für Ihren Körper eine riesige Giftlast, wenn sie sich ansammeln können.

Im Verlauf dieses Kapitels werden Sie noch wissenschaftliche Einzelheiten zu den Leberenzymen erfahren.

Der Fall Julie

Julie – übergewichtig und 35 Jahre alt – stand in einem Sweatshirt der Seattle Seahawks vor mir und klagte über Müdigkeit, schlechten Atem und Depression. Sie hatte bereits mehrere Versuche abzunehmen hinter sich, aber sie fühlte sich bei jeder Diät so elend, dass sie sie nicht durchhalten konnte. Jahr um Jahr nahm sie unaufhaltsam weiter zu. Julie ernährte sich von US-amerikanischer Standardkost – große Mengen ungesunde Fette und verschiedene Zuckerarten, aber ein besorgniserregender Mangel an Obst und Gemüse. Sie nahm keine Ergänzungsmittel und trieb keinerlei Sport.

Bei ihrer Arbeit als Maschinistin trug Julie eine Uniform, die sie meist in der Firma ließ und selten wusch. Abends traf sie sich oft mit Freunden auf drei bis vier Bier. Bemerkenswert war angesichts dieser Lebensführung und ihres Essverhaltens, dass ihre Blutwerte normal waren – außer ihren Leberenzymen, von denen einige an der Obergrenze des Normalbereichs lagen.

Julies Leber war überlastet. Ihr Alkoholkonsum hatte ihre Glutathionspeicher geleert, was ihre Leber daran hinderte, sie vor den Lösungsmitteln zu schützen, denen sie bei der Arbeit ausgesetzt war. Ihre Fettspeicher waren so gesättigt mit Lösungsmitteln, dass während ihrer Diäten eine Flut von Giftstoffen aus ihren Fettzellen gelöst wurde. Ihre überlastete Leber konnte diese zusätzliche Belastung nicht bewältigen, und so fühlte sie sich natürlich jedes Mal grauenhaft, wenn sie versuchte abzunehmen.

Ich konzentrierte mich zunächst darauf, den Zustrom von Giftstoffen zu beenden und die Entgiftungsleistung ihres Körpers wiederherzustellen. Das Abnehmen spielte für mich die geringste Rolle. Es gab wichtigere Probleme, um die sie sich kümmern musste. Die Verbesserung der Belüftung am Arbeitsplatz, tägliches Waschen ihrer Uniform, ein erhöhtes Bewusstsein für die Exposition durch Chemikalien und geeignete Maßnahmen, um diese Exposition zu vermeiden – das waren der naheliegende Handlungsbedarf, und Julie machte bereitwillig mit.

Der Umgang mit ihrem hohen Alkoholkonsum war heikler. Ich bot Julie zwei Optionen an: Entweder sollte sie alkoholfreies Bier trinken oder Ergänzungsmittel nehmen, um die Glutathionproduktion zu erhöhen. Sie wählte Letzteres. Sie erhöhte auch ihre Ballaststoffzufuhr – sie begann mit 3 Gramm zweimal täglich und steigerte sich innerhalb von zwei Wochen auf 5 Gramm dreimal täglich. Ich verordnete ihr ein gutes Nahrungsergänzungsmittel mit Vitaminen und Spurenelementen sowie 500 Milligramm N-Acetylcystein zweimal täglich.

Als Julie zwei Wochen später wiederkam, fühlte sie sich so viel besser, dass ich sie zu alkoholfreiem Bier überreden konnte. Das, so erklärte ich ihr, würde sogar den Glutathionspiegel erhöhen. Sechs Monate später waren alle ihre Symptome verschwunden.

Gewichtsreduktion war zwar nicht unser Hauptziel gewesen, aber sie hatte gut 9 Kilogramm abgenommen. Die neueren Erkenntnisse, dass chemische Schadstoffe als »Obesogene« (Fettleibigkeit fördernd) wirken, waren damals noch nicht bekannt, aber durch das Ausleiten dieser Chemikalien aus ihrem Körper, konnte Julies überschüssiges Fett schmelzen, während sie ihre Gesundheit wiederherstellte.

Als Nebenprodukt ihrer Entgiftungsarbeit bildet die Leber Entzündungsbotenstoffe und freie Radikale. Werden diese schädlichen Substanzen nicht ausreichend neutralisiert, können sie die Leber selbst schädigen. Daher ist die in diesem Kapitel vorgestellte Diät reich an Antioxidantien. Außer Eiweiß bieten an Antioxidantien reiche Früchte und Gemüse genau die Nährstoffe, die die Leber braucht, um diese schädlichen Nebenprodukte »zu erledigen«.

Zum Verständnis des Entgiftungsablaufs

Ein dynamisches Stoffwechselsystem wie der menschliche Körper ist immer aktiv, und sein Funktionieren hängt vom Zusammenspiel verschiedener Einheiten ab. Daher ist es besonders wichtig, während der Entgiftung auf die Signale Ihres Körpers zu achten und das Programm auf Ihre Bedürfnisse zuzuschneiden.

Viele Leute glauben, dass nur ein Labortest die richtigen Informationen liefert; aber nichts könnte weniger wahr sein. Es gibt eine Fülle von Möglichkeiten, sich ein Urteil zu bilden – ohne Labortests. In meiner Ausbildungszeit zum naturheilkundlichen Arzt waren die wenigen existierenden Labortests im Vergleich zu den heutigen primitiv. Um herauszufinden, was im Körper eines Patienten vor sich ging, mussten die alten Kliniker daher die Kunst beherrschen, Krankheitszeichen und -symptome quasi von ihren Patienten abzulesen. Da die Entgiftung von grundlegender Bedeutung war, lernten diese Pioniere zu erkennen, wann der Entgiftungsprozess im Gleichgewicht war und wann nicht. Glücklicherweise können Sie diese früheren Erkenntnisse nun für Ihre eigene Gesundheit nutzen.

Meine Lehrer wussten, dass die Symptome eines Patienten sogar schlimmer werden können, sobald der Körper mit der Freisetzung von Giftstoffen beginnt. Der Körper ist froh, wenn er Giftstoffe los wird; wenn Sie also die Schleusen für die Giftstofffreisetzung öffnen, kann die Flut erheblich ansteigen. Dies wird zum Beispiel auch als *Heilungskrise, Entgiftungsreaktion* oder *Herxheimer-Reaktion* bezeichnet. Solange Sie nicht große Mengen an Nervengiften freigesetzt haben, sind diese Symptome fast immer leicht und vorübergehend. Dennoch sind Entgiftungsreaktionen der Hauptgrund, weshalb manche diesen Prozess fürchten. Aber Sie können beruhigt sein: Auch wenn einige wenige unangenehme, aber vorübergehende Empfindungen sehr häufig auftreten, werden Sie mehr Vertrauen in diesen Prozess bekommen, sobald Sie die Kunst der Selbstbeurteilung kennen.

Und wenn Sie gelernt haben, Ihren Zustand selbst zu beurteilen, können Sie auch meine Grundleitlinien zur Steuerung Ihres Entgiftungsprozesses nutzen. Als ersten Schritt müssen Sie lernen, Ihre Körperreaktionen zu interpretieren. So ist eine verringerte Vitalität zum Beispiel ein klares Zeichen für die Überflutung Ihrer Entgiftungssysteme. Das ist einfach, denn jeder spürt, wann er sich entkräftet und schwach fühlt.

Halten Sie fest, wie es Ihnen im Moment geht. Und achten Sie dann während der nächsten zwei Wochen jeden Tag darauf, wie Sie sich fühlen. Es gibt mehrere Möglichkeit, wie Sie dies tun können, zum Beispiel indem Sie täglich Ihre Symptome mithilfe des Bogens in Anhang E (ab Seite 234) festhalten.

Wahrer Pflanzenschutz

Löwenzahn – Seit Jahrhunderten schätzen Kräuterkundige den Löwenzahn als Leberheilmittel.[3] Studien an Menschen und Versuchstieren zeigen, dass Löwenzahn den Gallenfluss fördert, Leberstau verringert sowie Gallengang-Entzündungen, Hepatitis, Gallensteine und Gelbsucht reduziert.[4] Er unterstützt viele Aspekte der Leberentgiftung.

Sie können auch ein Löwenzahn-Ergänzungsmittel einnehmen (vgl. Programm). Oder Sie können Löwenzahnblätter entweder gedünstet oder in Salaten zu sich nehmen. Wenn Sie selbst Löwenzahnblätter ernten, achten Sie darauf, ihn nicht von mit Unkrautvernichtungsmitteln gespritzten Rasen- oder anderen Flächen zu ernten.

Artischocke – Auch Artischockenblätterextrakt (wie im Programm empfohlen) erhöht die Gallensekretion aus der Leber. Die Forschung belegt, dass die Gallensekretion 2 bis 3 Stunden nach Einnahme deutlich erhöht ist.[5] Deshalb wird Artischockensaft inzwischen zur Cholesterinsenkung eingesetzt. Denn die Bildung von Gallenflüssigkeit spielt eine große Rolle für einen ausgeglichenen Cholesterinspiegel. Sie können auch eine Artischocke pro Tag essen, wie im Ernährungsplan vorgesehen. Artischocken werden am besten gekocht und dann mit etwas Öl gewürzt gegessen, das erhöht die Resorption wichtiger Inhaltsstoffe.

Kurkuma – Und schließlich: Verwenden Sie großzügig das Gewürz Kurkuma. (Oder nehmen Sie es – wie im Programm aufgeführt – in Form eines Nahrungsergänzungsmittels zu sich). Kurkuma enthält das gelbe Pigment Curcumin, das ebenfalls die Gallenbildung in der Leber verstärkt und den Cholesterinspiegel im Blut senkt.[6]

Die Anwendung von Löwenzahn, Artischocke und Kurkuma während der nächsten Wochen senkt Ihre Giftstofflast und heilt ihre Leber.

Wenn Ihnen tägliche Kontrolle zu viel ist, tun Sie es unbedingt wenigstens einmal in der Woche. Oft vergisst man über der Sorge wegen Symptomen, wie viel sich schon gebessert hat. Wenn Sie keine Zeit haben, den Bogen auszufüllen, können Sie sich auch morgens beim Aufwachen diese drei Fragen stellen:

1. Habe ich Kopfschmerzen?
2. Riecht mein Atem schlecht?
3. Fühle ich mich morgens nach dem Aufstehen müde und für den Rest des Tages antriebslos?

Ergänzen Sie noch weitere Kriterien zur Beurteilung Ihrer Gesundheit, wenn Sie mögen. Sie lesen dieses Buch vermutlich, weil Sie sich nicht so gesund fühlen, wie Sie sich fühlen möchten. Der ausschlaggebende Punkt ist der ständige Abgleich mit sich selbst, denn jeder weiß selbst am besten, wie er sich fühlt.

Was passiert während der Entgiftung?

Schauen wir uns genauer an, wie der Körper funktioniert. Wie Sie in diesem Kapitel erfahren haben, neutralisieren Leberenzyme bestimmte Giftstoffe. Viele dieser Enzyme sind Hauptakteure im Reinigungstrupp des Körpers und zählen zu den *induzierbaren* oder *adaptiven Enzymen*. Das heißt, der Körper bildet diese Enzyme erst, wenn sie benötigt werden. Erst wenn erhöhte Konzentrationen an Giftstoffen mehr als etwa einen Tag bestehen bleiben, schalten die Gene, die die genannten Enzyme produzieren, in der Regel auf Entgiftung um. Daher fühlen sich viele in den ersten Tagen einer aktiven Entgiftung höher giftstoffbelastet. Was passiert da tatsächlich? Sie fühlen sich schlecht, *weil die Enzyme noch nicht begonnen haben zu wirken*. Ab dem Ende der ersten Woche, *nachdem die Wirkung eingesetzt hat*, sollten Sie sich besser fühlen.

Woran erkennen Sie, ob Sie erfolgreich entgiften? Dafür gibt es folgende Anzeichen:

- Hautausschlag
- vermehrte Schleimproduktion (verstopfte oder laufende Nase)
- Mundgeruch
- übel riechender Stuhl oder Urin
- Kopfschmerzen
- Brustenge, schmerzende Lunge

Diese Symptome zeigen an, dass Ihr Körper die unerwünschten Substanzen über alle möglichen Wege freisetzt. Ab der zweiten Woche bessern sich die Symptome (oder verschwinden vollkommen). Ich betone nochmals, damit Sie genau wissen, was Sie erwarten können: Je mehr Giftstoffe Sie ausscheiden, desto mehr Symptome werden vermutlich auftreten und desto länger dauert es, diese Giftstoffe aus dem Körper auszutreiben.

Wenn man das weiß, ist es leichter, mit den Symptomen zurechtzukommen. Sie sind bald überwunden, und der Gewinn ist es wert, diese Beschwerden auf sich zu nehmen. Wenn es zu beschwerlich wird, können Sie die Geschwindigkeit der Entgiftung selbst anpassen. Wie das funktioniert, zeige ich Ihnen jetzt.

Die Entgiftungsrate anpassen

Sie erinnern sich vielleicht an Conrad aus Kapitel 4. Bei ihm kam es zu Entgiftungsreaktionen, weil er während des Programms seine schlechten Gewohnheiten wieder aufnahm und damit seinen Körper überforderte. Ich komme darauf zurück, um zu zeigen, dass Sie – ganz gleich, was passiert – immer mit Problemen fertigwerden können. Bei Conrad entschleunigte ich die Entgiftung, er erholte sich und nahm das Programm wieder auf.

Malen wir uns das schlimmstmögliche Szenario aus, auch wenn es selten eintritt. Wenn Giftstoffe zu schnell aus den Zellen freigesetzt werden, fühlen Sie sich schlechter, und Ihre Vitalität sinkt. Im unwahrscheinlichsten Fall kann dies sogar gefährlich sein, wenn die Konzentration bestimmter Giftstoffe sehr hoch ist und diese schnell entgiftet werden. Anzeichen einer zu schnellen Entgiftung sind zum Beispiel:

- Benommenheit
- Erschöpfung
- Depression
- Orientierungsverlust
- Schwindelgefühl
- erhöhte Herzfrequenz
- Kopfschmerzen
- Schlaflosigkeit
- Herzrhythmusstörungen
- Reizbarkeit
- Muskelkrämpfe
- Übelkeit
- Kurzatmigkeit
- Schwächezustand

Kommt es bei Ihnen zu solchen Symptomen, hilft es, wenn Sie die Entgiftung entschleunigen, indem Sie die angegebene Kräuterdosierung halbieren und dafür mehr Beeren und mehr Ballaststoffe essen. Nehmen Sie zusätzlich zum normalen Programmablauf einfach dreimal täglich 5 Gramm eines Ballaststoff-Ergänzungsmittels mit einem vollen Glas Wasser ein. Das fördert die Aufnahme aller Giftstoffe, die von der Leber abgegeben werden, und hilft, sie über den Stuhl auszuscheiden. Auf diese Weise laufen Sie nicht Gefahr, dass Giftstoffe rückresorbiert werden. Die faserreichsten Ballaststoffe sind Haferkleie oder Leinsamenpulver (siehe auch Seite 102). Weizenfasern empfehle ich nicht, da so viele Menschen negativ auf Weizen reagieren.

Ich hoffe, diese Tipps geben Ihnen das nötige Selbstvertrauen, um ohne Sorge Ihre Entgiftung mit der Intensität durchführen zu können, mit der Sie sich wohlfühlen.

Die wissenschaftliche Grundlage der Leberenzyme

Der enzymatische Prozess in der Leber umfasst die Phasen I und II. Mein Ernährungsprogramm versorgt Sie mit unterstützenden Nahrungsmitteln und Ergänzungspräparaten.

Die Wechselwirkungen zwischen Phase I und Phase II sind recht komplex. Wie Sie sehen können, passieren alle Giftstoffe die Leber, die sie in diesen deutlich abgegrenzten Phasen abbaut; jede dieser Phasen benötigt ihre eigenen spezifischen Nährstoffe. Das Programm liefert die Unterstützung, die für jede Phase der Enzymaktivität in der Leber erforderlich ist.

Abbildung 5.1 Pfade der Leberentgiftung

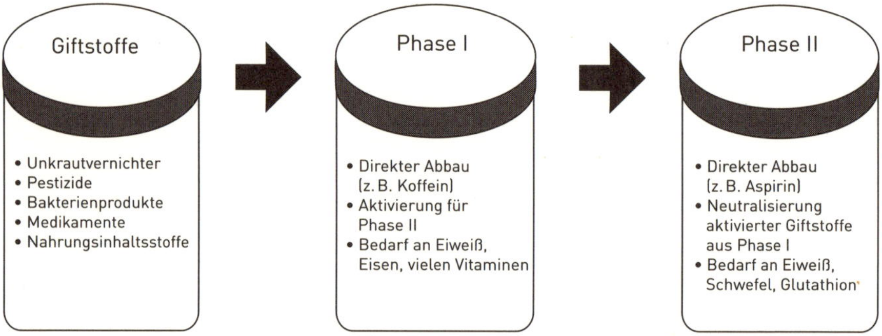

Ich erwarte nicht, dass Sie jedes Detail nachvollziehen können, aber die Quintessenz ist, dass für eine optimale Entgiftung viele biochemische Stoffwechselprozesse zusammenspielen müssen. Als Wissenschaftler finde ich es aufregend, einen Blick darauf zu erhaschen, wie die Natur in uns arbeitet. Da konventionelle Mediziner nicht wissen, wie Entgiftung unterstützt werden kann, habe ich von ihnen leider oft gehört, dass Entgiftung ein natürlicher Prozess ist, der keine weitere Unterstützung braucht. Es ist einfacher, das Problem einer überlasteten und geschwächten Entgiftungsleistung beiseitezuschieben, als nach Möglichkeiten zu suchen, wie dieses komplexe System optimal funktionieren kann.

Dies ist ein besonders einleuchtendes Beispiel für die auf Krankheitsbehandlung ausgerichtete konventionelle Medizin – sie funktioniert so gut bei akuten Problemen wie Infektionen und Verletzungen, bei denen eine direkte Beziehung zwischen Ursache und Wirkung besteht. Bei grundsätzlichen Gesundheitsproblemen aber versagt sie häufig. Die meisten Giftstoffe verursachen unterschiedslos im ganzen Körper Schäden. Das Fehlen einer direkten

Verbindung zwischen einem bestimmten Giftstoff und einer bestimmten Erkrankung passt nicht in das vorherrschende Schema der Medizin. Deshalb ist sich die konventionelle Medizin der wahren Gründe nicht bewusst, warum in der Bevölkerung schlechte Gesundheit und Krankheiten so weit verbreitet sind. Die Entgiftung Ihres Körpers wird nicht nur helfen, sich heute besser zu fühlen, sondern sie wird auch Ihr zukünftiges Erkrankungsrisiko reduzieren.

Jeder, der versteht, wie Entgiftungsorgane und -systeme zusammenarbeiten, sieht ein, was die naturheilkundliche Medizin schon lange weiß: Unterstützt man die Entgiftungsprozesse, unterstützt man die vordere Verteidigungslinie des Körpers.

Entgiftung in Phase I

Organe und Systeme sind nicht statisch. Sie interagieren durch die von Wissenschaftlern sogenannten *metabolischen Prozesse* (Stoffwechselprozesse). Die Schilddrüse produziert das Hormon Thyroxin, das jeder Zelle signalisiert, wie viel Energie sie erzeugen muss. Die Bauchspeicheldrüse produziert Insulin, das den Zellen übermittelt, wie viel Zucker resorbiert werden muss. Das sind nur zwei Beispiele für etwa 5000 metabolische Prozesse, die sich in jedem Moment in unserem Körper abspielen. Schauen wir uns nun einige von denen an, die in der Leber ablaufen.

In Phase I gibt es drei Möglichkeiten, wie die Leberenzyme einen Giftstoff verstoffwechseln, das heißt abbauen – und entfernen können:

1. durch Neutralisieren, das heißt durch chemisches Aufspalten;
2. durch Umwandlung in eine wasserlösliche Form (Hydrolyse) zur Ausscheidung über die Nieren;
3. durch Umwandlung in eine chemisch aktivere Form, die als aktive Zwischenstufe bezeichnet wird.

Solche aktive Zwischenstufen werden weiter verarbeitet und schließlich in Phase II neutralisiert.

Drei Methoden der Entgiftung in Phase I

Die Leber filtert Giftstoffe auf verschiedenen Wegen aus. Aber während des Prozesses in Phase I führen bestimmte Enzyme sehr spezifische Entgiftungs- und Umwandlungsaktivitäten aus. Schauen wir uns diese drei Methoden an:

1. **Giftstoff-Neutralisierung** – Viele toxische Chemikalien werden in der Leber vollständig durch die Enzyme der vorderen Verteidigungslinie abgebaut. Doch jedes Mal, wenn die Phase-I-Enzyme einen Giftstoff umwandeln, bilden diese Enzyme freie Radikale. Diese müssen umgehend neutralisiert werden, da sie sonst die Leber schädigen.
   Nehmen wir an, jemand isst einen Giftpilz, dann macht die Leber praktisch Überstunden, um die Gifte des Pilzes zu neutralisieren, und bildet dabei eine Kaskade freier Radikale, die die Speicher an schützenden Antioxidantien, speziell Glutathion, aufbrauchen. Wenn nicht ausreichend Glutathion vorhanden ist, kann der Schaden so weitreichend sein, dass die Leber zerstört wird. Aus diesem Grund können Menschen an Giftpilzen sterben – das Gift führt zu Leberversagen. Eine ausreichende Konzentration an Antioxidantien aufrechtzuerhalten, schützt Ihre hart arbeitende Leber. Und daher werden Sie in den nächsten zwei Wochen Ihren Antioxidantien-Spiegel erhöhen.
   Cysteinreiche Nahrung und Nahrungsergänzung durch N-Acetylcystein helfen, eine hohe Belastung durch Giftstoffe, Karzinogene und Oxidantien zu reduzieren. Als Erhaltungsdosis und zur Unterstützung der Aufnahme von Antioxidantien sind 100 bis 500 Milligramm täglich angemessen.[7] Zur Entgiftungsförderung sollten Sie größere Mengen nehmen, nämlich 500 Milligramm zweimal täglich.[8]
2. **Giftstoff-Hydrolyse** – Fettlösliche Giftstoffe wie Unkrautvernichter und Pestizide, die ich in Kapitel 3 angesprochen habe, neigen dazu, sich in den Zellen und Fettgeweben festzusetzen. Studien belegen ihre hohen Halbwertszeiten und damit lange Verweildauer im Körper. Wenn sie erst einmal drin sind, bekommt man sie schlecht wieder heraus. In diesem Fall setzt die Leber Enzyme ein, die sie wasserlöslich machen. So kann der modifizierte Giftstoff aus der Leber transportiert und in die Galle abgegeben werden oder mit dem Blut in die Nieren gebracht und dann mit dem Urin ausgeschieden werden.[9]
3. **Giftstoff-Umwandlung** – Wenn die Leberenzyme der Phase I einen Giftstoff weder neutralisieren noch wasserlöslich machen können, tun sie das Beste unter diesen Umständen: Sie modifizieren ihn und überlassen den Rest der Phase II. Aber viel zu oft bleiben die modifizierten Stoffe doch hängen und verursachen noch mehr Schäden.

Glutathion

Wie bereits erwähnt, ist Glutathion (GSH) das wichtigste Antioxidans im gesamten Körper. Glutathion neutralisiert freie Radikale, besonders die in Phase I gebildeten. Es unterstützt aber auch Prozesse der Phase II, die den Körper von persistenten organischen Schadstoffen (POP) entgiften. Wenn das vorhandene Glutathion aufgebraucht ist, wird die Leber anfälliger für Schädigungen durch freie Radikale. Die von Glutathion abhängigen Enzyme der Phase II können daher Ihren Körper nicht so leicht von den Unkrautvernichtern und Pestiziden der modernen Landwirtschaft befreien.

Das benötigte Glutathion liefert entweder Ihre Ernährung (genauer gesagt das Cystein, das beim Abbau von Glutathion in Lebensmitteln entsteht) oder entsteht durch körpereigene Synthese – der Körper kann nämlich selbst Glutathion aus verschiedenen Substanzen herstellen. Egal, ob die wesentlichen Glutathionvorstufen aus der Nahrung (wie z. B. aus frischem Obst und Gemüse wie Avocado, aus gekochtem Fisch, Milchprodukten, Walnüssen und Fleisch) oder aus Ergänzungsmitteln stammen: Sie müssen ausreichend Glutathion aufnehmen. Ergänzungsmittel mit Glutathion zur oralen Einnahme sind nicht sonderlich wirksam, weil GSH im Darm abgebaut wird. Bitte wenden Sie Glutathion in topischer oder liposomaler Form an; solche Präparate sind in guten Drogerien oder Reformhäusern erhältlich.

Der Körper kann auch selbst Glutathion bilden – das ist die wichtigste Methode für unsere Versorgung mit dieser Substanz. Manche Substanzen wie N-Acetylcystein (NAC) liefern dem Körper hohe Konzentrationen an Cystein. Bei Tieren, die NAC erhalten haben, erhöht sich die Lebenserwartung, da es die Glutathionsynthese steigert. Wenn genügend Cystein vorhanden ist, kann der Körper schnell Glutathion produzieren. Letztlich bedeutet das, dass NAC die Konzentration dieses wichtigen Antioxidans in Blut, Leber, Zellen und Mitochondrien erhöht. Nachweislich hilft NAC auch, die Nebenwirkungen chemotherapeutischer Arzneimittel bei der Krebsbehandlung zu senken – dasselbe gilt für Antibiotika, die gegen Infektionen angewendet werden.[10]

Frisches Obst und Gemüse enthalten gut 50 bis 600 Milligramm Glutathion pro Kilogramm. Größere Mengen sind in Sesamsamen und Sonnenblumenkernen enthalten. Deshalb werden Sie in den Wochen 5 und 6 des Programms mehr dieser Nahrungsmittel zu sich nehmen.

Wenig Glutathion enthalten industriell verarbeitete Lebensmittel, die meisten Milchprodukte (wenig Glutathion in Milch, viel in Molkenextrakt), die meisten Getreide, Hülsenfrüchte und Nüsse (außer Walnüsse). Tiefkühlprodukte behalten ihren Glutathiongehalt. Fast das gesamte Glutathion in Lebensmitteln wird zu Cystein abgebaut, das der Körper dann zur Glutathionsynthese verwendet.
Bei Menschen mit bestimmten Erkrankungen wurde ein Glutathionmangel nachgewiesen. Das liegt vermutlich an deren erhöhtem Bedarf – sowohl als Antioxidans als auch zur Entgiftung.[11] Zu diesen Störungen gehören:

- Atemnotsyndrom des Erwachsenen (ARDS)
- altersbedingter Hörverlust
- Atherosklerose
- Hirnfunktionsstörung
- Krebs
- Herz-Kreislauf-Erkrankung
- Grauer Star (Katarakt)
- chronisch-obstruktive Lungenerkrankung (COPD)
- zystische Fibrose
- Arzneimittelüberempfindlichkeit
- Dubin-Johnson-Syndrom
- Emphysem
- hämolytische Anämie
- Leberzirrhose
- HIV-Infektion
- idiopathische Lungenfibrose
- Nierensteine
- metabolische Azidose
- Mehrfachresistenz gegen Arzneimittel
- Myokardinfarkt
- neurologische Symptome
- Osteoporose
- reduzierte Entzündungsantwort
- Schizophrenie

Studien zeigen, dass der Glutathionspiegel bei einem großen Anteil der älteren Bevölkerung niedrig ist.[12] Auch Vitamin-B-Mangel führt zu einer verminderten Glutathionproduktion.

Nehmen wir ein Beispiel: Jeder weiß, dass Rauchen Krebs verursacht. Aber haben Sie sich schon einmal gefragt, wie genau es dazu kommt? Nämlich dadurch, dass die Leber ihre Aufgabe nicht erfüllen kann, bestimmte Giftstoffe in Phase I zu modifizieren. Sie leitet dann nicht vollständig modifizierte – und noch gefährlichere – Formen der Stoffe an Phase II weiter.

Schauen wir uns also die Verbindungen an, die Zigarettenrauch so giftig machen und warum deren Entgiftung so schwierig ist.

Die Substanzgruppe der sogenannten polyzyklischen aromatischen Kohlenwasserstoffe sind die Übeltäter. Entsprechend der US-amerikanischen Behörde für Schadstoffe und Krankheitsregister (ATSDR) sind polyzyklische aromatische Kohlenwasserstoffe (PAH) in Steinkohlenteer, Rohöl und vielen anderen Stoffen zu finden.[13]

PAH entstehen, wenn Kohle, Öl, Gas, über Holzkohle gegrilltes Fleisch und – richtig – Zigaretten verbrannt werden. Wenn Sie in der Nähe eines Kohlekraftwerks leben, Ihr Fleisch grillen, mit einem Ölofen heizen oder Zigaretten rauchen, nehmen Sie PAH auf. PAH schädigen die DNA – was die Entstehung von Krebs, Lungenerkrankungen, Fortpflanzungsstörungen und Entwicklungsproblemen fördern kann.[14]

Nun sollten Sie genau darauf achten, was passiert, wenn Ihre hart arbeitende Leber versucht, PAH unschädlich zu machen. (Das betrifft auch andere Giftstoffe in Phase I.) Wenn die Leber diese Aufgabe nicht abschließen kann, sind Sie noch schlechter dran als vorher. Denn PAH (und bestimmte andere Giftstoffe) sind *nach* der Phase-I-Aktivierung stärker krebserregend. Was bedeutet das nun genau?

Bei manchen Menschen mit sehr aktiver Phase I ist die Phase II verlangsamt – eine Kombination, die manchmal als *pathologische Detoxifikation* bezeichnet wird. In diesem Szenarium werden in Phase I toxische Varianten eines gefährlichen Stoffs schneller aufgebaut, als sie in Phase II unschädlich gemacht werden. Das Endergebnis sind massivere toxische Reaktionen auf chemische und industrielle Gifte.

Um ein solches Ungleichgewicht zu vermeiden, unterstützt mein Programm *sowohl* Phase I *als auch* Phase II. Bestimmte Nährstoffe, die sich z. B. in Beeren und Kräutern wie Kurkuma finden, können auch zur direkten Neutralisierung dieser modifizierten Giftstoffe beitragen, sodass sie Ihnen bei der Passage durch Ihren Körper nicht schaden können, bis sie dann in Phase II unschädlich gemacht werden.

Entgiftungsaktivatoren der Phase I

Die in der nachfolgenden Tabelle aufgelisteten Lebensmittel, die bereits in dieser Phase Teil des Programms sind, wirken in der Stärkung der Enzymfunktionen der Leber zusammen.

Tabelle 5.3 Substanzen, die die Entgiftung in Phase I aktivieren

Nahrungsmittel	Weißkohl, Brokkoli und Rosenkohl
	eiweißreiche Kost
	Orangen und Mandarinen, Zitrusschalen (jedoch keine Grapefruitschalen)
Nährstoffe	Eisen
	Niacin, Vitamin B_1 (Thiamin) und B_2 (Riboflavin)
	Vitamin C
	Cystein, Methionin, Taurin – Vorkommen hauptsächlich in tierischen Produkten wie Fisch, Eiern und in den meisten Milchprodukten, für Vegetarier in Tang, Krill und Bierhefe
Kräuter	Kümmel und Dillsamen (oder auch Dillsamenöl)

Kohlgewächse

In allen Abschnitten des Programms essen Sie sehr viel mehr Gemüse aus der Kohl-Familie (Weißkohl, Brokkoli und Rosenkohl). Dieses Gemüse essen Sie auch in den Wochen 5 und 6, denn es enthält Nährstoffe und chemische Verbindungen, die die Entgiftungsenzyme der Phase I und II stimulieren. Zwei dieser Verbindungen, Vitamin C und die Substanz Indol-3-Carbinol stimulieren sowohl die Entgiftungsenzyme des Darms als auch die der Leber[15] und schützen Sie gegen verschiedene Giftstoffe einschließlich Karzinogene. Kohlgewächse können Sie also gegen Krebs schützen, speziell Brustkrebs.

Limonene

Orangen und Mandarinen (sowie Kümmel- und Dillsamen) enthalten Limonene, eine pflanzliche Substanz, für die im Tierversuch eine präventive und therapeutische Wirkung gegen Krebs belegt wurde.[16] Als jemand, der im Wissenschaftsausschuss zweier Stiftungen sitzt, die die Krebsforschung unterstützen, befürworte ich auf jeden Fall eine Nachfolgestudie zur Anwendung von Limonenen beim Menschen.

Was hemmt die Entgiftung in Phase I?

Genau wie bestimmte Nahrungsmittel und Kräuter die Enzymaktivität in Phase I unterstützen, sind andere kontraproduktiv. So zum Beispiel senkt Grapefruit eine bestimmte Enzymaktivität, die hilft, dem Brustkrebs vorzubeugen, und Koffein abbaut. Andere häufige Hemmstoffe (Inhibitoren) der Phase-I-Entgiftung sind in Tabelle 5.4 aufgeführt. Ich empfehle Ihnen, sie während dieses Programms möglichst zu meiden, damit Ihr Körper während der Entgiftung keine widersprüchlichen Botschaften erhält.

Tabelle 5.4 Inhibitoren der Phase-I-Entgiftung

Arzneimittel	Benzodiazepin-Antidepressiva (z. B. Demetrin (Prazepam), Librium (Chlordiazepoxid), Fluxet (Fluoxetin), Valium (Diazepam))
	Antihistaminika (gegen Allergien)
	Cimetidin und andere Präparate zur Dämpfung der Magensaftproduktion (gegen Magengeschwüre)
	Ketoconazol
	Sulfaphenazol
Nahrungsmittel	Naringenin in Grapefruit
	Curcumin im Gewürz Kurkuma (reduziert die Aktivität bestimmter Phase-I-Enzyme; jedoch überwiegen seine anderen Vorteile, besonders sein Schutz vor oxidativer Schädigung)
	Capsaicin in roten Chilischoten
	Eugenol in Gewürznelkenöl
Anderes	Alterung
	Toxine unerwünschter Bakterien im Darm

Im Rahmen des Programms werden Sie das indische Gewürz Kurkuma oder ein Ergänzungsmittel zu sich nehmen, das den aktiven Inhaltsstoff Curcumin enthält. Sie haben vielleicht bemerkt, dass Curcumin die Aktivität bestimmter Phase-I-Enzyme senkt. Allerdings hat es insgesamt einen sehr positiven Effekt: Curcumin erhöht die Galleproduktion, hemmt die Karzinogen-Aktivierung in Phase I, stimuliert die Phase II und hemmt das Wachstum von Krebszellen unmittelbar.[17]

Curcumin ist nicht der einzige Nährstoff, der in beiden Phasen der Leberentgiftung Vorteile bringt. Die Prozesse in Phase I und II überlappen sich, und beide sind bei der Umwandlung einiger Chemikalien zu gleichen Teilen beteiligt. Diese Überlappung hilft der Leber dabei, die tödlichsten Giftstoffe aus dem Körper zu entfernen.

Nicht alle diese Entgiftungspfade sind gleichermaßen effizient; aber da ein einzelnes System immer wieder überfordert sein oder schlecht funktionieren kann (z. B. aufgrund genetischer Veranlagung), verstärkt dieses Sicherungssystem den Schutz gegen Giftstoffe.

Wie entwickelt sich die Entgiftungsleistung, wenn Sie älter werden?

Wenn die DNA altert und durch Giftstoffe geschädigt wird, verliert der Körper im Allgemeinen die Fähigkeit, die Enzymproduktion bei Bedarf zu steigern. Alle Entgiftungsenzyme werden nach und nach weniger wirksam. Deshalb ist es in diesem Fall ganz besonders wichtig, Giftstoffe schnellstmöglich loszuwerden!

Kurz gesagt: Um sicherzustellen, dass die Phase I gut funktioniert, beachten Sie folgende Empfehlungen:

- Essen Sie reichlich Kohl (Weißkohl, Brokkoli und Rosenkohl).
- Essen Sie Nahrungsmittel mit hohem Vitamin-B-Gehalt (Nährhefe, Vollkorn) und hohem Vitamin-C-Gehalt (Paprikaschoten, Weißkohl, Tomaten und Zitrusfrüchte wie Orangen und Mandarinen, jedoch keine Grapefruit).

Entgiftung in Phase II

Wie oben bereits angesprochen: Wenn Enzyme der Phase I die Entgiftung nicht abschließen können, leiten sie eine modifizierte Variante des ursprünglichen Giftstoffs weiter zu Phase II. Dieser modifizierte Giftstoff wird »aktivierte Zwischenstufe« genannt. Solche aktivierten Zwischenstufen können auch entstehen, wenn sich die Phase II verlangsamt. Das kann dann die folgenden Auswirkungen haben:

- erschöpfte Glutathionspeicher (aufgrund von Giftstoffüberlastung, Alkoholkonsum oder regelmäßiger Einnahme von Paracetamol)
- schlechte Mitochondrienfunktion
- bestimmter Nährstoffmangel
- zu wenig Bewegung
- zu wenig Schilddrüsenhormone

Nun wissen Sie, warum Glutathion eine Schlüsselrolle in diesem Programm spielt. Durch Glutathion-Ergänzungsmittel und die empfohlene Glutathion-reiche Nahrung aktivieren Sie die Schlüsselenzyme der Phase II.

Und was hat es mit der Bewegung auf sich? Es kann zum Teufelskreis werden, wenn die Giftstoffbelastung selbst Ihre Bewegunsfähigkeit einschränkt, was dann wiederum Ihre Entgiftungsleistung untergräbt. Die gute Nachricht ist, dass Sie mein Programm wieder in die Lage versetzen wird, die richtigen Nährstoffe ein- und aufzunehmen. Das bedeutet letztlich, dass Sie damit Ihre Entgiftungsleistung steigern. Und durch die neu gewonnene Energie und das steigende Wohlbefinden fällt Ihnen körperliche Aktivität wieder leichter. Wenn Sie sich zu müde für sportliche Übungen fühlen, dann sollten Sie zumindest 20 Minuten spazieren gehen. Das kurbelt die Blutzufuhr zu Ihrer Leber an und hilft dem Entgiftungsprozess.

Der durchdachte Plan in diesem Kapitel bietet die einzigartige Gelegenheit, die Entgiftungsmechanismen wiederherzustellen und zu entgiften. Deshalb empfehle ich, jeden Aspekt des Neun-Wochen-Programms einzuhalten.

Unterstützung der Phase-II-Entgiftung

Das sind die Hauptnährstoffe, die Sie in diesem Programm zur Unterstützung der Phase-II-Entgiftung zu sich nehmen werden:

- Kohlgemüse (Weißkohl, Brokkoli und Rosenkohl), limonenhaltige Nahrungsmittel (Schale von Zitrusfrüchten, Dillsamenöl und Kümmelöl)
- Glycin (in Pute, Algen und Soja)
- eiweißreiche Nahrung (kleine Fische, Eier und Milchprodukte wie Hartkäse und Feta)
- cholinreiche Nahrung (Lecithin, Eier), Folsäure (grünes Blattgemüse) und Vitamin B_{12} (tierische Quellen oder Nahrungsergänzungsmittel)
- NAC und cysteinreiche Nahrungsmittel (Milchprodukte, Bohnen, Vollkornprodukte)
- B-Vitamine (Hefe, Vollkorn)
- Vitamin C (Paprikaschoten, Weißkohl, Zitrusfrüchte)
- Fischöl

Was hemmt die Entgiftung in Phase II?

An anderer Stelle habe ich erwähnt, dass manche, die bereits an Gesundheitsbeschwerden leiden – oder auch besonders Gesundheitsbewusste – gern einen Schritt weiter gehen, um die Resultate des Programms noch zu steigern.

Das ist nun Ihre Chance. So wichtig es auch ist, eine gesunde Entgiftung mithilfe dieses Programms zu unterstützen, so können Sie doch leider nicht davon ausgehen, dass Sie dieses Programm auf der Grundlage einer vernünftigen Ernährung beginnen. Auch wenn die Zwei-Wochen-Diät als Starthilfe dabei hilft, die häufigsten Nährstoffdefizite zu korrigieren, so ist das Ausmaß des Nährstoffmangels bei vielen Menschen in den USA und in vielen Industrieländern aufgrund schlechter Ernährungsgewohnheiten doch wesentlich größer. Ein Mangel an bestimmten Schlüsselsubstanzen schränkt die Fähigkeit des Körpers ein, die Entgiftung der Phase II erfolgreich zu durchlaufen. Nährstoffdefizite spielen dabei die Hauptrolle. Daher gebe ich auch Dosierungsempfehlungen, um diese Defizite auszugleichen. Die Anwendung dieser zusätzlichen Nahrungsergänzungsmittel ist eine freiwillige Entscheidung dieses Programms. Sie kann aber sehr hilfreich sein, um sicherzugehen, dass Sie alles in sich haben, was Sie für eine erfolgreiche Phase II brauchen.

- Selenmangel: Nehmen Sie eine Selendosis von 150 Mikrogramm (μg) täglich ein.
- Glutathionmangel: Nehmen Sie NAC in der empfohlenen Dosis von 500 Milligramm (mg) zweimal täglich ein.
- Zinkmangel: Nehmen Sie 25 mg Zink täglich ein.
- Eiweißarme Kost: Erhöhen Sie die Eiweißzufuhr durch gesunde Proteine, wie sie kleine Fische, Eier von frei laufenden Hühnern und Soja aus biologischem Anbau liefern.
- Folsäuremangel: Nehmen Sie aktivierte Folate (MTHF und, falls erhältlich, BH4) in einer Dosis von 400 μg pro Tag ein.
- Vitamin-B_{12}-Mangel: Nehmen Sie 500 μg Vitamin B_{12} (als Methylcobalamin) täglich ein.
- Mangel an den Vitaminen B_2, B_5 oder C: Nehmen Sie täglich eine Vitamin-B_2-Dosis von 10 mg, eine Vitamin-B_5-Dosis von 250 mg und zweimal täglich eine Vitamin-C-Dosis von 1000 mg ein.
- Molybdänmangel: Nehmen Sie täglich eine Molybdän-Dosis von 200 μg ein.

Wie erkennen Sie, dass die Entgiftungsleistung Ihrer Leber nicht ausreicht?

In der Regel sind umfangreiche Bluttests erforderlich, um die Dysfunktion eines bestimmten Entgiftungssystems der Leber ermitteln zu können. Es gibt jedoch Krankheitszeichen und Symptome, die einen Hinweis auf mangelnde Entgiftungsleistung geben. Immer wenn es zu einer unangenehmen Reaktion auf ein Medikament oder einen Giftstoff kommt, können Sie ziemlich sicher sein, dass ein Entgiftungsproblem besteht. Zu den Symptomen einer beeinträchtigten Leberfunktion gehören folgende:

- unerwünschte Reaktionen auf Sulfit als Nahrungsmittelzusatzstoff (so z. B. in Fertig-Kartoffelsalat, Salaten aus Salatbuffets, Wein und Trockenfrüchten)
- asthmatische Reaktionen nach Restaurantessen
- Koffeinunverträglichkeit (selbst bei kleinen Mengen können Sie abends nicht einschlafen)
- intensiver Uringeruch nach Genuss von Spargel
- Übelkeitsgefühl nach Verzehr von Knoblauch
- Gelbfärbung von Augen und Haut, die nicht auf eine Hepatitis zurückzuführen sind
- Unverträglichkeit von Parfümen oder intensiven Gerüchen

Genetische Unterschiede

Bei manchen Menschen legt der Genuss von Spargel eine genetische Variante in Bezug auf die Leberentgiftung offen. Spargel ist das einzige Nahrungsmittel mit der schwefelhaltigen Verbindung Asparagusinsäure. Ein bestimmtes Leberenzym (Sulfitoxidase) bestimmt, ob und sogar wie jemand die Asparagusinsäure abbaut. Genetische Faktoren bestimmen auch, ob Ihr Körper nach Genuss von Spargel eine Verbindung bildet, die einen intensiven Geruch im Urin hinterlässt. Dieser Geruch ist bei Chinesen ungewöhnlich, während er bei der überwiegenden Zahl von Franzosen (und anderen Europäern) auftritt. In den USA nehmen 50 Prozent der Erwachsenen diesen Effekt wahr.[18] Zusätzlich wird die Geschichte dadurch verkompliziert, dass es auch genetisch bedingt ist, inwieweit Menschen diesen speziellen Uringeruch nach dem Essen von Spargel wahrnehmen können.

Genetische Unterschiede treten auch bei kritischeren Körperreaktionen auf. Warum können manche Menschen anscheinend ungestraft ihr Leben lang rauchen, während andere, die lediglich mit einem Raucher zusammenleben, an Lungenkrebs erkranken? Forscher fanden heraus, dass die Entstehung von Krebs in der Tat durch zwei kritische Faktoren bestimmt wird:

1. Exposition gegenüber mehreren Karzinogenen;
2. schlecht funktionierende Entgiftungsenzyme.[19]

Und hier ist noch ein Beispiel, wie genetische Unterschiede in der Entgiftungsleistung den Gesundheitszustand beeinflussen. Fast 5 Prozent aller Krankenhauseinweisungen in den USA sind auf unerwünschte Arzneimittelwirkungen (UAW) zurückzuführen, in Deutschland sind es ungefähr 2,4 Prozent (*https://www.der-arzneimittelbrief.de/de/Artikel.aspx?SN=6221*). Bei den über 65-jährigen sind die Zahlen noch höher, denn die UAW sind Anlass für eine von sechs Krankenhausaufnahmen![20] Dies ist ein blinder Fleck in der Gesundheitsindustrie. Wenige Leute wissen, dass entsprechend den standardisierten Behandlungskriterien korrekt verordnete Arzneimittel tatsächlich die vierthäufigste Todesursache in den Vereinigten Staaten sind.[21] In Europa sind die Zahlen ähnlich. Warum? Aufgrund der Art und Weise, wie Arzneimittel geprüft und verordnet werden. Selbst wenn anhand einer statistisch aussagefähigen Anzahl von Patienten nachgewiesen wurde, dass ein Arzneimittel bei einem bestimmten Symptom wirksam ist, heißt das noch nicht, dass dieses Medikament für jeden dieser Patienten gut ist. Auch sagen solche Studien nichts darüber aus, bei wem das Medikament eine schädliche Reaktion hervorrufen kann. Was die Funktionsfähigkeit von Enzymen angeht, so gibt es tausend Variationsmöglichkeiten in Phase I und zehn Varianten bei den Enzymen der Phase II. Das bedeutet, dass die Standarddosierung eines Medikaments in der Regel bei 10 Prozent der Patienten zu Nebenwirkungen führt. Und das gilt auch umgekehrt, das heißt, einige Medikamente wirken nicht, weil sie zu schnell verstoffwechselt werden.

Einige – aber nicht alle – Patienten leiden unter den Nebenwirkungen verschreibungspflichtiger Arzneimittel. Bis vor Kurzem war es unmöglich vorherzusagen, *bei wem* ein Nebenwirkungsrisiko besteht. Aber Leberenzyme können darauf Hinweise geben.

Wenn wir die unterschiedlichen Reaktionen von Patienten auf verschreibungspflichtige Medikamente beobachten, sehen wir buchstäblich Leberenzyme bei der Arbeit. Genetische Variationen geben die unterschiedliche Enzymaktivität von Person zu Person vor, aber die meisten Ärzte widmen diesen deutlichen Unterschieden keine Aufmerksamkeit. Doch genau das würde Menschen helfen, die richtigen Entscheidungen für ihre Gesundheitsversorgung zu treffen.

Menschen reagieren unterschiedlich auf Arzneimittel, weil ihre Entgiftungsfähigkeit für die im Arzneimittel enthaltenen Substanzen unterschiedlich ist. Ist die Entgiftungsleistung geschwächt, steigt die Wahrscheinlichkeit, dass es zu Nebenwirkungen, auch schwerwiegenderen, kommt. Das heißt, bei eingeschränkter Entgiftungsfunktion ist das Risiko bei der Einnahme eines Arzneimittels höher. Meiner Meinung nach sollte kein Arzt ein möglicherweise toxisches Medikament verordnen, ohne vorher festzustellen, wie gut die Enzyme, die das Medikament verstoffwechseln, funktionieren. Leider ist dies den meisten Ärzten (außer sie praktizieren wie ich) nicht bewusst. Ich rate Leuten oft, die Sache selbst in die Wege zu leiten. Weisen Sie Ihren (naturheilkundlichen) Arzt darauf hin, dass es Gentests gibt, die Aufschluss geben können, welche Medikamente für sie gut oder schlecht sind.

Wie gut lassen sich Giftstoffe eliminieren?

Hier ein weiteres Beispiel für die Rolle, die Leberenzyme der Phase I und II in der Entgiftung spielen. Wer Arzneimittel wie Paracetamol nimmt,[22] denkt in der Regel nur daran, was dieser Wirkstoff tut, und nicht daran, was der Körper tun muss, um ihn anschließend wieder loszuwerden. Die Substanz kann auf vier Wegen aus dem Körper entfernt werden:

1. unveränderte Ausscheidung über die Nieren mit dem Urin;
2. Bindung an Glucuronsäure (wird aus Blutzucker gebildet) in Phase II und Ausscheidung mit dem Urin;
3. Bindung an Schwefel und Ausscheidung mit dem Urin;
4. Metabolisierung in Phase I zu dem hochtoxischen N-Acetyl-p-benzochinonimin, das im Idealfall sofort an Glutathion bindet und dann mit dem Urin ausgeschieden wird (der größte Teil wird auf diese Weise aus dem Körper entfernt).

Wenn jedoch die Metabolisierung in der Phase II nicht gut funktioniert oder die Glutathionspeicher durch exzessiven Alkoholkonsum erschöpft sind, wird es schwieriger, N-Acetyl-p-benzochinonimin zu entfernen. Die Substanz schädigt dann Leberzellen und kann sie sogar zerstören. Das ist ein Grund, warum über 56 000 Menschen Jahr für Jahr aufgrund von Nebenwirkungen von Paracetamol in der Notaufnahme landen. Interessanterweise besteht die Standardbehandlung zur zügigen Elimination von N-Acetyl-p-benzochinonimin in diesen Fällen in der intravenösen Gabe von N-Acetylcystein (NAC), das die Glutathionproduktion der Leber deutlich erhöht. Die Toxizität von

Paracetamol ist überdies eine der Hauptursachen von akutem Leberversagen – auch in Europa. Dieses Beispiel zeigt einmal mehr, warum eine hohe Giftstoffbelastung so riskant ist. Je mehr Giftstoffe Sie aufnehmen, desto mehr erschöpfen Sie Ihre Glutathionspeicher und desto schädlicher werden damit *alle* Giftstoffe.

Wie können Sie sich schützen, wenn Sie Paracetamol anwenden? Nehmen Sie NAC ein. Dieser großartige Nährstoff erhöht die Glutathionproduktion der Leber. Natürlich warne ich Sie trotzdem davor, Paracetamol übermäßig einzunehmen oder übermäßig Alkohol zu konsumieren. Aber zu wissen, wie die Leber funktioniert, kann es Ihnen leichter machen, ihre Entgiftungsleistung zu unterstützen.

Zusätzliche Hilfen bei schwacher Leberentgiftung

Bei vielen Menschen ist die Entgiftungsfunktion aus all den in diesem Kapitel besprochenen Gründen schwach. Wenn die Befolgung meiner Hinweise in diesem Kapitel keine Wirkung zeigt, tun Sie am besten Folgendes:

1. Korrigieren Sie auf jeden Fall alle in Frage kommenden Nährstoffdefizite, und halten Sie sich dazu an die Dosierungsempfehlungen im Abschnitt »Was hemmt die Entgiftung in Phase II« dieses Kapitels.
2. Versuchen Sie, alle verordneten Medikamente gegen solche auszutauschen, die eine geringere Schädigung der Entgiftungssysteme verursachen.
3. Schauen Sie sich noch einmal den Abschnitt »Gift-Problemlöser« in Kapitel 2 an, und prüfen Sie, ob es noch weitere Giftstoffquellen gibt, die Sie ausschalten können.
4. Folgen Sie weiterhin konsequent dem Giftstoff-Vermeidungsplan, den ich in Kapitel 2 empfehle, während der gesamten neun Wochen dieses Programms.
5. Kehren Sie auch in Zukunft immer wieder zu dem zweiwöchigen Leber-Entgiftungsprogramm dieses Kapitels zurück. Wenn Sie nicht gerade eh schon dieses Programm absolvieren, können Sie jeden Tag Kurkuma und Mariendistel einnehmen.

Im letzten Kapitel werde ich im Einzelnen besprechen, wie Sie ein Leben mit niedriger Giftbelastung leben können.

Abbildung 5.2 Paracetamol-Entgiftung

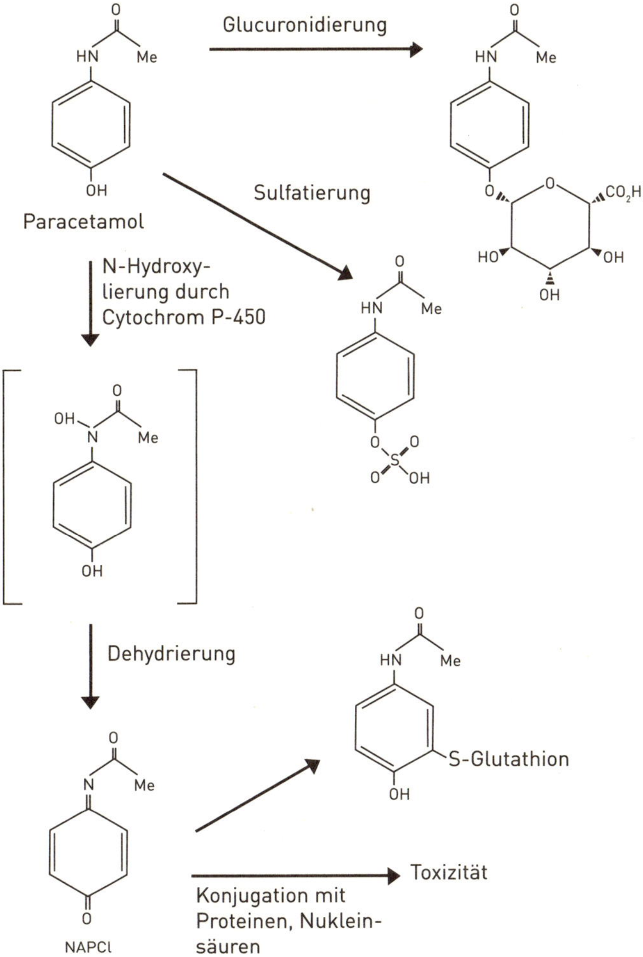

Wie den Menschen in den vorgestellten Fallbeschreibungen, habe ich Tausenden weiteren dankbaren Patienten geholfen, ihre Gesundheit enorm zu verbessern – wobei es bei vielen sogar zur völlig gegensätzlichen Entwicklung ihrer Krankheit kam. Und ich selbst habe genau dieselben Entgiftungstechniken angewandt, wie sie in diesem Buch empfohlen werden.

Ich kann nicht genug betonen, dass mangelhafte Gesundheit und chronische Erkrankungen inzwischen nahezu völlig auf eine wachsende Giftstoffbelastung und weitverbreitete Ernährungsdefizite zurückzuführen sind. Das bedeutet nicht, dass das, was ich empfehle, einfach umzusetzen ist. Sonst hätten wir nicht eine so kranke Gesellschaft. Hinzu kommt, dass Sie zur wirksamen und sicheren Entgiftung die von mir empfohlenen Schritte strikt befolgen müssen. Wie bereits in früheren Kapiteln dargestellt, müssen wir die Entgiftungssysteme Ihres Körpers auf die Freisetzung der Giftstoffe aus den Zellen vorbereiten, weil es sonst zur Überlastung kommt. Ein Hauptgrund, warum es für übergewichtige Menschen schwer ist, tatsächlich an Gewicht zu verlieren, liegt darin, dass ihre Entgiftungssysteme schnell überlastet sind, wenn die Giftstoffe aus ihrem Fettgewebe freigesetzt werden. Diese Giftstoffe verursachen Symptome, die einer Dauergrippe gleichen, und sind auch Gift für die Funktion der Schilddrüse. Das kann zu Depression und Erschöpfung führen. Glücklicherweise können Sie auf einem sicheren Weg entgiften und diesem Schicksal entkommen.

Mit Ende der Wochen 5 und 6 des Programms haben Sie Phase I und Phase II ins Gleichgewicht gebracht und die Entgiftungspfade der Leber gestärkt und unterstützt. In den nun folgenden Wochen 7 und 8 werden Sie das drittwichtigste Entgiftungsorgan des Körpers unterstützen – die Nieren.

Die gute Nachricht ist, dass Sie sich bei der Entgiftung nicht schlecht fühlen werden, wenn Sie sich an mein neunwöchiges Programm halten. Und die vielen Gesundheitsvorteile, von denen Sie profitieren, sind eine wunderbare Belohnung für alle Ihre Mühen.

6
Erholung Ihrer Nieren

Am Anfang dieses Buches mussten Sie sich mit zwei Dingen vertraut machen: woher Giftstoffe kommen und wie Sie Ihre Giftstoff-Exposition verringern können. In den ersten beiden Wochen des Programms haben Sie begonnen, Nahrung ohne Giftstoffe zu sich zu nehmen. Die meisten Menschen, die natürliche Gesundheitskonzepte kennen, haben vermutlich schon von einer Leber- und Nierenreinigung gehört. Aber diese Praktiken bestehen üblicherweise nur aus Rezepten und liefern kein zentrales Verständnis für die Interkonnektivität der Organe im Körper.

Was ist Interkonnektivität? Die Entgiftungsorgane des Körpers arbeiten ja nicht isoliert für sich. Sie sind Systeme, die miteinander in Verbindung stehen und zusammenarbeiten. Wie in Kapitel 4 erwähnt, beeinträchtigt ein giftüberlasteter Darm die Entgiftung doppelt: Er kann die schädlichen Giftstoffe nicht resorbieren, die von unerwünschten Darmbakterien, belasteten Nahrungsmitteln, Konsumprodukten und Industrieemissionen stammen. Darüber hinaus bildet er selbst schädliche Stoffe und fördert so die Entstehung weiterer schädlicher Zerfallsprodukte.

Und wenn diese Stoffe dann in die anderen Entgiftungsorgane gelangen, erhöhen sie zusätzlich die Giftstoffbelastung und reduzieren die Entgiftungsleistung. Deshalb sieht der zweite Abschnitt des Programms die Darmentgiftung vor, damit Ihre Leber entlastet wird. Der nächste Schritt bestand darin, die Leberaktivität in Phase I und Phase II zu verbessern.

An diesem Punkt sollten Sie sich schon wesentlich energiegeladener fühlen. Nun, in den Wochen 7 und 8, werden Sie das drittwichtigste Entgiftungsorgan des Körpers entgiften – die Nieren. Auch wenn Sie vermutlich nicht oft über Ihre Nieren nachdenken, können Sie nicht erfolgreich entgiften, wenn Ihre Nieren nicht richtig funktionieren. Die US-amerikanische Mayo Clinic führt die folgenden Symptome als typisch bei Nierenerkrankung auf – auch wenn sie normalerweise erst bei erheblicher Nierenschädigung auftreten:

- Übelkeit
- Erbrechen
- Appetitlosigkeit
- Müdigkeit und Schwäche
- Schlafstörungen
- veränderte Harnmenge
- verminderte geistige Klarheit
- Muskelzucken und -krämpfe
- Schluckauf
- geschwollene Füße und Knöchel
- dauernder Juckreiz
- Brustschmerzen bei Flüssigkeitsansammlung im Herzbeutel
- Kurzatmigkeit bei Flüssigkeitsansammlung in der Lunge
- hoher Blutdruck (Hypertonie), der schwer einzustellen ist

Warum müssen die Nieren so hart arbeiten? Weil sie mit Schwermetallen, Chemikalien und schädlichen Industrieemissionen fertigwerden müssen, wie ich schon in den Kapiteln 1 und 2 erläutert habe. Und einige dieser Schadstoffe kann man einfach nicht vermeiden. Viele der Chemikalien in Landwirtschaft und Industrie greifen speziell die Nieren an. Dazu gehören:[1]

- persistente organische Schadstoffe (*persistent organic pollutants*, POP)
- Chemikalien, die für die Herstellung von Kunststoffen verwendet werden, wie 1,1-Dichlorethen
- Pestizide und Pestizidrückstände wie Dioxane, Dibrommethan, Chlordecon, Chlorbenzol und Hexachlorcyclopentadien (HCCPD)
- keimtötende Produkte wie Ethylenoxid
- Lösungsmittel wie Chloroform, Bromoform, Hexachlorbutadien und Xylole
- Steinkohlenteer-Derivate (Abkömmlinge) wie Benzofuran
- Flammschutzmittel wie Bromdichlormethan und Flammschutzmittel auf Phosphatester-Basis
- Chemikalien, denen wir möglicherweise regelmäßig ausgesetzt sind wie Frostschutzmittel (Ethylenglycol), Benzin (mit Klopfschutzmittel Methyl-tert-butylether – MTBE), Mineralölkohlenwasserstoffe sowie perfluorierte Alkylverbindungen für Antihaftbeschichtung von Pfannen und atmungsaktive, fett-, öl- und wasserabweisende Textilien
- gegrillte Nahrungsmittel, die nierenschädigende Substanzen wie Nitrosamine enthalten
- Lebensmittelzusatzstoffe wie Propylenglycol

Ich kann Ihnen sagen, dass eine schlechte Nierenfunktion umkehrbar ist. In den langen Jahren meiner Praxis habe ich vielen Menschen geholfen, ihre Nierenfunktion wiederherzustellen und ihre Entgiftungsleistung zu verbessern. Die Forschung und meine klinische Erfahrung bestätigen, dass Sie mit der richtigen Unterstützung Giftstoffe sicher und wirksam aus Ihrem Körper entfernen, Symptome reduzieren, das Krankheitsrisiko senken und Ihre Gesundheit verbessern können.

Warum betone ich die Wichtigkeit der Nieren? Nieren filtern das Blut und sind das zweitwichtigste Organ zur Giftstoffausscheidung. Über 20 Prozent der gesamten Blutmenge passieren sie jeden Tag. Das ist einmal mehr ein Beweis dafür, dass Entgiftung ein entscheidender Teil des physiologischen Konzepts von Menschen ist.

Die Nieren sind ein bohnenförmiges Organpaar. Sie arbeiten Tag und Nacht, 24 Stunden an sieben Tagen die Woche, um die Giftstoffe, die Sie beim Essen und Trinken aufnehmen, aus dem nie versiegenden Blutstrom herauszufiltern. Wird die Giftbelastung so hoch, dass sie nicht mehr bewältigt werden kann, verlangsamen sie ihre Arbeit. Und bei völliger Überlastung, werden die Nieren selbst toxisch; es kommt zu Nierensteinen, Infektionen, Zysten und Tumoren. Und schließlich arbeiten sie überhaupt nicht mehr, und es kommt zu einem lebensbedrohlichen Zustand.

Leider sind wir inzwischen einer so hohen Giftstoffbelastung ausgesetzt, dass die Nieren der meisten Menschen frühzeitig erschöpft sind. Die Folge: Unsere Fähigkeit, die vielen Giftstoffe loszuwerden, verschlechtert sich dramatisch, und nahezu jeder wird im Laufe der Jahre immer kränker. Die durchschnittliche Nierenbelastung der meisten Menschen ist so hoch, dass sie bis zu ihrem Tod 50 Prozent ihrer Nierenfunktion verloren haben.

Aber das ist noch nicht alles. Die Nieren müssen den Körper auch von toxischen Rückständen anderer Stoffwechselprozesse befreien. Auch wenn die Nieren es meistens noch schaffen, die meisten Giftstoffe aus dem Blut zu entfernen, so sind sie oft nicht mehr in der Lage, die nächste Phase des Prozesses zu bewältigen: den Transport dieser Giftstoffe in den Harn, mit dem sie dann aus dem Körper ausgeschieden werden. Wird der Entgiftungsprozess unterbrochen, sammeln sich die Giftstoffe schließlich in den Nieren selbst an. Mit steigender Konzentration kann dieses Gebräu die Nieren ernsthaft schädigen.

Was verursacht den Verlust der Nierenfunktion?

Es gibt nicht den einen Weg, durch den man seine Nieren schädigt. Vielmehr verursachen viele Faktoren den Verlust der Nierenfunktion. Arbeitet das Organ nicht mit höchster Effizienz, sammeln sich Giftstoffe in Ihrem Körper.

Daher werden Sie während des zweiwöchigen Nieren-Entgiftungsprogramms die folgenden zwei Dinge tun:

1. die Nieren mit den richtigen Nährstoffen versorgen, damit sie ihre Arbeit machen können;
2. die Aufnahme von Substanzen begrenzen, die die Nieren schädigen.

Die pharmazeutische Medizin verspricht, dass eine Pille jedes Problem lösen kann. Deshalb finden es die meisten Leute ungewöhnlich, einfach nur andere Nahrungsmittel zu essen und so die richtigen Nährstoffe zu sich zu nehmen, wie ich es empfehle. Allerdings ist es kontraproduktiv, schlechte Gewohnheiten beizubehalten, die genau das Organ schädigen, das Sie heilen wollen. Deshalb ist es genauso wichtig, das Richtige zu tun wie das Falsche zu lassen.

Das zweiwöchige Nierenentgiftungsprogramm

Hier ein kurzer Überblick über das, was Sie in den Wochen 7 und 8 tun bzw. nicht tun werden. Nachdem ich Ihnen das Programm erklärt habe, gehe ich auf die einzelnen Punkte und ihre Wichtigkeit ein. Ich werde Ihnen auch zeigen, wie Sie das Programm für die optimale Entgiftungsleistung und -ausscheidung anpassen können. Normalerweise sieht das Programm keine tierischen Proteine vor, Sie können aber, wenn Sie möchten, in der ersten Woche tierisches Protein in Ihren Speiseplan mit aufnehmen. Es gibt aber zwei gute Gründe, auf tierisches Protein zu verzichten: Zunächst einmal belasten die Abbauprodukte von tierischem Eiweiß Ihre Nieren zusätzlich. Und zweitens reichern sich chemische und metallische Giftstoffe in konventionell gezüchtetem Fleisch an. Ein Verzicht reduziert somit Ihre Giftstoffbelastung weiter.

Zum Verständnis des Nierenentgiftungsprogramms

Die Nieren filtern unser Blut bemerkenswerte sechzigmal pro Tag – es ist damit einer unserer beständigsten und entscheidendsten Entgiftungsmechanismen. Bei den vielen Prozessen unseres Körpers entstehen chemische Substanzen. Diese sind an sich toxisch und müssen ausgeschieden werden. Diese Aufgabe fällt oft den Nieren zu, die folgende Substanzen eliminieren müssen:

- Ammoniak
- Harnstoff
- Harnsäure
- Kreatinin
- Stoffwechselprodukte von Hormonen
- wasserlösliche Giftstoffe nach Phase II
- Schwermetalle und Industriegiftstoffe
- künstliche, in der Natur nicht vorkommende Substanzen (z. B. POP)
- überschüssige Salze, Vitamine und Phosphate

Haben Sie schon einmal bemerkt, dass der Urin leuchtend gelb bzw. orange wird, wenn Sie B-Vitamine oder ein Multivitaminpräparat genommen haben? Das ist ein Zeichen dafür, dass Ihre Nieren überschüssiges Vitamin B_2 ausgeschieden haben.

Auch wenn die Nieren regelmäßig Giftstoffe aus dem Blut entfernen, so haben sie doch gelegentlich Schwierigkeiten, diese Giftstoffe in den Urin weiterzuleiten. Die Giftstoffe sammeln sich also in den Nieren an und verursachen eine dauerhafte Schädigung. So tritt zum Beispiel mangelnde Nierenfunktion häufig bei Rauchern auf, wobei die Giftstoffe aus dem Tabak nicht nur die Nieren schädigen, sondern auch den entscheidend wichtigen Blutstrom zu den Nieren beeinträchtigen.

Tabelle 6.1 Nahrungs- und Ergänzungsmittel in den Wochen 7 und 8

WOCHEN 7 UND 8 – NAHRUNGSMITTEL
• keine tierischen Proteine (oder Milchprodukte) während dieser Woche
• 3 x täglich ca. 90 g Nüsse und Samenkerne wie Mandeln, Cashewkerne und Kürbiskerne (reich an Magnesium)
• 2 x täglich 2 großzügige Portionen grünes Blattgemüse (reich an Nährstoffen), mit Dill und Kümmel gewürzt
• 1 x täglich ein oder zwei Portionen Vollkornprodukte wie Reis, Hirse oder Quinoa
• 2 x täglich zwei Zitrusfrüchte (außer Grapefruit)
• 2 x täglich 240 ml Rote-Bete-Saft
• täglich frischer Ingwersaft: aus etwa 2,5 cm gepresst, mit Rote-Bete-Saft einnehmen
• Blaubeeren: 1 Tasse = ca. 120 g täglich

WOCHEN 7 UND 8 – NAHRUNGSERGÄNZUNGSMITTEL
• Magnesiumcitrat: 500 mg 2 x täglich
• Kurkuma (Theracurmin oder Merival): 300 mg 2 x täglich
• Ginkgo biloba: 60 mg 2 x täglich
• Gotu Kola: 100 mg 2 x täglich
• Ballaststoffe: 5 g in Form eines Präparats 3 x täglich
• NAC: 500 mg 3 x täglich
• Multivitaminpräparat
SONSTIGES
• Salzkonsum auf unter 0,5 g – etwa ⅛ Teelöffel – pro Tag senken (ja, das werden Sie überraschend schwer finden)
• Phosphate (z. B. verarbeiteter Käse, Fischkonserven, Sonnenblumenkerne) auf unter 400 mg pro Tag senken
• mindestens 4 Liter reines gefiltertes Wasser pro Tag (Aktivkohlefilter sind sehr gut!)
• Atemanweisungen befolgen

Ein weiteres Beispiel ist das Schwermetall Cadmium. Zwar könnten die Nieren Cadmium glücklicherweise schnell aus dem Blut filtern. Doch unglücklicherweise bleibt Cadmium viel zu oft in den Nieren gebunden und schädigt in konzentrierter Form die zarten Gewebsstrukturen. Das führt zu oxidativem Stress. Falls Sie sich fragen, wie Oxidation aussieht, sehen Sie sich ein rostiges Auto oder ein Stück bröseliges Gummi an, das lange in der Sonne gelegen hat. Rost ist oxidiertes Eisen, und bei sprödem Gummi handelt es sich um oxidierte Kohlenstoffmoleküle. Im Prinzip geschieht dasselbe in Ihrem Körper, vor allem wenn die DNA oder Mitochondrien oxidiert werden. Das sind nämlich die Hauptursachen der Alterung.

Die dramatische Abnahme unserer Fähigkeit zur Ausscheidung von Giftstoffen erklärt auch, warum fast jeder mit zunehmenden Alter kränker wird. Die Nierenfunktion 85-Jähriger gegenüber der 25-Jähriger ist halb so groß.

Schutz für die Nieren

Hauptaufgabe der Nieren ist es, Giftstoffe aus dem Blut zu filtern. Dazu müssen die Nieren natürlich angemessen von Blut durchströmt werden. Nur wenn eine ausreichende Mikrozirkulation – der Blutfluss durch die winzigen Blutgefäße der Nieren – besteht, können die Nieren auch richtig arbeiten. Die Forschung hat nachgewiesen, dass eine eingeschränkte Blutversorgung der Nieren der Hauptgrund für eine verschlechterte Nierenfunktion im zunehmenden

Alter sein kann.[2] Eine verminderte Blutzufuhr führt überdies zu vermehrtem Narbengewebe um die Nieren, was die Blutmenge weiter verringert.

Alles, was die Blutzufuhr zur den Nieren reduziert, vermindert auch die Ausscheidung von Giftstoffen. Rauchen, erhöhter Blutdruck, Fettleibigkeit und sogar fettreiche Kost können die Mikrozirkulation schädigen. Während die meisten Menschen wissen, dass all dies nicht gesund ist, sind sich nur wenige bewusst, dass auch bestimmte weitverbreitete Nahrungsmittelzusätze die Mikrozirkulation beeinträchtigen und damit die Entgiftungsfähigkeit der Nieren ernsthaft gefährden.

Abbildung 6.1 Abnahme der Nierenfunktion mit steigendem Alter

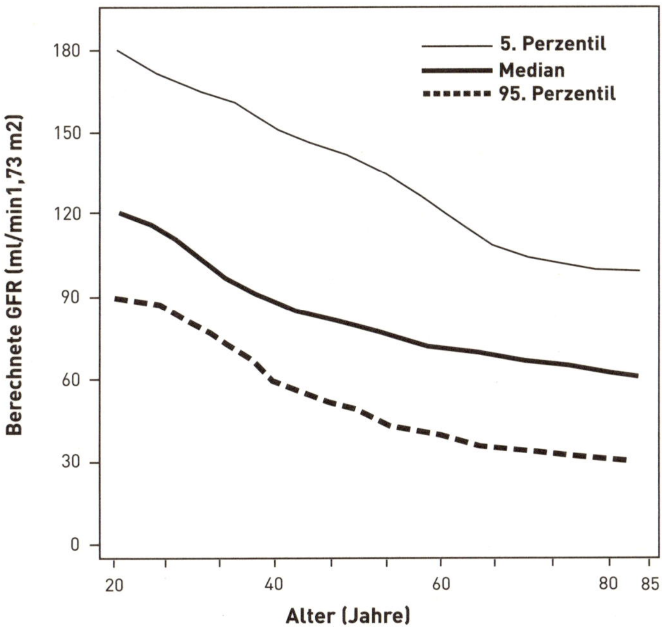

Drei Wege der Giftstoffausscheidung durch die Nieren

Die Nieren haben drei Möglichkeiten, Giftstoffe auszuscheiden:

1. Filterung der meisten kleinen und mittelgroßen Moleküle aus dem Blut. Die Glomeruli (kleine Gefäßknäuel) funktionieren wie ein Sieb, in dem man Nudeln abtropfen lässt: Sie behalten die großen Moleküle im Blut und lassen nur die kleinen Moleküle in die Nieren passieren, sodass sie mit dem Urin ausgeschieden oder – wenn es sich um nützliche Moleküle handelt – in den Körper rückresorbiert werden können.
2. Passive Diffusion fettlöslicher Moleküle in den Urin. Passiv bedeutet hier, dass die Giftstoffe von selbst aus Nierenbezirken mit hoher Konzentration in den Urin mit niedriger Konzentration übertreten. Ausreichend Wasser zu trinken, hilft, den Urin zu verdünnen, dadurch können diese Giftstoffe die Nieren leichter verlassen.
3. Aktiver Transport in den Urin. Die Nieren verbrauchen Energie, um bestimmte Enzyme und Moleküle zu bilden, die besonders schwierige Giftstoffe aus dem Blut binden und in den Urin abgeben.

Abbildung 6.2 Schema der Nierenfiltration

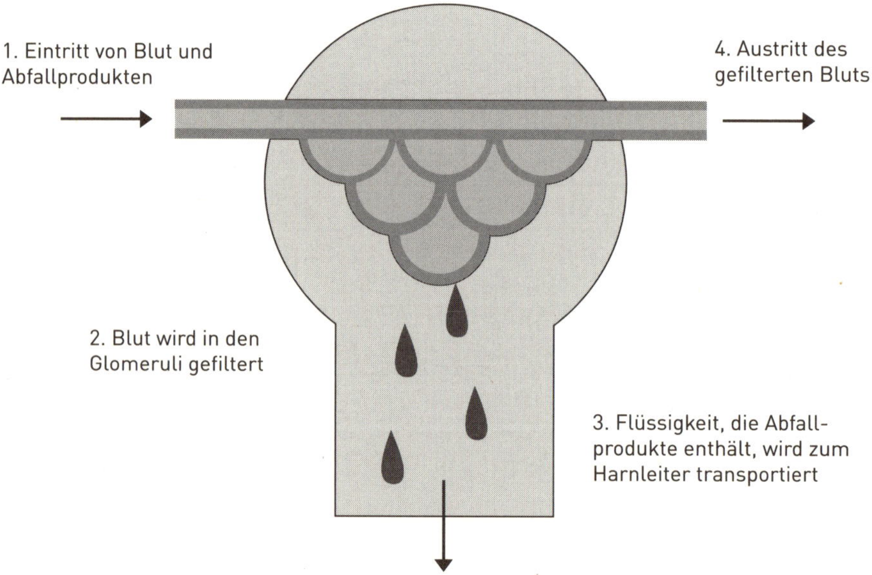

Übermäßiges Nahrungseiweiß

In der Regel sollte man 1 Gramm Eiweiß pro Kilogramm Körpergewicht täglich zu sich nehmen. Wenn Sie also z. B. 70 Kilogramm wiegen, sollten Sie 70 Gramm Eiweiß pro Tag aufnehmen. Ein Ei hat 6 Gramm Eiweiß, ca. 90 Gramm Weißkohl haben 1 Gramm Eiweiß. Nahezu alle natürlichen Nahrungsmittel haben einen gewissen Eiweißgehalt – sie brauchen also keine besonders eiweißreiche Kost zu essen. Eiweißreiche Kost kann zwar günstig fürs Abnehmen, über Jahre hinweg jedoch sehr anstrengend für die Nieren sein.

Übermäßiger Phosphatgehalt

Phosphorhaltige Zusatzstoffe, die sogenannten Phosphate, werden tausendfach eingesetzt – für den Säureausgleich, speziell in kohlensäurehaltigen Getränken, als Backtriebmittel in Brot oder zur Farb- und Feuchtigkeitskonservierung, als Trennmittel und Aromastoffe. Phosphor ist ein chemisches Element, das für die Zellstruktur und -funktion essenziell ist; wenn es aber im Übermaß aufgenommen wird, hat es viele unerwünschte Wirkungen.

Wenn Sie zum Beispiel Limonaden mit hohem Phosphatgehalt trinken, gelangen diese Phosphate schließlich in Ihren Blutkreislauf, wo sie die Blutzufuhr zu den Nieren vermindern und somit den wichtigen Filterungsprozess einschränken können. Erhöhte Phosphatwerte im Blut sind sogar eines der ersten Zeichen von Niereninsuffizienz.[3] Es ist schwierig, Phosphate zu vermeiden, weil sie in so vielen Nahrungsmitteln enthalten sind (siehe Tabelle 6.2).

Tabelle 6.2 Hauptquellen der Phosphataufnahme

Verarbeitete Nahrungsmittel	Beispiele für Phosphatzusatzstoffe
Milch und Milchprodukte	Phosphorsäure, Natriumphosphat, Calciumphosphat, Kaliumtripolyphosphat
Fertiggerichte auf Körnerbasis	modifizierte Lebensmittelstärke, Natriumsäurepyrophosphat, Natriumhydrogenphosphat
Brote, Brötchen und Tortillas	Natriumaluminiumphosphat, Calciumdihydrogenphosphat, Natriumsäurepyrophosphat
Brot mit Backtriebmittel (z. B. Backpulver), Brotprodukte und Gebäck	Natriumsäurepyrophosphat, Natriumaluminiumphosphat, Calciumhydrogenphosphat, Calciumdihydrogenphosphat, Calciumsäurepyrophosphat
Geflügel	Natriumtripolyphosphat, Natriumtripoly-/-hexametaphosphat-Mischungen, Natriumsäurepyrophosphat, Tetranatriumpyrophosphat
Pizza	Dinatriumhydrogenphosphat, Tricalciumphosphat, Tetranatriumpyrophosphat, Natriumsäurepyrophosphat

Gemüse	Calciumhydrogenphosphat, Natriumphosphat, Dinatrium-hydrogenphosphat, Natriumsäurepyrophosphat, Dinatrium-hydrogendiphosphat
Fertiggerichte mit Fleisch, Geflügel, Fisch und Meeresfrüchte	Natriumtripolyphosphat, Natriumsäurepryophosphat, Trinatriumphosphat
Fleisch	Kaliumtripolyphosphat, Tetrakaliumpyrophosphat, Natrium-hexametaphosphat
eiweißreiche pflanzliche Nahrung	Natriumhexametaphosphat, Natriumtripolyphosphat
Cerealien	Dinatriumhydrogenphosphat, Tricalciumphosphat, Trinatriumphosphat
Eier	Natriumhexametaphosphat, Kaliumtripolyphosphat, Natriumdihydrogenphosphat
Fisch und Meeresfrüchte	Natriumsäurepyrophosphat, Kaliumtripolyphosphat, Tetrakaliumpyrophosphat, Natriumtripolyphosphat
herzhafte Snacks, Cracker, Snackriegel	Calciumphosphat, Natriumhexametaphosphat, Tricalcium-phosphat
Desserts	Calciumphosphat, modifizierte Maisstärke, Dinatriumhydro-genphosphat, Tetranatriumpyrophosphat
mit Zucker gesüßte Ge-tränke, Diätgetränke, alkoholische Getränke	Phosphorsäure
Säfte aus 100 Prozent Saft	Calciumphosphat
Früchte	Kaliumdihydrogenphosphat
Suppen	Dinatriumhydrogenphosphat, Tricalciumphosphat
Würzmittel, Saucen	Phosphorsäure, Dinatriumhydrogenphosphat, modifizierte Lebensmittelstärke, Natriumhexamonophosphat

Abbildung 6.3 verdeutlicht, dass eine übermäßige Phosphataufnahme mit höherer Sterblichkeit – unabhängig von der Ursache – einhergeht.

Der Fall Charles

Mit steigendem Alter verschlechterte sich Charles' Gesundheit. Auch wenn er das als eine normale Entwicklung empfand, bemerkte er doch, dass er weit weniger Energie hatte als seine gleichaltrigen Freunde. Schon mit 50 Jahren war sein Blutdruck relativ hoch, was auf eine Herzkrankheit hindeutete. Überdies wurde bei ihm Typ-2-Diabetes diagnostiziert. Nun, mit 61 Jahren, fühlte er sich so chronisch krank, dass sein Arzt umfangreichere Labortests

Abbildung 6.3 Übermäßige Phosphorzufuhr und Gesamtsterblichkeit

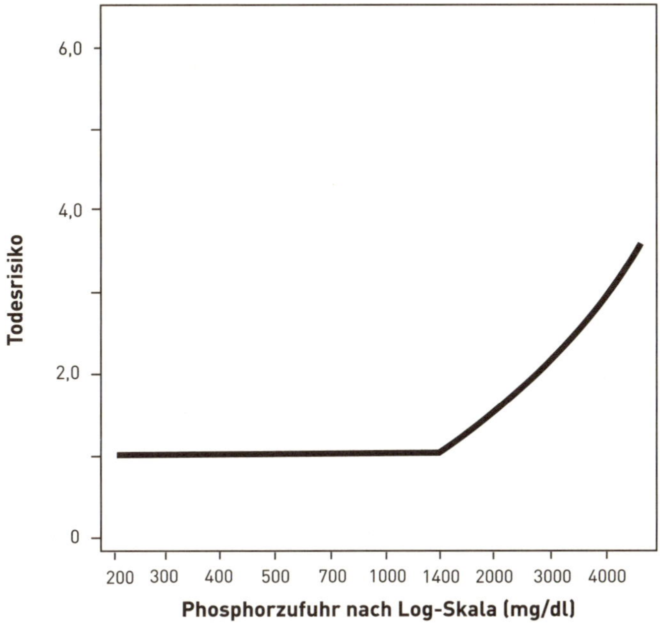

machen ließ und feststellte, dass Charles' Nierenfunktion eingeschränkt war. Weitere Tests zeigten eine Schädigung und Blockade der Arterien, die die Nieren versorgen. Seine glomeruläre Filtrationsrate (GFR) war sehr schlecht und entsprach der eines 90-Jährigen. Auch das Plasmakreatinin (ein Abbauprodukt des Muskelstoffwechsels) war erhöht, denn die Nieren sind für seine Ausscheidung zuständig. Sein Nierenfacharzt sagte ihm voraus, dass er innerhalb von 18 bis 24 Monaten auf die Dialyse angewiesen sein würde.

Mein Kollege Kerry Bone, ein Kräuterexperte aus Australien, empfahl Charles ein dreiteiliges Programm, das nahezu identisch mit dem war, das Sie in der zweiten Woche dieser Phase meines Programms durchführen werden. Charles aß nun mehr nitratreiche Nahrungsmittel (grünes Blattgemüse und Rote-Bete-Saft) und reduzierte die Entzündungswerte durch Genuss von Schokolade, Blaubeeren, Himbeeren, Erdbeeren, Brombeeren und Knoblauch. Auch die Nahrungsergänzungsmittel, die er einnahm – Fischöl, Kurkuma und Anthocyane –, trugen zur Verringerung der Entzündung bei. Als zentrale pflanzliche Heilmittel umfasste das Programm Ingwer, Gotu Kola und Ginkgo biloba zur Verbesserung der Mikrozirkulation. Fünf Monate später kam Charles zur Kontrolluntersuchung. Viele Nierenparameter, einschließlich der Filterleistung, hatten sich enorm verbessert.

Resultate wie diese sind in der konventionellen Medizin schlicht unbekannt, denn dort wird Niereninsuffizienz als unaufhaltsam fortschreitende Erkrankung betrachtet. Monate später brauchte Charles immer noch *keine* Dialyse, und seine GFR war die eines 50-jährigen Mannes.

Das Fazit ist: Ohne richtig arbeitende Nieren keine erfolgreiche Entgiftung. Allerdings lässt sich eine Schädigung umkehren. Fortschreitender Verlust der Nierenfunktion ist nicht unvermeidlich. Dank des Ernährungsprogramms verdoppelte sich bei Charles die Giftstofffiltrationsrate seiner Nieren von 35 auf 74 – eine in der konventionellen Medizin noch nie dagewesene Steigerung. Er erlebte eine stetige Besserung seiner Gesundheit und seines Wohlbefindens. Ihrem Körper eine Chance zu geben, bedeutet, die Schädigung zu beenden und die Wiederherstellung zu erleichtern. Sie hätten sicher auch lieber die Nieren von jemandem, der viele Jahre jünger ist!

Verbesserung der Mikrozirkulation

Eine ausreichende Blutversorgung der Nieren ist von entscheidender Bedeutung für die Entgiftung. Deshalb werden Sie in diesem Programm Nahrungsmittel, Kräuter und Gewürze zu sich nehmen, deren günstige Wirkung auf die Mikrozirkulation der Nieren bekannt ist.

Das meiste, was ich empfehle, ist einfach zu bekommen und schmeckt auch köstlich. Bitte bauen Sie die nächsten zwei Wochen möglichst viel davon in Ihren täglichen Speiseplan ein:

- Rote-Bete-Saft
- Blaubeeren
- Schokolade
- Kurkuma (Gelbwurz)
- Ginkgo biloba
- Ingwer
- Gotu Kola
- Multivitaminpräparat

Rote-Bete-Saft

Während dieses Programms sollten Sie zweimal täglich ca. 240 Milliliter frisch gepressten Rote-Bete-Saft trinken. Dieser Saft strotzt vor natürlichen Nitraten, die im Körper zu Stickstoffmonoxid umgewandelt werden. Stickstoffmonoxid erweitert die Blutgefäße, sodass der Blutfluss spürbar deutlich erhöht wird. In einer Studie wurde nachgewiesen, dass Menschen mit peripheren Gefäßerkrankungen, die Rote-Bete-Saft tranken, deutlich länger zu

Fuß gehen konnten, bis sie starke Schmerzen spürten – ein Beleg dafür, dass der Kreislauf durch Erweitern der Blutgefäße verbessert wurde (siehe Abbildung 6.4).

Der Nutzen von Rote-Bete-Saft für eines der Ziele in diesem Programm, die Steigerung der Mikrozirkulation der Nieren, liegt somit auf der Hand.

Abbildung 6.4 Gehstrecke in Minuten bis zum Schmerzeintritt

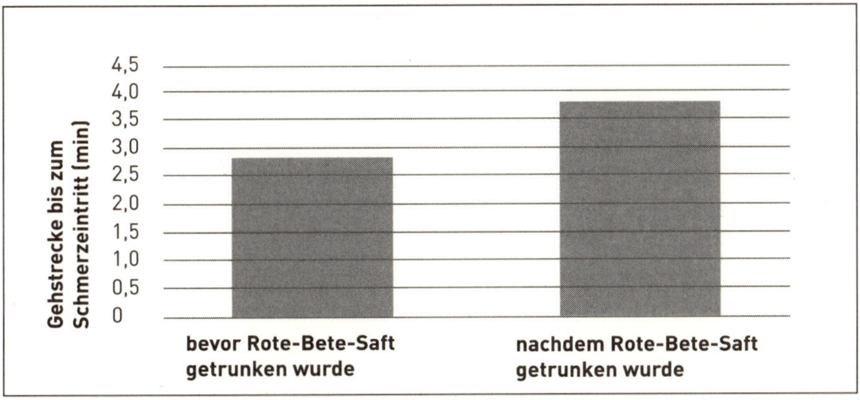

Schokolade

Auch dunkle Schokolade (mit geringem oder gar keinem Zuckergehalt und mindestens 65 Prozent Kakao) unterstützt die Nieren durch Verbesserung der Oxygenierung und Erhöhung der Blutzufuhr zu den Nieren.[4] Andere Substanzen in Schokolade wie Catechine schützen die Nieren vor oxidativem Stress und vor bestimmten toxischen Wirkstoffen.[5]

Blaubeeren

Blaubeeren sind fast eine Wunderdroge. In Kapitel 4 erfahren Sie, wie Darmgifte die Nieren schädigen. Blaubeeren erhöhen in gesunden Nieren die Filtrationsrate (GFR) leicht und verhindern eine Senkung dieses Faktors durch Darmgiftstoffe.

Curcumin (Kurkuma)

Wenn Sie nach weiteren Gründen suchen, leckere Curry-Gerichte zu essen, Kurkuma-Tee zu trinken und das indische Gewürz Kurkuma zu verwenden: Curcumin (der Wirkstoff in Kurkuma) schützt die Nieren vor Giftstoffen, hält die GFR stabil und schützt gegen Cadmium.

Ginkgo biloba

Fragen Sie jeden westlichen naturheilkundlichen Arzt, welches Kraut den Blutkreislauf am meisten verbessert, und er wird sicher *Ginkgo biloba* empfehlen. Es verbessert nachweislich die Blutversorgung des Gehirns sowie anderer Gewebe und verbessert die Blutversorgung und die Funktion der Nieren.[6]

Eine Studie belegt überdies, dass Ginkgo die Nieren vor Glyphosat schützt – ein weitverbreiteter Unkrautvernichter, der besonders nierentoxisch ist.[7] Tierstudien haben gezeigt, dass Ginkgo die Nieren vor Quecksilber, Uran, Naphthalin und vielen anderen Giftstoffen schützt.[8] Während des Nierenprogramms nehmen Sie Ginkgo täglich ein.

Ingwer

Während dieser zwei Wochen sollten Sie Ingwertee trinken, Ingwer als Gewürz verwenden und ein Ingwer-Nahrungsergänzungsmittel einnehmen (wenn Sie wollen). Auch wenn Studien am Menschen noch nicht mit Tierstudien mithalten können, so gibt es doch viele Forschungsergebnisse, die erkennen lassen, dass Ingwer sowohl die Nierenfunktion verbessert als auch die Nieren vor Cadmium schützt.

Eine Studie bescheinigt Ingwer starke entzündungshemmende Effekte, durch die eine Schädigung der Nieren durch Cadmium größtenteils verhindert wurde.[9] Die entzündungshemmende Wirkung von Ingwer hängt mit seinen antioxidativen sowie die Entzündungsgene hemmenden Eigenschaften zusammen.[10] Eine andere Studie belegt, dass Ingwer besonders die Aktivität der niereneigenen antioxidativen Enzyme erhöht.

In einer Tierstudie hat sich Ingwer als ein starker Schutz gegen die Toxizität von Alkohol erwiesen, während eine weitere zeigte, dass er gegen Pestizide schützt.[11] Viele Studien weisen nach, dass Ingwer die Nieren vor Schäden durch Kohlenstofftetrachlorid, Chromate, Fructose, Gentamicin, Ischämie, Blei, Krebsmedikamente und weitere Giftstoffe bewahrt.

Gotu Kola

Gotu Kola wird in der traditionellen chinesischen Medizin schon lange zur Behandlung von Nierenerkrankungen eingesetzt. Es verbessert die Mikrozirkulation und bewirkt die Rückbildung von Fibrosen (Verdickung und Narbenbildung des Bindegewebes). In der Forschung gibt es auch Hinweise darauf, dass Gotu Kola Schutz vor toxischen Medikamenten bietet.[12] In einer weiteren Studie wurde Gotu Kola mit dem in der Grapefruit vorkommenden Naringenin kombiniert. Die Bildung von Narbengewebe wurde dabei gehemmt, das ansonsten die Blutzufuhr vermindern und Schäden verursachen würde.[13]

Multivitaminpräparat
Und schließlich: Nehmen Sie unbedingt gute Multivitamin- und Mineralstoff-Nahrungsergänzungsmittel. Hier geht es weniger um hohe Dosierungen, sondern vielmehr um möglichst viele Nährstoffe, von denen Sie täglich etwa das Zweifache der empfohlenen Tagesdosis (RDA) einnehmen sollten.

Wasser

Für die Entgiftung ist es besonders wichtig, die Belastung der Nieren zu verringern, indem Sie drei bis vier Liter reines Wasser pro Tag trinken. *Reines Wasser* bedeutet entweder destilliertes Wasser, Wasser aus Glasflaschen oder Wasser, das mittels Aktivkohlefilter oder durch Umkehrosmose gefiltert wurde. Das hilft bei der Verdünnung der Giftstoffe auf ihrem Weg durch den Körper und speziell durch die Nieren. Es geht nicht darum, so viel zu trinken, wie Sie nur können. Man kann die Nieren nämlich auch mit zu viel Wasser überlasten.

Alkalisierung des Gewebes

Das Programm, das ich zu Beginn dieses Kapitels (Seite 176) vorgestellt habe, senkt die Giftbelastung Ihrer Nieren und stimuliert den Kreislauf und die Filtrierung. Ein wichtiger Aspekt dieses Programms ist, dass einige Giftstoffe am besten in einem eher alkalischen Urin ausgeschieden werden, während bei anderen Toxinen saurer Urin günstiger ist. Glücklicherweise können Sie den Säure-Basen-Haushalt steuern. Auch wenn weitere Feinheiten zu bedenken sind, so wird der Urin bei eiweißreicher Kost tendenziell sauer, während eine Kost mit viel Obst und Gemüse eher zu alkalischem Urin führt. Da wir praktisch alle übersäuert sind, werden Sie sich in den Wochen 7 und 8 auf die Alkalisierung des Urins konzentrieren und entsprechende Nahrungs- und Ergänzungsmittel zu sich nehmen.

Um die Alkalisierung Ihres Körpers weiter zu fördern, können Sie zusätzlich Mineralstoffcitrate einnehmen. Die empfohlene Dosierung beträgt 1 Gramm Magnesiumcitrat plus Kaliumcitrat pro Tag. Damit kommt in den beiden Wochen die Alkalisierung in Schwung.

Essen Sie dabei so oft wie möglich Nahrungsmittel aus biologischem Anbau (siehe das Dreckige Dutzend, Seite 76, und die Sauberen 15, Seite 104). Bereiten Sie Ihre Mahlzeiten außerdem mit wenig Salz und Phosphaten, aber mit vielen Ballaststoffen zu.

Eine weitere Methode der Alkalisierung des Körpers bieten Atemübungen. Beim Ausatmen wird Kohlendioxid aus dem Körper ausgeschieden, bei intensiven Atemübungen sogar mehr als normalerweise. Dabei wird auch Säure aus dem Körper abgegeben, und dabei kommt es zu einer leichten Alkalisierung des Blutes.

Tiefe Atmung über mehrere Minuten lässt die Alkalinität der Zellen, der Zellzwischenräume und der Nieren leicht ansteigen, was zur erhöhten Ausscheidung von Giftstoffen führt. Ruhig und langsam zu atmen ist nicht dasselbe wie Hyperventilieren. Zu schnelles Atmen kann genauso problematisch sein wie zu selten zu atmen.

In dieser Programmwoche müssen Sie bewusst tiefer und öfter atmen. Anstatt Ihnen bestimmte Atemübungen zu empfehlen, schlage ich Ihnen vor, sich auf einer der vielen Yogaseiten im Internet zu informieren. Dort finden Sie viele Vorschläge für Übungen zur sicheren Tiefenatmung. Dort können Sie die für Sie beste Methode heraussuchen.

Einige von Ihnen werden sich vielleicht fragen, ob »alkalisches Wasser« zur Alkalisierung helfen könnte. Leider konnte ich keine soliden Forschungsarbeiten zu dieser wichtigen Frage finden.

Überblick zur Nierenreinigung

Das Fazit: Senken Sie in diesen zwei Wochen die Salz und Phosphataufnahme, trinken Sie reichlich reines Wasser; nehmen Sie grünes Blattgemüse, Blaubeeren, Himbeeren, Zitrusfrüchte, Rote-Bete-Saft, Gotu Kola, Ginkgo biloba, Ingwer und Curcumin zu sich, und führen Sie täglich einige Ihrer bevorzugten Atemübungen durch.

Denken Sie daran: Wenn Giftstoffe zu schnell ausgeschieden werden, fühlen Sie sich schlechter, und Ihre Vitalität sinkt. Wenn die Konzentrationen für bestimmte Giftstoffe besonders hoch sind, kann das sogar gefährlich sein. Das ist zwar sehr unwahrscheinlich, aber ein Restrisiko bleibt.

Ein extremes Beispiel liefern Einwohner der japanischen Stadt Minamata. Von der Industrie wurde hochgiftiges Methylquecksilber in einen Fluss abgeleitet, an dem Menschen angelten. Durch die hohe Konzentration des Gifts kam es bei der Bevölkerung zu vielen Nervenerkrankungen. Wenn – aus welchem Grund auch immer – die Menschen an Gewicht verloren, verschlimmerten sich ihre Symptome massiv, weil der Körper das frei werdende Quecksilber nicht schnell genug ausscheiden konnte.

Ihre Gesundheit liegt in Ihren Händen. Wenn Sie Ihre Nieren mithilfe der richtigen Lebensmittel, Kräuter und Gewürze schützen, die die Mikrozirkulation und andere Nierenfunktionen unterstützen, können Sie die Leistungsfähigkeit Ihrer Nieren deutlich verbessern.

7
Intensive Ganzkörperentgiftung

Nun, da Sie die drei Hauptentgiftungsorgane des Körpers gereinigt und aktiviert haben, sind Sie bereit für die letzte Woche der vollständigen Entgiftung. Diese Entgiftung ist besonders intensiv und kann auf freiwilliger Basis durchgeführt werden. Wenn es für Sie möglich ist, empfehle ich aber, das folgende Programm zu absolvieren. Da Ihr Entgiftungssystem nun optimal funktioniert, haben Sie die einzigartige Gelegenheit, Ihren Körper auch noch von den tiefer versteckten Giftstoffen zu befreien, die Sie zuvor nie hätten erreichen und ausleiten können.

Auch wenn es für manche Leser verlockend erscheinen mag, rate ich Ihnen nicht, mit diesen Programmteil zu beginnen, ohne zunächst das Programm der vorhergehenden acht Wochen durchzuführen. Warum? Weil Sie Ihre Organe vorbereiten müssen – und zwar in der richtigen Reihenfolge –, damit die Entgiftung sicher abläuft.

Die richtigen Signale für Ihren Körper setzen

Es gibt bestimmte Möglichkeiten, Ihrem Körper zu »sagen«, dass es Zeit für eine intensivere Entgiftung ist. Leber, Nieren, Haare und Haut scheiden ständig Giftstoffe aus. Sie müssen deshalb Ihre Entgiftungsbotschaft an die Zellen und die Gewebsflüssigkeit zwischen den Zellen verstärken. Während dieser Woche werden Sie diese Botschaft übermitteln, indem Sie:

- die Anzahl der Kalorien, die Sie aufnehmen, reduzieren;
- die alkalische Ernährung fortsetzen – durch eingeschränkte Aufnahme von tierischem Eiweiß und Verzehr von viel Obst und Gemüse;
- Giftstoffe in Saunasitzungen ausschwitzen;
- grüne Smoothies zu sich nehmen;
- Giftstoffe im Lymphsystem durch Massage freisetzen.

Die Ernährungsweise, die Sie in Kapitel 6 begonnen haben, ist alkalisch. Nun zeige ich Ihnen, wie Sie noch ein kleines Stückchen weiter gehen können, falls Sie dazu bereit sind.

Kaloriensenkung

In dieser Woche, der letzten des neunwöchigen Programms, können Sie Ihre Kalorienaufnahme durch nährstoffreiche, kalorienarme Kost auf einfache Weise reduzieren. Auch wenn sich die leichte Kaloriensenkung während dieser Woche ausgesprochen positiv auswirkt, scheuen doch viele vor einer Entgiftung (oder Fastenkur) zurück, weil sie befürchten, hungern zu müssen. Natürlich ist eine ausreichende Ernährung essenziell wichtig für das Überleben. Aber bei der heutigen Schwemme an (schlechtem) Essen, ist ein aktiver Auslöser des Hungergefühls kein Überlebensvorteil mehr, so wie früher.

Denn industriell verarbeitetes Essen ist dafür gemacht, unsere Geschmacksknospen zu verführen. Diese Nahrungsmittel lösen ein leichtes Hungergefühl aus und verleiten uns dazu, schlechte Nahrung zu uns zu nehmen. Fast ein Drittel der US-Bevölkerung ist adipös (in Deutschland ein Viertel) und leidet als direkte Folge an einer Fülle von Gesundheitsproblemen. Sich daran zu gewöhnen, in Woche 9 immer ein bisschen hungrig zu sein, ist nicht lebensbedrohlich, sondern lebensverlängernd.

Denn in den Tausenden Jahren der Evolution unserer Spezies war Nahrung nicht immer unbegrenzt verfügbar. Die Menschen, die einen vorübergehenden Mangel an Nahrung nicht aushalten konnten, starben aus. Der Rest der Menschheit entwickelte sich weiter. Verbrennt der Körper Fett, um Energie zu erzeugen, steigt die Konzentration von Ketonen im Blut an. Ketone verursachen eine Stimmungsaufhellung, wenn sie das Gehirn erreichen. Das stellt sicher, dass Sie nicht herumjammern, wenn Sie hungrig sind, und versäumen, die geeigneten Maßnahmen zu ergreifen, um dem Hungertod zu entgehen. Stattdessen sind Sie genetisch darauf programmiert, auch bei reduzierter Kalorienzufuhr zu funktionieren. Die Vorteile der Kalorieneinschränkung sind Langlebigkeit und eine reduzierte Belastung durch chronische Erkrankungen. Die lebensverlängernden Effekte der Kalorienbeschränkung wurden zuerst an Fruchtfliegen nachgewiesen. (Fruchtfliegen sind einfach zu untersuchen, da sie eine kurze Lebensspanne haben.) Dieser Forschungsansatz wurde inzwischen bei einem unserer engen Verwandten, dem Rhesusaffen, getestet. Die Beschränkung der Kalorienzufuhr erhöhte bei den Affen die Lebensspanne von im Mittel 26 auf 30 Jahre – das ist eine Lebensverlängerung um bemerkenswerte 15 Prozent.[1]

Wie Sie die Kalorienzufuhr einschränken

Beginnen Sie schon drei Tage, bevor Sie mit Programmwoche 9 anfangen, damit, ein Ernährungstagebuch zu führen. Halten Sie genau fest, was Sie essen, und berechnen Sie mithilfe einer der vielen verfügbaren Apps Ihre derzeitige durchschnittliche Kalorienaufnahme. Wie immer diese Ausgangswerte aussehen, senken Sie sie allmählich, bis sie 500 bis 1000 Kalorien täglich weniger zu sich nehmen als zuvor. (Das gilt, wenn Ihr Gewicht stabil ist. Wenn Sie zugenommen haben, müssen Sie die Kalorien noch weiter senken.) Das bedeutet im Durchschnitt ca. 1000 Kalorien für Frauen und 1500 für Männer. Bedenken Sie, dass es nicht Ihr Ziel ist abzunehmen – auch wenn Sie abnehmen werden –, sondern Ihre Giftstoff-Freisetzungsrate auf Ihre Ausscheidungsfähigkeit abzustimmen.

Die Kaloriensenkung schickt – zusammen mit den anderen Maßnahmen dieses Programms – Ihrem Körper die Botschaft, dass es »Zeit für eine Entgiftung« ist. Je niedriger die Kalorienzahl, desto schneller schreitet die Entgiftung voran. Ich habe viele Leute beim Wasserfasten beaufsichtigt und bin ein großer Verfechter der Vorteile des Fastens. Dennoch ist eine beschleunigte Entgiftung (durch Kaloriensenkung oder Fasten) am sichersten, wenn die Entgiftungsorgane zuvor ausreichend vorbereitet wurden. Für diejenigen, die Angst vor dem Fasten haben oder es gänzlich ablehnen, ist das Beschränken der Kalorienzufuhr die einfachste Methode, auf sichere und praktikable Weise viele Vorzüge des Fastens zu erreichen.

Durch Anpassung Ihrer Kalorienaufnahme passen Sie auch die Entgiftungsrate an. Tun Sie dies in der letzten Woche, wenn es Ihnen möglich ist, um den vollen Nutzen meines Entgiftungsprogramms zu ernten.

Saunasitzungen

Viele Kulturen kennen die zahlreichen Vorzüge der Sauna; eine ihrer hervorragendsten Wirkungen ist die Entgiftung. Dieses Wissen ist zwar in unserem Fall nicht unbedingt relevant, aber Menschen so unterschiedlicher Kulturen wie die amerikanischen Ureinwohner, die Finnen und die Japaner kennen und schätzen seit Langem dasselbe Gefühl der Vitalität, wie auch wir es nach einem angenehmen, langen Saunabesuch empfinden. Die Forschung hat die Gründe geklärt: Schwitzen ist ein ausgezeichneter Weg, Giftstoffe aller Art aus unserem Körper zu treiben.

Der Fall Roger

Roger, ein normalerweise sanfter und freundlicher Riese, war seit Kurzem zunehmend reizbar geworden. Ich erfuhr davon, als seine Frau Sheila ihn zu mir brachte. Am Tag zuvor war Roger wegen einer Kleinigkeit ausgerastet und hatte eine Zimmerwand mit seiner Faust durchschlagen. Sheila hatte nun Angst, er könnte sie und ihre Kinder verletzen. Wäre es eine fremde Familie gewesen, hätte ich in diesem Fall womöglich den Sozialdienst angerufen. Da ich Roger aber kannte und selbst erstaunt über seine Veränderung war, forschte ich weiter.

Roger besaß ein kleines Wohnungsbauunternehmen. Seine Firma wuchs, doch Roger erledigte eine Menge Arbeiten selbst, ohne Arbeit an Subunternehmer abzugeben. Er war zwar in erster Linie Zimmermann, übernahm aber auch Tischler-, Installateurs-, Elektriker- und Malerarbeiten. Zu diesem Zeitpunkt meiner beruflichen Erfahrung ging ich nun davon aus, dass jeder mit einer Krankheit an einer zu hoher Giftbelastung litt. Roger war den Lösungsmitteln des Möbellacks, den Metallen der von ihm installierten Kupferrohre und den Chemikalien trocknender Farben ausgesetzt, was zusammen eine beträchtliche Giftbelastung ergab. Lösungsmittel sind hochtoxische Chemikalien, die Leber, Nieren und Nervensystem schädigen können. Die gute Nachricht ist, dass unser Körper Lösungsmittel recht gut ausschleusen kann. Die schlechte Nachricht ist, dass wir ihnen ständig ausgesetzt sein können.

Aber Roger war nicht bereit, meinen Vorschlägen zu folgen. Die Giftstoff-Exposition beenden? Nö. Jemand anderen für diese Arbeiten anstellen? Nö. Nun, Sie wissen, was ich meine. Kräuter oder Vitamine wollte er nicht nehmen, und eine Hydrotherapie hielt er für einen Witz. Ich weiß nicht, wie ich darauf kam, aber in meiner Verzweiflung fragte ich ihn, ob er gern in die Sauna ging.

Er lächelte. Und es stellte sich heraus, dass seine Frau ihn gebeten hatte, eine in ihrem Haus zu bauen. Aber er war einfach zu beschäftigt damit, für seine zahlenden Kunden zu arbeiten. Er entschuldigte sich nun kleinlaut für sein rüdes Benehmen und gab zu, dass er sogar selbst Angst um seine Familie hatte, als er diesen Wutanfall hatte. Er beschloss, sein Team zusammenzutrommeln und rasch eine hübsche Sauna in ihrem Haus zu bauen. Ab diesem Zeitpunkt ging er regelmäßig eine Stunde jeden Tag in seine Sauna und schwitzte reichlich. Als seine Giftlast schmolz, zeigte er überdies ein Einsehen und versprach, seinen Arbeitsplatz sicherer zu machen, um zu verhindern, dass er weitere Giftstoffe aufnahm. Innerhalb einer Woche fühlte er sich spürbar besser, und nach einem Monat war er wieder ganz der Alte.

Aus der wissenschaftlichen Literatur lässt sich die Bandbreite der Giftstoffe entnehmen, die durch Saunasitzungen ausgeschieden wird. In der Regel ist die Konzentration der meisten Giftstoffe im Schweiß zwei- bis zehnmal höher als im Blut. Das belegt eindeutig, dass der Körper Schwitzen wirksam als wichtigen Entgiftungsprozess nutzt.[2]

Vielleicht erstaunt es Sie zu hören, dass sogar Polizei- und Feuerwehrangehörige die Sauna aus gesundheitlichen Gründen nutzen. Eine große gesundheitliche Gefährdung besteht für Sicherheitskräfte in den USA durch die wiederholte Exposition gegenüber Methamphetamin und herstellungsbedingten chemischen Verbindungen, wenn sie Razzien in illegalen Meth-Laboren (»Crystal Meth«) durchführen. Durch häufige Exposition kommt es bei Polizisten, Feuerwehrleuten und Sozialarbeitern zu chronischen Symptomen, manche davon so schwerwiegend, dass sie arbeitsunfähig werden. Studien zeigen, dass die Hälfte der Sicherheitskräfte, die mit diesen Aufgaben betraut sind, in unterschiedlicher Schwere an chronischen Krankheiten, Symptomen und Behinderungen leiden. Wenn Sie je mit einem Meth-Süchtigen zu tun hatten, werden Sie wissen, wie schädlich diese Droge für die Gesundheit ist.

Tabelle 7.1 Entgiftung durch Sauna-Anwendungen

Kategorie	Beispiele
toxische Metalle	Arsen, Cadmium, Blei, Quecksilber
persistente organische Schadstoffe	polybromierte Biphenyle (PBB), polychlorierte Biphenyle (PCB), Phthalate und Phthalatmetaboliten (DMP, DEP, DBP, BBP, DCHP, DEHP und DINP), perfluorierte Verbindungen (PFHxS, PFOS, PFOA und PFNA)
Lösungsmittel und kleine Moleküle	Methamphetamin, Lösungsmittel
weitere Vorteile	steigert die Lipolyse, erhöht die Produktion des Wachstumshormons

Bei dieser Gruppe mit schwerwiegender Giftstoff-Exposition senkten tägliche Saunabesuche während eines Monats die Giftbelastung erheblich. Bei einer Studie mit Menschen, die eine hohe Konzentration an PCB aufwiesen, wurden so diese Symptome um 70 bis 90 Prozent reduziert, sodass fast alle wieder arbeiten konnten.[3] Wenn Sie keine Sauna in der Nähe haben, können Sie auf einem Heimtrainer intensiv in die Pedale treten, sodass Sie schwitzen. Es spielt keine Rolle, *wie* Sie schwitzen, solange der Schweiß reichlich fließt und die Giftstoffe so schnell über das Schwitzen austreten. Die nachfolgende Anleitung hilft Ihnen, durch Saunagänge sicher und wirksam zu entgiften.

Die beste Art, die Sauna zu nutzen

Wie oft sollten Sie in die Sauna gehen? Das hängt davon ab, wie hoch die Giftbelastung ist, die Sie angesammelt haben. Ich schlage nicht vor, dass Sie täglich die Sauna besuchen, aber jeden zweiten Tag wäre gut.

Natürlich ist der beste Ort für eine Sauna zu Hause, wo Sie allein und nicht den Giftstoffen anderer Leute ausgesetzt sind. Wenn möglich, öffnen Sie das Fenster einen Spalt, damit frische Luft einströmt, während die Schadstoffe aus Haut und Lunge ausgetrieben werden: So gelangen die Giftstoffe aus dem Fenster nach draußen. Setzen Sie sich auf Handtücher, und waschen Sie diese anschließend.

Die Art der Sauna spielt keine Rolle. Das Einzige, was zählt, ist, dass Sie reichlich schwitzen. Wenn Sie im Gegensatz zu Roger keine Heimsauna haben, nutzen Sie die einer Sporthalle. Aber versuchen Sie einen Saunagang zu planen, wenn sonst niemand dort ist. Dampfbäder empfehle ich nicht, da der Dampf die Giftstoffe wieder zurückführen kann.

Wenn Sie nicht an Saunagänge gewöhnt sind, beginnen Sie am besten bei einer niedrigeren Temperatur und erhöhen sie allmählich. Ihr Ziel ist üppiges Schwitzen für mindestens 30 Minuten.

Der Schlüssel zu einer optimalen Saunanutzung liegt im Gleichgewicht zwischen Temperatur, Dauer und Flüssigkeitsbilanz. Letztlich sollte der Schweiß ölig sein. Und das erreichen Sie so:

Beginnen Sie am ersten Tag mit 15 Minuten bei 45 °C. Wenn Sie innerhalb von 5 Minuten anfangen zu schwitzen und nach 10 Minuten heftig schwitzen, ist das die richtige Temperatur für Sie. Wenn nicht, erhöhen Sie die Temperatur beim nächsten Saunabesuch auf 50 °C. Wenn Sie nach 10 Minuten wieder nicht heftig schwitzen, gehen Sie auf 55 °C. Nun sollten Sie reichlich schwitzen. Sobald Sie die richtige Temperatur gefunden haben, bei der Sie nach 10 Minuten heftig schwitzen, bleiben Sie mindestens 30 Minuten ab Beginn Ihrer Sitzung in der Sauna.

Aber übertreiben Sie es nicht. Bei hoher Giftlast oder wenn Ihr physiologisches System noch nicht stark genug ist, können Sie eine so hohe Temperatur oder lange Dauer noch nicht durchhalten.

Füllen Sie, wenn Sie die Sauna zur Entgiftung nutzen, immer die Spurenelemente wieder auf, die Sie ausgeschwitzt haben.[4] Viele denken nur daran, das verlorene Salz aufzufüllen. Aber tatsächlich verlieren Sie auch an *allen* Spurenelementen. Zum Auffüllen Ihrer Vorräte eignen sich die Grünen Smoothies, die ich im nächsten Abschnitt empfehle, Sie können aber auch täglich ein gutes Mineralstoff-Ergänzungspräparat einnehmen.

Wiegen Sie sich vor dem Saunagang und danach, um sicherzugehen, dass Sie ausreichend Flüssigkeit zu sich nehmen. Wenn Sie Gewicht verlieren, trinken Sie so viel Flüssigkeit, bis das verlorene Gewicht wieder ausgeglichen ist. Wenn Sie zum Beispiel ein Pfund verloren haben, trinken Sie zusätzlich zwei Tassen Wasser, und nehmen Sie pro zwei Tassen Wasser eine Dosis Ihres Mineralstoff-Ergänzungspräparats ein.

Und zum Schluss: Wenn Sie an einer ernsten Erkrankung wie Herzinsuffizienz, Herzrhythmusstörungen, chronisch-obstruktiver Lungenerkrankung (COPD), unkontrolliertem Bluthochdruck oder schlecht eingestelltem Diabetes leiden, *müssen* Sie vor der Nutzung einer Sauna den Rat Ihres Arztes einholen. Saunabesuche während der Schwangerschaft sind bis mindestens in den vierten Monat hinein definitiv nicht ratsam. Ebenso gilt: kein Alkohol! Das sollte selbstverständlich sein, wenn Sie eine Entgiftung anstreben. Sauna-Todesfälle sind zwar äußerst selten, aber wenn es dazu kommt, liegt es in 44 Prozent der Fälle am Alkoholkonsum (zumindest in Schweden).[5]

Grüne Smoothies

Gemüsesäfte sind reich an Spurenelementen und helfen den beim Saunieren erlittenen Verlust an Mineralstoffen wieder auszugleichen. Grüne Smoothies mit grünem Tee und Gemüse – besonders mit Kohlsorten – erhöhen auch sehr wirksam die Entgiftungsenzyme der Leber in den Phasen I und II.[6] Darüber hinaus schützt ihr hoher Gehalt an Antioxidantien die Zellen vor den freigesetzten Giftstoffen. Ich empfehle etwa einen halben Liter Grünen Smoothie täglich. Aber vermeiden Sie zu viel grünen Tee, da das enthaltene Koffein Sie hibbelig macht, und das ist ja nicht Ihr Ziel.

Sie können einen Grünen Smoothie entweder selbst herstellen oder fertig kaufen. Sie lassen sich leicht mit einem Mixer selbst zubereiten. Ich ziehe Geräte vor, bei denen das Fruchtfleisch und dadurch die Ballaststoffe im Saft erhalten bleiben. Denn Ballaststoffe sind ein wesentliches Element der Entgiftung. Kaufen Sie unbedingt größere Mengen Bio-Gemüse, denn Sie werden überrascht sein, wie viel Sie für ein ganzes Glas brauchen.

Frisch zubereitet sind Smoothies natürlich am besten, aber es macht auch Arbeit, und die Reinigung des Geräts kann ziemlich lästig sein. Grüne Fertig-Smoothies sind da sehr bequem, aber stellen Sie bitte sicher, dass Sie qualitativ hochwertige Produkte kaufen.

Massage

Da die Zellzwischenräume und die Lymphe große Mengen an Giftstoffen gespeichert haben, hilft eine professionelle Massage, sie schneller auszuschwemmen. Ich konnte keine Untersuchungen mit direktem Bezug finden, aber solche, die die Bedeutung der Massage hervorheben. Mehrere Studien haben gezeigt, dass das Bilirubin (für die Gelbfärbung bei Säuglingen mit Gelbsucht verantwortlich) nach nur vier Tagen mit täglich zwei Massagen à 20 Minuten 20 Prozent schneller abgebaut wird.[7] Die Massage leitet das Bilirubin eindeutig zurück in den Kreislauf, sodass es besser entfernt werden kann. Ungeachtet der raren Forschungsdaten habe ich festgestellt, dass Massagen bei meinen Patienten sehr wirksam Phasen von Unwohlsein während der Entgiftung verringert haben. Daher empfehle ich in dieser letzten Woche eine bis drei Massagen.

Schlussfolgerung

Nun haben Sie mein neunwöchiges Programm abgeschlossen. Sie haben eine Menge erreicht: Giftstoffe, wo immer Sie konnten, vermieden, Ihre Ernährung umgestellt und die drei Hauptentgiftungsorgane Ihres Körpers gereinigt und gestärkt. Zum Schluss haben Sie dies mit einer Woche intensivierter Giftstoffausscheidung durch Kaloriensenkung und Ausschwitzen von Giftstoffen abgerundet, unterstützt durch einen Nährstoffbonus aus Grünen Smoothies plus Massage zur Freisetzung von Giftstoffen aus dem Lymphsystem und den Zellzwischenräumen. Sicher gab es während der Entgiftung nicht nur Höhen, sondern auch Tiefen, aber inzwischen sollten Sie sich wesentlich besser fühlen, als Sie es seit langer Zeit getan haben.

Meine Glückwünsche zum Abschluss des Programms. Ihre gesteigerte Energie, der bessere Schlaf, Ihre höhere Ausdauer und Widerstandskraft sind Zeichen für die Fähigkeit Ihres Körpers, sich zu verjüngen. Dieses Programm können Sie regelmäßig wiederholen, ich empfehle drei- bis viermal im Jahr. Während der größte Teil des Programms ohne Bedenken mit Ihrem Alltagsleben vereinbar ist, ist Woche 9 eher für arbeitsfreie oder Urlaubsphasen geeignet. Da diese Woche durch die Kalorienreduzierung einer Mini-Fastenkur gleicht, bietet es sich an, dabei auszuruhen und sich vollständig zu erholen.

Denken Sie daran: Auch wenn Sie sich eine Auszeit von Giftstoffen genommen haben, die Giftstoffe selbst sind immer noch da draußen in unserer Welt. Im nächsten Kapitel erfahren Sie, wie Sie das Erreichte aufrechterhalten und darauf aufbauen können.

8
Bleiben Sie gesund und giftfrei

Weil wir in einem Zeitalter leben, in dem synthetische und industrielle Giftstoffe allgegenwärtig sind, sind auch die Gefahren für die Gesundheit anders als früher. Die Menschen damals mussten mit einem plötzlichen Tod durch Infektionen und Unfälle rechnen, von denen wir uns heute mithilfe der Chirurgie und Antibiotika leicht erholen. Aber Fortschritte in Wissenschaft und Technik haben uns ein anderes Problem beschert – das Ansammeln von toxischen Stoffen. Dieses allmähliche Auftürmen schädlicher Chemikalien in Ihrem Körper kann Ihre Organe und Systeme nach und nach zerstören und zu chronischen Erkrankungen führen.

Ich denke, Sie haben dieses Entgiftungsprogramm durchgeführt, weil Sie sich vor diesen Folgen schützen wollen. Und die gute Nachricht, die die Lektüre dieses Buches Ihnen mit auf den Weg gibt, ist, dass Sie dies auch können – selbst in dieser toxischen Welt. Nun liegt die Herausforderung darin, das einmal Gewonnene zu erhalten und zu festigen.

In diesem Kapitel zeige ich Ihnen, wie Sie sicherstellen können, dass Sie auf der neuen Grundlage Ihrer Gesundheit weiter vorankommen. Während Sie weiterhin Ihre Giftstoff-Exposition begrenzen, lernen Sie, wie Sie eine gesunde Kost und Lebensführung beibehalten können. Und Sie erfahren, wie Sie sicherstellen, dass sich Ihr Körper effizient mit den Giftstoffen auseinandersetzt, die Sie nicht vermeiden können. Am Ende des Kapitels beschreibe ich, wie Sie anhand der Informationen in den Anhängen dieses Buches Ihre Giftbelastung selbst überprüfen und – falls nötig – auf längerfristige Behandlungen zurückgreifen können.

Der Stabilisierungsplan

Hier sind die drei Ziele meines Stabilisierungsplans:

1. Eindringen weiterer Giftstoffe in Ihren Körper verhindern;
2. Giftstofflast weiterhin senken;
3. die physiologischen Schlüsselfunktionen verbessern, damit Sie ein langes und gesundes Leben führen können.

Hier möchte ich mich auf die ersten zwei dieser drei Schlüssel zur Stabilisierung konzentrieren – Eindringen weiterer Giftstoffe verhindern und Giftstofflast weiterhin senken. Der dritte ist Thema für ein eigenes Buch. (Mein 1996 erschienenes Buch *Total Wellness* – mag inzwischen in Teilen überholt sein, setzt sich jedoch ausführlich mit der Frage auseinander, wie alle Aspekte der physiologischen Vorgänge im Körper optimiert werden können.)

Eindringen weiterer Giftstoffe verhindern

Dieses Buch beginnt mit der Frage nach den Ursachen der Giftstoffüberlastung und was man dagegen tun kann. Ich möchte noch einmal einen wichtigen Punkt aus dem Anfangskapitel aufgreifen: Auch wenn sich viele Giftstoffe nicht ohne Weiteres vermeiden lassen, ist es *viel* einfacher, die vermeidbaren zu vermeiden, als sie wieder aus dem Körper zu entfernen. In vielen Fällen dauert es Monate oder Jahre, bis einige Gifte auch nur zur Hälfte aus dem Körper ausgeschieden sind. Natürlich können Sie nicht den Atem anhalten, damit Sie keine verunreinigte Luft einatmen; auch können Sie nicht so einfach Arzneimittel vermeiden, die andere in den Abfluss gespült haben, und die daher ihren Weg in viele regionale und kommunale Wasserversorgungssysteme finden. Aber wie ich in den Kapiteln 1 und 2 gezeigt habe, können Sie dennoch viele Giftstoffe vermeiden – tun Sie das unbedingt!

Einige meiner Empfehlungen in diesem Kapitel können teuer sein. Anstatt Ihnen nun immer wieder zu solchen Maßnahmen zu raten, »wenn Sie es sich leisten können«, werde ich Ihnen einfach meine Vorschläge unterbreiten, und Sie bestimmen, welche davon Sie sich leisten und welche nicht. Gelegentlich werde ich auch weniger kostspielige Alternativen vorschlagen.

Wenn Sie das Programm zur Stabilisierung der Entgiftung und die nachfolgenden Empfehlungen gelesen haben, fragen Sie sich vielleicht, ob das Stabilisierungsprogramm nicht überzogen ist. Ich denke nicht. Meine eigene Familie hat auch beschlossen, dass eine fortwährende Entgiftung so wichtig für unsere

Gesundheit ist, dass wir praktisch alles, was ich hier empfehle, selbst tun. Ja, die Liste ist lang – andererseits hätte sie sogar noch länger werden können.

Wie ich in Kapitel 2 festgestellt habe, ist unsere tägliche Nahrung leider die Hauptquelle für Giftstoffe. Ich empfehle daher folgende Vorgehensweisen für Anbau/Zucht, Kauf, Kochen oder Aufbewahrung Ihrer Nahrungsmittel.

Tabelle 8.1 Programm zur Entgiftungsstabilisierung

Nahrung	• Essen Sie keine weiterverarbeiteten Bio-Nahrungsmittel.
	• Meiden Sie Nahrungsmittel mit Zusatzstoffen und künstlichen Konservierungsstoffen.
	• Bauen Sie einen Teil Ihrer Nahrung selbst an.
	• Kaufen Sie keine in Plastik verpackten Lebensmittel, und bewahren Sie Nahrung nicht in Kunststoffbehältern auf.
	• Meiden Sie Töpfe und Pfannen aus Aluminium und Teflon.
	• Essen Sie weniger über offenem Feuer gebratenes, gegrilltes oder am Spieß gebratenes Fleisch.
	• Trinken Sie weniger Alkohol. Wenn Sie Alkohol trinken, sind Wein und Bier am »besten« und ältere Brände und Schnäpse am schlimmsten.
Luft	• Installieren Sie zu Hause HEPA-Luftfilter.
	• Meiden Sie Ozongeneratoren und offene Kamine und Feuer, da diese ungesunde oxidierende Stoffe freisetzen.
	• Wechseln Sie regelmäßig die Filter Ihrer Heiz- und Klimageräte.
Wasser	• Filtern Sie das Wasser, das Sie zum Kochen und Waschen verwenden.
rund ums Haus	• Verwenden Sie Kohlenmonoxidmelder und nicht radioaktive Rauchmelder.
	• Verwenden Sie duftstofffreie natürliche Haushaltsreiniger mit wenig Lösungsmittelanteil, oder stellen Sie diese selbst her.
	• Regelmäßiges Reinigen, Staubwischen und Staubsaugen ist wichtig.
	• Imprägnieren Sie Ihre Möbel nicht mit schmutzabweisenden Sprays.
	• Prüfen Sie möglicherweise feuchte Bereiche Ihres Heims regelmäßig auf Schwarzschimmel.
	• Tragen Sie Kleidung aus natürlichen Textilfasern.
	• Verwenden Sie nicht toxische Farben.
	• Verwenden Sie Bettzeug aus natürlichen Materialien, die keine oder nur geringe Mengen an flüchtigen organischen Verbindungen (VOC) abgeben.
Gesundheits- und Pflegemittel	• Benutzen Sie natürliche Produkte ohne Duftstoffe, die einen geringen Gehalt an Chemikalien haben und frei von Phthalaten sind.
weitere Entgiftungsmaßnahmen	• Essen Sie weiterhin verschiedene Sorten Kohl.
	• Nehmen Sie weiterhin Ballaststoffpräparate ein.
	• Gehen Sie regelmäßig in die Sauna, oder machen Sie Körperübungen, die Sie zum Schwitzen bringen.

Essen Sie Nahrungsmittel aus organischem Anbau

Viele Nahrungsmittel werden bei ihrer Erzeugung, Verarbeitung und in den Behältnissen, in denen sie aufbewahrt werden, verunreinigt. Aus diesem Grund empfehle ich Nahrungsmittel aus Bio-Landwirtschaft und eine geeignete Aufbewahrung (in Glasbehältern). Ich bin mir durchaus bewusst, dass zahlreiche Leute schockiert sind, wenn sie die Preise für Bio-Produkte sehen. Ich kenne viele Leute, die aus diesem Grund Mitglied einer Nahrungsmittelkooperative sind oder sich zur regelmäßigen Abnahme von Produkten bei einem SoLaWi-Projekt (SoLaWi – Solidarische Landwirtschaft) verpflichten, um die Kosten für ihre Bio-Produkte niedrig zu halten. Die Anzahl der Lebensmittelkooperativen und SoLaWi-Höfe steigt stetig. Nahrungsmittelkooperativen, speziell mitarbeiterbetriebene, bieten den zusätzlichen Vorteil, dass sie ihre Türen einer Gemeinschaft von gesundheitsbewussten Menschen wie Sie öffnen. Wenn es zu teuer ist, nur Bio-Produkte zu essen, oder Sie etwa häufig auswärts essen müssen, dann stellen Sie sicher, dass Sie zumindest keine Nahrungsmittel von der Liste »Das Dreckige Dutzend plus zwei« (siehe Seite 80) essen. Diese 14 Nahrungsmittel sollten nur gegessen werden, wenn sie biologisch angebaut wurden.

Zusatz- und Konservierungsstoffe meiden

Wie ich immer wieder betont habe: Lesen Sie die Etiketten, und meiden Sie Nahrungsmittel, die voller Chemie sind, auch wenn »natürlich« draufsteht. Je länger die Liste der Zutaten, umso wahrscheinlicher ist darin ein Stoff enthalten, der schlecht für Ihre Gesundheit ist. Die Liste der Konservierungsmittel und Zusatzstoffe, vor denen man sich hüten sollte, ist lang.

Beachten Sie, dass diese Liste Salz und Phosphate sowie die vielen künstlichen Konservierungsmittel und Geschmacksverstärker umfasst. Und lassen Sie sich nicht durch Angaben wie »ohne künstliche Zusatzstoffe« täuschen. Das kann sehr irreführend sein, denn viele Lebensmittelhersteller lassen gefährliche Substanzen schon vorher durch die Lieferanten ihrer Rohmaterialien zusetzen, um sich selbst eine weiße Weste zu bewahren. Halten Sie sich lieber an anerkannte Bio-Siegel.

Bauen Sie einen Teil Ihrer Nahrung selbst an

Während ich an diesem Buch schrieb, aß ich einmal im Rahmen einer Konferenz mit einem meiner besten ehemaligen Doktoranden, Dr. Gaetano Morello, der im kanadischen Vancouver praktiziert. Er machte eine Bemerkung, die mir im Gedächtnis blieb: »Ich habe festgestellt, dass alle meine Patienten, die im Alter noch gut in Form sind, ihren eigenen Nutzgarten haben. Ich glaube,

Tabelle 8.2 Konservierungsmittel und Zusatzstoffe

Chemikalie	Funktion	enthalten in:
Gummi arabicum (E414)	Stabilisator	Sirupbasis für Erfrischungsgetränke, Gummibonbons, Marshmallows, Schokolinsen, Schokoladenbonbons, essbarem Glitzer
Ammoniumsulfat (E517)	Aktivierung von Backhefe	Backwaren
künstliche Lebensmittelfarbstoffe	Farbzusätze, um Lebensmittel minderer Qualität besser aussehen zu lassen	die meisten farbenfrohen verarbeiteten Lebensmittel
Aspartam (E951), Acesulfam-K (E950), Saccharin (E954)	künstliche Süßstoffe	in künstlich gesüßten Lebensmitteln, speziell in Erfrischungsgetränken und in Süßstoffpackungen in Restaurants
Butyliertes Hydroxyanisol (BHA; E320)	synthetisches Antioxidationsmittel	verpackte Lebensmittel, Backwaren
Butyliertes Hydroxytoluol (BhT9 bzw. Butylhydroxytoluol, E321)	synthetisches Antioxidationsmittel	verpackte Lebensmittel, Backwaren
Calcium- (E282), Kalium- (E283) oder Natriumpropionat (E281)	Schimmelschutz	verarbeitete Lebensmittel
Carnaubawachs (Palmwachs)	Überzug und Glasierung	Hartkaramellen
Carrageen (E407)	Verdickungsmittel	cremige Lebensmittel und Desserts
Maissirup, Fructose-Glucose-Sirup	Süßmittel	nahezu alle gesüßten verarbeiteten Lebensmittel
Cyclamat (E952) und Cyclamsäure	künstliches Süßmittel	künstlich gesüßte Lebensmittel
Dextrose	Süßmittel	Desserts, Süßwaren, Kekse, Bonbons
Dinatrium-5'-ribonucleotid (E635), Inosinat (E631) und Guanylat (E627-629)	Geschmacksverstärker	alle Lebensmittel mit Mononatriumglutamat
Dodecylgallat (E312)	synthetisches Antioxidans	verpackte Lebensmittel
Hexamin, Hexamethylen (E239), Tetramin	Konservierungsmittel	Kaviar, Käse, Hering und konservierter Fisch
hydrogenisiertes und teilhydrogenisiertes Pflanzenöl (gehärtete Fette)	Konservierungsmittel	bissfeste Lebensmittel
nicht lösliches Polyvinylpyrrolidon	Stabilisator und Klärungsmittel für Wein und Bier, Arzneimittel	Shampoo, Zahnpasta, Weißwein, Bier
Mannitol (E421)	künstliches Süßmittel	zuckerfreie Minzbonbons und Kaugummis
Mononatriumglutamat und alle Glutamate	Geschmacksverstärker	in vielen verarbeiteten Lebensmitteln
Octylgallat (E311)	synthetisches Antioxidans	Kosmetika, Parfümen, Seifen, Shampoos

Orthophenyl (E231)	Konservierungsmittel	Zitrusfrüchte
Paraffin, Vaseline, Weißöl	Lösungsmittel, Überzug- und Glasiermittel, Entschäumer, Schmiermittel	Lebensmittel mit glänzender Oberfläche
Phosphate	Säureregulator	in vielen verarbeiteten Lebensmitteln
Polyoxyethylen-sorbitanmonostearat (E435, Polysorbat 60)	Emulgator, Stabilisator, Gelier-/Verdickungsmittel	siehe Polysorbat
Polysorbat	Emulgator	jedes Lebensmittel mit einer Wasser-in-Öl-Emulsion
Kaliumacesulfam (E950)	Süßmittel	zuckerfreie Backwaren
Kalium- (E252) und Natriumnitrat (E251)	Konservierungsmittel	geräuchertes Fleisch
Kaliumferrocyanid (E536)	Rieselhilfe	Tafelsatz (auch in einigen Meersalzen)
Kaliumnitrat (E252)	Konservierungsmittel	Fleischkonserven
Propylgallat (E310)	synthetisches Antioxidans	ölhaltige Kosmetika
Chinolingelb (E104)	Lebensmittelfarbstoff	verarbeitete Lebensmittel mit gelber Farbe
Saccharin (E954)	Süßmittel	zuckerfreie Lebensmittel, Süßstoffpäckchen in Restaurants
Salz	Geschmacksverstärker	in praktisch allen verarbeiteten Lebensmitteln
Natrium- (E222) und Kaliumbisulfit (E228)	Konservierungsmittel, Bleichmittel	Fertigsalate, Trockenfrüchte, Wein
Natriumcarboxymethylcellulose (E466)	Viskositätseinstellung, Verdickungsmittel	Zahnpasta, Laxative, Diättabletten, Farben auf Wasserbasis, Wasch- und Reinigungsmittel, Ausrüstung von Textilien, Papierprodukte
Natrium- (E221), Kalium- und Calciumsulfite (E226)	Konservierungsmittel	siehe Bisulfite unter Natriumsulfit
Schwefeldioxid (E220)	Konservierungsmittel	Trockenfrüchte
Tartrazin (E102)	Lebensmittelfarbstoff	verarbeitete Lebensmittel gelber Färbung
2-tert-Butylhydrochinon (E319)	synthetisches Antioxidans	für pflanzliche und tierische Fette
Titandioxid (E171)	Pigment, Trübungsmittel, Sonnenschutz	Lebensmittel mit künstlichen weißen Pigmenten (und Zahnpasta)

das hilft ihnen nicht nur, weil die Produkte frisch und nicht durch Pestizide belastet sind, sondern auch, weil die natürliche Bakterienbesiedlung im Boden die Darmgesundheit zu fördern scheint.«

Wenn Sie die Möglichkeit haben, dann bauen Sie wenigstens einen Teil Ihrer Nahrungsmittel selbst an. Verwenden Sie in einem eigenen Garten nur natürliche Dünger und Sprühlösungen und nur dann, wenn nötig. Vermeiden Sie Pestizide auch beim Rasen: Sie wollen diese Chemikalien doch nicht einatmen oder mit den Schuhen ins Haus tragen. Verwenden Sie in Städten für den Kompost oder Garten keinen biologisch wiederverwertbaren oder ähnlich bezeichneten Grünschnitt von Rasenflächen. Für Gras in Großstädten wird oft phosphatreicher Dünger verwendet, der mit Cadmium belastet ist. Wie bereits besprochen, hat dieses äußerst toxische bläulich-weiße Metall seinen Weg in die Nahrung gefunden. Versprühen Sie überdies keine Unkrautvernichter auf Ihrem Grundstück, denn diese können genauso in Ihre Nahrung gelangen.

Kaufen Sie keine in Kunststoff verpackten Lebensmittel

Geben Sie acht bei der Verpackung, Zubereitung und Aufbewahrung Ihrer Lebensmittel. Kaufen Sie keine Lebensmittel in Packungen mit Kunststoff- oder Wachseinlagen. Damit Kunststoff nicht klebt und verformbar und weich ist, können Phthalate und BPA verwendet worden sein. Diese bekannten endokrinen Disruptoren können Ihre Herz-Kreislauf-Gesundheit durch einen erhöhten Blutdruck beeinträchtigen und die Produktion von Schilddrüsenhormonen reduzieren, was sich negativ auf Ihre Energie auswirkt. Und wenn Sie schon dabei sind: Entsorgen Sie alle Plastikbehälter, die Sie zur Aufbewahrung von Lebensmitteln zu Hause – in Kühlschrank, Tiefkühlfach und Speisekammer – verwenden.

Wenn Sie Würzmittel wie Senf und Ketchup oder Erdnussbutter o. Ä. kaufen, wählen Sie solche in Gläsern statt in Kunststoff. Das ist nicht nur gesünder, sondern liefert Ihnen auch nach dem Verzehr des Produkts praktische Vorratsgläser. Waschen Sie die Gläser und Deckel, und heben Sie sie auf. Wenn die Deckel aus Kunststoff sind, achten Sie darauf, sie nicht zu hoch zu füllen, damit das Nahrungsmittel nicht mit dem Deckel in Kontakt kommt. Kunststoffdeckel enthalten oft BPA (Bisphenol A). Und nein: Ich habe keine Zwangsstörung – alle Quellen der Giftbelastung summieren sich. Meiden Sie Giftstoffe, wann immer möglich, denn es gibt so viele, denen wir nicht entkommen können.

Wenn Sie Behälter kaufen, dann möglichst solche aus Borosilikatglas oder Kalknatronglas, die sich wie Pyrex verhalten und Wärme und Kälte vertragen.

Wenn kein Weg an Konserven oder Kunststoff vorbeiführt, dann stellen Sie sicher, dass sie BPA-frei sind.

Meiden Sie Töpfe und Pfannen aus Aluminium und Teflon

Bedenken gegenüber Aluminium-Kochgeschirr bestehen seit einiger Zeit. Da Aluminium extrem weich ist, kann es in das Kochgut eindringen. Im Hirngewebe von Alzheimer-Kranken wurden hohe Werte dieses Metalls nachgewiesen. Mein Studium der Forschungsdaten deutet darauf hin, dass Aluminium als Ursache von Demenz nicht von Bedeutung ist, jedoch mit anderen Problemen behaftet ist. Aus diesem Grund ist es in vielen Ländern wie Deutschland, Frankreich, Großbritannien, Schweiz, Argentinien und Brasilien inzwischen größtenteils verboten. Verwenden Sie Kochgeschirr aus Edelstahl, Gusseisen oder Keramik.

Und trennen Sie sich für immer von Ihren Teflon-Töpfen und -Pfannen. Wenn Sie aber Ihre Lieblingspfanne unbedingt behalten möchten, dann müssen Sie wenigstens wissen, wie man eine Teflonpfanne korrekt benutzt: Lassen Sie sie nie heißer als 350 °C werden. Das Problem ist nicht, dass Sie mit Teflon kochen, sondern dass Sie Teflon (Polyfluortetraethylen) auch *essen*!

Diese Beschichtung springt bei großer Hitze auf und kann grippeähnliche Symptome, das sogenannte *Teflon- oder Polymerfieber*, auslösen. In einigen Studien wurde Polyfluortetraethylen mit geringem Geburtsgewicht, erhöhtem Cholesterin, abnormen Schilddrüsenhormonwerten, Leberentzündungen und geschwächter Immunabwehr in Verbindung gebracht.

Empfohlene Kochtechniken

Es ist gesünder, Nahrungsmittel zu dämpfen, in der Pfanne zu dünsten, zu backen oder zu schmoren. Vermeiden Sie es, Nahrungsmittel bei hohen Temperaturen zuzubereiten, ohne sie zunächst vor Luft zu schützen. Wenn Eiweiß, Fette und Kohlenhydrate in Gegenwart von Sauerstoff bei hohen Temperaturen gegart werden, bilden sie toxische und krebserzeugende Substanzen. Für diesen »Luftschutz« gibt es eine Reihe von Möglichkeiten.

Mein Team von Ernährungsexperten und ich haben mit George Mateljan zusammen die besten Techniken erarbeitet, Nahrung so zuzubereiten, wie die Nährstoffe am besten verfügbar sind und die Nahrungsmittel am wenigsten Schaden nehmen (*www.WHFoods.org*). Letztlich besteht der Trick darin, für die Pfanne ein wenig Wasser zu verwenden anstatt Öl. Für den gewünschten Geschmack kann das Öl auch nach dem Kochen zugegeben werden. Das bewahrt das Kochgut vor Überhitzung und das Öl vor Zerstörung.

Um Ihnen den Einstieg in das Stabilisierungsprogramm zu erleichtern, habe ich hier einen Ernährungsplan für 14 Tage aufgestellt:

Tabelle 8.3 Ernährungsplan

Tag 1	
Frühstück	Zucchiniomelett mit glutenfreiem Toast
später Vormittag	Kokosnussjoghurt mit gehackten Mandeln und Beeren
Mittagessen	Putenchili mit GVO-freiem Maisbrot
Nachmittag	Im Ofen gebackene Grünkohlchips mit Avocadodip
Abendessen	Knoblauch-Brokkoli mit Lammkotelett und Caesar Salad (ohne Milchprodukte im Dressing)
Tag 2	
Frühstück	Rührei mit Roggenknäckebrot
später Vormittag	Bio-Erdbeersmoothie mit Hanfmilch
Mittagessen	Salat aus Brunnenkresse und Sonnenblumenkernen mit Sardinen und Bio-Grünkohlchips
Nachmittag	Avocadohälfte mit Zitrone
Abendessen	gebackenes Bio-Hähnchen, Süßkartoffel, gedünsteter Brokkoli und grüne Bohnen
Tag 3	
Frühstück	glutenfreies Honig-Knusper-Müsli mit Joghurt und Blaubeeren
später Vormittag	Bio-Apfel mit Mandelbutter
Mittagessen	Salat mit Apfel, Staudensellerie und Hühnchen auf Blattgemüse mit Zitronen-Öl-Dressing
Nachmittag	Rohkoststicks mit Hummus
Abendessen	Lamm-Moussaka mit griechischem Salat
Tag 4	
Frühstück	Haferbrei mit Bio-Äpfeln
später Vormittag	Mandelbutter mit Gurkenscheiben
Mittagessen	Putenburger und Krautsalat mit Zitrone
Nachmittag	Möhren mit Kichererbsendip
Abendessen	gefüllter Weißkohl mit Reispilaw
Tag 5	
Frühstück	gefüllte, scharf gewürzte Eier und grüner Sesamsalat
später Vormittag	Blaubeeren-Hanf-Shake
Mittagessen	Salat mit Hühnerstreifen, Kresse und Tomaten mit Kräuterdressing
Nachmittag	Linsenchips mit Joghurt-Dill-Dip
Abendessen	geschmorter Wildlachs, Blumenkohl mit Curry, grüne gedünstete Bohnen, Gurkensalat mit Dill

Tag 6	
Frühstück	Huevos rancheros (Rancher-Eier) mit Tortilla
später Vormittag	Walnüsse und Birne
Mittagessen	gegrilltes Gemüse mit Blumenkohl-»Reis« und Bauernsalat
Nachmittag	Bio-Staudensellerie mit einer Paste aus Sonnenblumenkernen und Pekannüssen
Abendessen	scharf gebratener Kohl mit Wildlachsküchlein
Tag 7	
Frühstück	Quinoa-Zerealien mit frischem Obst und veganer Milch
später Vormittag	Mokka-Hanf-Smoothie
Mittagessen	Linsenburger mit grünen Sesambohnen und Chinakohlsalat
Nachmittag	Orangenscheiben
Abendessen	glutenfreie Quinoa-Spaghetti und Hackfleischbällchen von Weiderindern mit Tomaten-Zucchini-Oreganosauce und gemischtem Salat
Tag 8	
Frühstück	warmes Amaranthmüsli mit gerösteten Sesamsamen und Hanfmilch
später Vormittag	gefüllte, scharf gewürzte Eier und Paprikastreifen
Mittagessen	schwarze Bohnen mit Pilzsoße in gebackenen Süßkartoffelschalen
Nachmittag	Bratapfel
Abendessen	gebratene Putenbrust mit gedünstetem Rosenkohl, Buchweizengrütze und Cranberry-Orangen-Sauce
Tag 9	
Frühstück	Arme Ritter mit Beeren
später Vormittag	Rohkoststicks mit Knoblauch-Nuss-Dip
Mittagessen	kalter Rote-Bete-Borschtsch und Putenröllchen
Nachmittag	Grüner Smoothie mit Molkeeiweiß
Abendessen	Rindersteak mit Brokkoli und Amaranth
Tag 10	
Frühstück	Haferbrei mit Zimt, Bio-Apfel und Nüssen
später Vormittag	Ein großer Löffel Petersilie-Eier-Salat mit gehackter Gurke und Staudensellerie
Mittagessen	Putenhackbraten, Eichelkürbis mit Spinatfüllung
Nachmittag	Staudensellerie mit Knoblauchdip
Abendessen	Hühnerflügel, gedünsteter Brokkoli mit Knoblauch und Maiskolben
Tag 11	
Frühstück	Frittata mit Spinat und Pilzen aus ökologischem Anbau und glutenfreies Brot
später Vormittag	Hühnerflügel mit Rohkoststicks und cremigem Dressing
Mittagessen	Gemüse-Bohnen-Chili mit Sprossen
Nachmittag	Beerenauflauf mit Mandelcreme
Abendessen	mit Nüssen gefüllte Süßkartoffeln, grüne Bohnen und Rotkohlsalat

Tag 12	
Frühstück	ballaststoffreiche Frühstückszerealien und Beeren
später Vormittag	Walnüsse mit Apfelschnitzen (Bio-Apfel)
Mittagessen	Cheddar-Brokkoli-Suppe mit Putenspeck und gerösteten Sonnenblumenkernen
Nachmittag	Avocadocreme mit GVO-freien Chips
Abendessen	glutenfreie Pizza mit gehacktem Brokkoli, Knoblauch mit Basilikum-Pinienkern-Pesto garniert und Caesar Salad
Tag 13	
Frühstück	Waffeln mit Putenspeck
später Vormittag	Linsensalat mit hart gekochtem Ei
Mittagessen	Frikadelle mit Tomatenscheiben, Avocado und Sauerkraut
Nachmittag	weizenfreie Pita-Dreiecke mit Hummus
Abendessen	chinesisches Hühnchen und in der Pfanne angebratene grüne Bohnen auf Blumenkohl-»Reis«
Tag 14	
Frühstück	Pfirsich-Hanf-Smoothie und beidseitig gebratene Spiegeleier mit glutenfreiem Toast
später Vormittag	bunter Obstsalat
Mittagessen	Adzukibohnenburger mit kurzgebratenen Shiitake-Pilzen und Sprossensalat
Nachmittag	Bio-Popcorn mit Olivenöl und Nährhefe
Abendessen	Lammfleisch mit Curry auf Reis mit Dal und Gurken-Joghurt-Salat

Trinken Sie weniger Alkohol

Wenn Sie Alkohol trinken, wählen Sie die am wenigsten toxische Sorte. So enthält Wein von Trauben »alter Reben« zum Beispiel wesentlich mehr Arsen, das gegen Schimmelbildung eingesetzt wurde. Wein aus biologischem Anbau ist viel besser, auch wenn es wesentlich schwieriger ist, einen guten Wein ohne Sulfite zu erzeugen. Wodka ist tatsächlich weniger toxisch als Whiskey. Wenn Sie das bezweifeln, trinken Sie an einem Abend Wodka und am nächsten dieselbe Menge Whiskey – dann vergleichen Sie, wie Sie sich am nächsten Morgen fühlen. Die »beste« Form von Alkohol sind Bier und Wein.

Trinken Sie nicht zu viel Alkohol: Frauen sollten es bei etwa 30 Millilitern reinem Alkohol täglich belassen und Männer bei etwa 60 Millilitern.

Luft

Wenn Sie nicht gerade planen, in eine andere Region mit besonders reiner Luft umzuziehen, bleibt Ihnen die Luftverschmutzung nicht erspart, vor allem wenn Sie in einer Großstadt leben und speziell in einer smoganfälligen Großstadt. Aber auch in ländlichen Gegenden kann es viele örtliche Quellen der Verschmutzung geben – von der Verbrennung fossiler Brennstoffe oder Luftströmungen, die Schmutzpartikel aus anderen Gebieten herantragen, bis zu Industriebetrieben auf dem Land und sogar von Ihrer eigenen Heizungsanlage. Glücklicherweise lässt sich Ihre Belastung durch Giftstoffe in der Luft, wo immer Sie ihnen ausgesetzt sind, durch bestimmte Strategien senken.

Erstens können Sie die Atemluft in Ihrem Heim filtern. Installieren Sie Schwebstofffilter (sogenannte HEPA-Filter) in Ihren Schlafzimmern, im Wohnzimmer, in der Küche und anderen Räumen, in denen Sie sich oft aufhalten. Halten Sie sich an die folgenden Hinweise, wenn Ihr Heim mit einer Druckluftheizung bzw. -kühlung (in Deutschland sehr selten) ausgestattet ist:

- Lassen Sie Ihre Heizung jährlich inspizieren, um sicherzustellen, dass nirgendwo Gas oder Öl austritt.
- Installieren Sie die besten Luftfilter, die Sie sich leisten können, und tauschen Sie diese regelmäßig aus.
- Installieren Sie elektronische Elektrofilter und reinigen Sie diese regelmäßig.

Ich empfehle *keine* Ozongeneratoren zur Luftverbesserung zu Hause oder am Arbeitsplatz. Ozon fällt zwar wirkungsvoll Luftpartikel aus, aber wir sind diesem hochoxidativen Molekül in der Stadtluft schon viel zu sehr ausgesetzt. Und meiden Sie Raumlufterfrischer. Entsprechend dem National Resources Defense Council (NRDC – Gemeinnützige US-Umweltorganisation) »erfrischen« diese Produkte weniger Ihre Raumluft, sondern geben vor allem Phthalate, flüchtige organische Verbindungen (VOC) sowie Benzol und Formaldehyd (beide krebserregend) in die Raumluft ab.[1] Dasselbe Problem besteht bei Weichmacherprodukten für Wäschetrockner. Wenn Sie nicht darauf verzichten können, wählen Sie solche ohne Duftstoffe.

Egal, wie gemütlich, malerisch oder unabhängig es scheinen mag, ein offener Kamin ist eine weitere Quelle der Luftverschmutzung. Steigen Sie um auf einen elektrischen oder einen Gaskamin, der weniger Emissionen bildet. Wenn Sie wirklich von Energieversorgern unabhängig sein wollen, versuchen Sie es mit erneuerbaren Energiequellen wie Solar- oder Windenergie. Wenn Sie auf die Gemütlichkeit eines Holzfeuers aber nicht verzichten wollen, achten Sie unbedingt auf eine gute Luftzirkulation, und vergewissern Sie sich, dass weder der Kamin noch das Abzugsrohr undichte Stellen hat.

Wasser

Das Wasser Ihres kommunalen Wasserwerks kann alles sein: von relativ rein bis hochkontaminiert. Sie können bei Ihrem Wasserversorger die von der Bundesregierung vorgeschriebenen regelmäßigen Untersuchungsberichte anfordern. Meistens sind diese sowieso im Internet einsehbar. Alternativ können Sie genau das Wasser, das Sie zu Hause trinken, analysieren lassen. Es gibt spezielle Labors, die Wasser auf Kontamination durch Metalle und Chemikalien testen. In den USA ist dies ein echtes Problem, denn ca. 10 Prozent der öffentlichen Wasserversorgung ist durch erhöhte Arsenwerte belastet (in Deutschland spielt das dagegen keine Rolle). Wasser aus Brunnen in bäuerlichen Gemeinden kann einen hohen Gehalt an Nitrat, Unkrautvernichtern und Pestiziden aufweisen.

Chlor wird in der Wasserversorgung immer zugesetzt, um Keime und Parasiten abzutöten. Das bringt der öffentlichen Gesundheit einen enormen Nutzen, da viele Menschen, speziell Säuglinge, in der Vergangenheit an Infektionen durch verseuchtes Wasser starben. Das Chlor bindet sich an die Kohlenwasserstoffe der Krankheitserreger, dadurch entstehen für die Erreger tödliche Substanzen, und sie werden abgetötet. Andererseits sind die organischen Trihalogenmethane als Nebenprodukte der Chlorierung (Chloroform, Bromdichlormethan, Dibromchlormethan und Bromoform) krebserregend.[2] In einer Zeitschrift wurde vor Jahren berichtet, dass 1 von 10 000 Menschen, die durch Chlor vor Infektionen bewahrt werden, aufgrund dieser Substanzen krebskrank werden. Chlorierung hat also für die öffentliche Gesundheit eine gute Nutzen-Risiko-Bilanz – solange Sie nicht der/die eine unter den Zehntausend sind. (Die Zugabe von Chlor ins Trinkwasser ist in Deutschland seit 1991 nicht mehr zulässig.)

Um eine hohe Qualität Ihres Wassers sicherzustellen, sollten Sie einen Aktivkohlefilter für Ihre Haus-Wasseranlage installieren. Dadurch erhalten Sie sowohl zum Kochen als auch zum Waschen gereinigtes Wasser. Den meisten Menschen ist nicht klar, dass wir eine Menge mehr potenziell krebserregende Kohlenwasserstoffe durch das Atmen in der Dusche aufnehmen als durch Trinkwasser. Wenn Sie keinen Filter für Ihre gesamte Wasserversorgung einbauen können, installieren Sie einen Aktivkohlefilter in der Dusche und am Spülbecken in der Küche.

Kohlenmonoxid- und Rauchmelder

Die meisten deutschen Bundesländer haben inzwischen eine Rauchmelderpflicht für alle Haushalte eingeführt. Installieren Sie welche, denn sie können Ihr Leben retten. Im Wesentlichen gibt es zwei Arten von Rauchmeldern – photoelektrische und Ionisationsrauchmelder. Nehmen Sie auf jeden Fall die photoelektrischen. Ionisationsrauchmelder enthalten eine kleine Menge des radioaktiven Materials Americium-241 und sind schwer zu entsorgen.

Testen Sie die Batterien auf Funktionstüchtigkeit. Falls die Rauchmelder mit Ihrer Hauselektrik verkabelt sind, vergewissern Sie sich, dass die Notfallbatterien funktionstüchtig sind.

Natürliche Reinigungsmittel
Ich empfehle ausschließlich Reiniger mit einem geringen Gehalt an Lösungsmitteln, Duftstoffen und anderen Chemikalien. Übliche Haushaltsreiniger enthalten viele Stoffe, die die menschliche Gesundheit schädigen. (Im Internet gibt es viele Quellen, u. a. bietet auch das Umweltbundesamt Informationen: *https://www.umweltbundesamt.de/themen/chemikalien/waschreinigungsmittel/inhaltsstoffe#textpart-1.*) Hier Inhaltsstoffe, die Sie meiden sollten:

- chlorierte Phenole (in WC-Reinigern)
- Diethylenglycol (in Fensterreinigern)
- Phenole (in Desinfektionsmitteln)
- Nonylphenolethoxylat (in Allzweckreinigern)
- Lösungsmittel auf Erdölbasis (in Bodenreinigern)[3]

Leider werden Sie aufgrund der Gesetze zum Schutz von Geschäftsgeheimnissen nicht immer eine komplette Liste der Inhaltsstoffe auf den Produktetiketten finden. Das ist einer von vielen Gründen, warum in unserem Haus meine Frau Lara und ich eine spezielle Reinigungslösung verwenden, die wir »Laras Lösung« nennen und die sie aus den folgenden Inhaltsstoffen herstellt:

- Wasser (ca. 1 Liter)
- Weißweinessig (etwa 60 bis 90 ml)
- ätherische Öle, meistens Lavendel in Kombination mit Rosmarin oder Rosenöl (8 bis 10 Tropfen)

Ziehen Sie, als weiteren Beitrag zu einem sauberen und giftstofffreien Haus, beim Nachhausekommen die Schuhe aus. Dreck und Staub von draußen sind oft voll von aus der Luft ausgefällten Giftstoffen. Wenn Sie zum Beispiel eine Holzterrasse oder Holzspielgeräte haben und diese mit handelsüblichen Schutzmitteln behandelt haben, dann geben diese ständig kleine Mengen an Konservierungsmitteln mit hochtoxischem Arsen oder Cadmium ab. Stellen Sie Gästen Socken oder waschbare Hausschuhe zur Verfügung. Saugen und wischen Sie Oberflächen regelmäßig, besonders wenn Sie in einer Stadt mit vielen Schmutzpartikeln und Ruß wohnen.

Meine Empfehlungen für Reinigungsprodukte finden Sie in Anhang F.

Möbel

Besprühen Sie Ihre Möbel nicht mit »schmutzabweisenden« Chemikalien, die aus hochgiftigen perfluorierten Verbindungen bestehen. Wenn Flecken ein Problem sind, kaufen Sie lieber Möbel ohne synthetische Stoffe oder Kunststoff – so zum Beispiel mit Leder, 100 Prozent Bio-Baumwolle, Baumwoll-Leinen-Gemischen und Holz. Oder verwenden Sie gut waschbare Abdeckungen.

Bettzeug, speziell »temperaturempfindliche« Matratzen, kann jede Nacht stundenlang eine Menge VOC direkt in Ihre Atemwege abgeben. Verwenden Sie Bettzeug aus natürlichen Materialien, die mit so wenig Chemikalien wie möglich verarbeitet wurden.

Schimmel

Inspizieren Sie alle Bereiche Ihres Hauses auf schwarzen Schimmel. Das ist ein Riesenproblem und kommt in 50 Prozent aller gewerblichen und Wohngebäude in den USA vor (in Deutschland bei etwa 22 Prozent). Die chemischen Substanzen und Sporen des Pilzes greifen das Immunsystem an und fördern Entzündungen. Ich war überrascht, als ich erfuhr, dass erstaunliche zwei Drittel der Asthma-Erkrankungen im Erwachsenenalter offensichtlich auf Schimmelpilz-Exposition zurückzuführen ist. Auch wenn dieser meist in Badezimmern und Küchen auftritt – in Feuchträumen also –, sollten Sie Ihr Heim auch von außen auf undichte Stellen prüfen, durch die Wasser in die Isolierung dringen kann. Das ist eine perfekte Brutstätte für Schimmelpilze. Wenn Sie ein Schimmelproblem haben, empfehle ich Ihnen nachdrücklich, einen Experten zurate zu ziehen, denn was Sie selbst sehen, könnte lediglich die Spitze eines gefährlichen Gifteisbergs sein, der Ihre Gesundheit schädigt.

Kleidung

Tragen Sie Kleidung, die überwiegend aus Naturfasern gemacht ist – wie Baumwolle, Wolle, Hanf oder Seide. Schränken Sie den Gebrauch von »atmungsaktiver« Regenbekleidung ein; sie enthält meist perfluorierte Verbindungen. Wenn Sie aber diese Art Kleidung weiter tragen wollen (und ich gebe zu, dass sie bequem ist; meine Motorradjacke und -hose sind auch aus behandeltem Material), dann versuchen Sie nicht, sie durch Imprägnieren aufzufrischen, wenn sie abgetragen ist. Ersetzen Sie sie durch neue.

Kaufen Sie für Ihre Kinder nur Kleidung ohne polybromierte Diphenylether (PBDE). Das bedeutet, dass die Kleidung schneller entflammbar ist, aber ihre Kinder laufen viel eher Gefahr, durch PBDE geschädigt zu werden als durch Feuer. In der EU sind diese Stoffe mittlerweile verboten.

Anstrichfarben

Dieser Geruch nach frischer Farbe, den wir möglicherweise als angenehm empfinden, entsteht durch flüchtige organische Verbindungen (VOC) – Chemikalien, die bei Raumtemperatur ausdünsten. Für bessere Streichfähigkeit und Haltbarkeit werden diese toxischen Chemikalien, die in Farbpigmenten zu finden sind, auch Alkydharz- und einigen Latexfarben zugesetzt. Bereits eine geringe Exposition kann Kopfschmerzen, Schwindelgefühl und Übelkeit auslösen. Eine höhere und länger anhaltende Exposition – wie etwa bei Leuten, die in Lackierkabinen arbeiten – kann zu dauerhafter Schädigung der Nieren, Leber, des Nervensystems oder der Atemwege führen.

Viele Unternehmen stellen inzwischen Farben mit niedrigem VOC-Gehalt oder ganz ohne VOC her, die genauso gut sind. Aber verwechseln Sie geringe Geruchsbildung nicht mit geringem VOC-Gehalt. Bei manchen Farben ist der Geruch selbst bei hohen VOC-Konzentrationen nicht wahrnehmbar. Achten Sie auf die Menge: 100 Gramm pro Liter (g/l) oder weniger. Farben enthalten auch immer Lösungsmittel oder andere Zusätze wie Formaldehyd, die Sie nicht wirklich einatmen wollen. Ihre beste Wahl sind natürliche Farben und Pigmente, wenn Sie sie beschaffen und ein etwas weniger »poliertes« Aussehen akzeptieren können.

Interessanterweise habe ich Forschungsergebnisse gelesen, die zeigen, dass ein großer Teil der Toxizität von Schimmelpilzen auf die VOC zurückzuführen sind, die Schimmelpilze freisetzen, wenn sie auf Baumaterialien wachsen.

Gesundheit und Schönheit

Verwenden Sie zur weiteren Senkung Ihrer Giftbelastung nur Pflegemittel und Kosmetika mit geringem Chemikaliengehalt. Lesen Sie die Etiketten, um solche herauszufinden, welche infrage kommen – und schauen Sie in den Anhang F dieses Buches. Wenn ein Produkt, das Sie – egal, wofür – verwenden, gut duftet, enthält es höchstwahrscheinlich Phthalate. Der Duft mag angenehm sein, aber Phthalate – die in Hunderten von Produkten als Weichmacher oder als Lösungsmittel eingesetzt werden – sind krebsererregend und können bekanntermaßen bei Männern zu Unfruchtbarkeit führen. Und wie Sie aus Anhang C ersehen können, gehören sie zu den Hauptverursachern des sich epidemisch ausbreitenden Diabetes. (Weitere Information zu Phthalaten siehe Seite 48.)

Vertreiben Sie auch weiterhin die alten Giftstoffe aus Ihrem Körper

Es ist klar, dass Sie nicht in wenigen Wochen alle Giftstoffe loswerden können, die Sie über Jahre in sich angesammelt haben. Mein Entgiftungsprogramm senkt die Giftstoffbelastung in Blut, Zellen und Zellzwischenräumen zunächst beeindruckend. Aber sie werden durch Giftstoffe aus den Knochen und Fettgeweben wieder ersetzt, bis auch diese Quellen entgiftet sind. Das soll Sie aber nicht entmutigen. Ich möchte mich lieber mit der guten Nachricht verabschieden, dass Sie Ihre Entgiftung durchaus weiter vertiefen und Ihre Gesundheit mit der Zeit verbessern *können*. Erinnern Sie sich an die Anstrengungen, die Jennifer mit erhöhten Blei- und Quecksilberwerten in Kapitel 1 unternahm? So, wie diese Werte allmählich sanken, verbesserte sich in dem Maß stetig ihre Gesundheit.

Um weiterhin Giftstoffe abzubauen, unternehmen Sie Folgendes:

- Setzen Sie so viele der hier genannten Vorschläge wie möglich um. Wenn Sie nichts weiter tun, als so reinlich wie möglich zu leben, wird Ihr Körper auch weiterhin entgiftet – wenn auch langsam. Noch einmal: Die beste Strategie ist, sich die Giftstoffe im wahrsten Sinne vom Leib zu halten.
- Essen Sie weiterhin verschiedene Kohlarten. Sie sind die beste Unterstützung der Leberentgiftung.
- Nehmen Sie weiterhin Ballaststoffpräparate. Auch wenn das alles ist, was Sie tun: Ballaststoffe in Ihrem Darm absorbieren die von der Leber abgesonderten Giftstoffe und sind so eine große Hilfe für die wichtigsten Entgiftungsprozesse.
- Ergänzen Sie Ihren Speiseplan um einen nahrhaften Grünen Smoothie.
- Bauen Sie gelegentlich eine Massage in Ihren Gesundheitsplan ein.
- Tun Sie einmal wöchentlich etwas, bei dem Sie wenigstens eine Stunde ordentlich schwitzen müssen. Bei mir ist das Basketball. Für andere ist es die Sauna, eine Fahrradtour oder das Laufband. Lara liebt Zumba, Fitness und die Ballettstange.

Dieses Kapitel hat Ihnen den Weg gezeigt, wie Sie alles, was Sie durch dieses Programm gewonnen haben, auch behalten können. Wenn Sie zunächst das empfohlene Entgiftungsprogramm absolviert haben und dann die gesunden Gewohnheiten übernehmen, die ich hier vorgestellt habe, können Sie sicherstellen, dass:

- Ihrem Körper Giftstoffe weitgehend erspart bleiben;
- Ihr Körper Giftstoffe wirksam entfernt;
- Ihr Körper Schäden durch Giftstoffüberlastung repariert.

Wenn Sie die Prozesse der Giftaufnahme und der Entgiftung verstehen, werden Sie zum besten Freund Ihres Körpers und können Ihre Gesundheit noch viele Jahre unterstützen.

Die Entgiftung und das Meiden von Giftstoffen sind die wirkungsvollsten Strategien, wenn Sie Krankheiten vermeiden wollen und sich noch viele Jahre gesund und fit fühlen möchten.

Vielen Dank, dass Sie diese Reise mit mir unternommen haben.

Einführung zu den Anhängen

Die acht Anhänge in diesem Abschnitt helfen Ihnen:

- Ihre Giftbelastung zu ermitteln;
- festzustellen, welche Giftstoffe das größte Problem darstellen;
- Zugang zu Quellen und Materialien zu erhalten, die Ihnen bei der zukünftigen Vermeidung von Giftstoffen behilflich sein können.

Diese Informationen sind verständlicherweise nur Empfehlungen von Produkten, Dienstleistungen und Labortests, deren Reinheit, Zuverlässigkeit oder Genauigkeit ich im Rahmen meiner Möglichkeiten geprüft habe. Die genannten Produkte verwenden meine Familie und ich selbst. Mich verbindet mit den aufgeführten Produkten und Unternehmen – außer bei denen ich das ausdrücklich erwähne – keinerlei geschäftliches Interesse.

Für aktuellste Empfehlungen lade ich meine Leser ein, die englische Website dieses Buches, *www.thetoxinsolution.com*, zu besuchen. Dort finden Sie weitere kostenlose Informationen und Hilfsmittel zur Interpretation von Labortests und Genanalysen. Letzteres ist besonders nützlich, denn Ihre genetischen Schwachstellen zu kennen, hilft Ihnen festzustellen, welche Giftstoffe für Sie besonders toxisch sind.

Im Folgenden möchte ich nun kurz den Zweck jedes Anhangs erläutern.

Anhänge zu Ihrer Selbstbeurteilung

Anhang A: Konventionelle Labortests zur Feststellung der Giftbelastung. Damit kann man die Konzentrationen bestimmter Giftstoffe in unserem Körper direkt und genau messen. Allerdings sind solche Tests noch am Anfang der Entwicklung, nicht überall machbar und oft sehr teuer. Ironischerweise gibt es aber eine andere Möglichkeit, die Gesamtbelastung unseres

Körpers durch Giftstoffe objektiv zu ermitteln: Wir haben inzwischen so viele Giftstoffe angesammelt, dass viele Routine-Labortests Abweichungen innerhalb des angeblichen »Normbereichs« anzeigen. Der »Normbereich« zeigt nun das Ausmaß der Giftstoff-Exposition an. Sie verstehen richtig: Toxisch ist inzwischen »normal«, was u. a. erklärt, warum unsere Krankheitsbelastung so enorm ist. Solche Tests sind sehr aufschlussreich, denn sie sind günstig und können von jedem Arzt oder Labor durchgeführt werden.

Da die meisten von uns durch mehrere verschiedene Giftstoffe beeinträchtigt sind, können uns diese konventionellen Labortests leider keine Auskunft geben, welchen Giftstoffen wir genau ausgesetzt sind. Anhand der einfachen Bewertungsformel, die ich in Anhang A anbiete, können Sie berechnen, wie hoch die Giftbelastung Ihres Körpers insgesamt ist, und die Verbesserung im Laufe des Programms nachverfolgen.

Anhang B: Labortests auf bestimmte Giftstoffe. Eine wachsende Zahl von Labors bietet mittlerweile Tests zur Ermittlung der Belastung durch bestimmte Giftstoffe an. Noch sind diese Tests umstritten. Dennoch finde ich sie für eine Reihe von Patienten hilfreich, nicht nur um genau herauszufinden, welche Giftstoffe Probleme bereiten, sondern auch um nachverfolgen zu können, wie wirksam Vermeidungs- und Ausscheidungsstrategien sind. Für die meisten dieser Tests ist ein Besuch bei einem Arzt erforderlich, der Kenntnisse in Umweltmedizin hat.

Anhang C: Erkrankungen, die auf bestimmte Giftstoffe hindeuten. Zusammen mit meinem Team habe ich viel Arbeit investiert, um herauszufinden, welche Giftstoffe chronische Erkrankungen verursachen. Über ein Jahr haben wir drei uns tief in die Forschung vergraben, um die 26 Giftstoffe oder Giftstoffklassen (Blei ist zum Beispiel ein einzelner Giftstoff, während Hunderte von Chemikalien, die als PCB eingestuft werden, als eine Giftstoffklasse angesehen werden) unter die Lupe zu nehmen und ihren Anteil an 18 Krebsformen und 30 chronischen Erkrankungen zu untersuchen. Bei vielen der für uns interessanten Giftstoffe war die Forschungsgrundlage nicht ausreichend, oder die Studien waren nicht repräsentativ. Aber für etwa ein Drittel gab es verlässliche Daten, und die Ergebnisse waren ohne Ausnahme schockierend. Die meisten zeigten eine enge Verbindung zu Erkrankungen, die eindeutigsten fasse ich in diesem Anhang zusammen. Wenn Sie die Erkrankungen, unter denen Sie oder Ihre Familie leiden, mit den Giftstoffen abgleichen, sehen Sie schnell, welche Giftstoffe für Sie am bedrohlichsten sind.

Anhang D: Symptome, die auf bestimmte Giftstoffe hindeuten. Während die übrigen Bewertungsanhänge auf solider Forschung beruhen, entspricht dieser vielmehr meiner subjektiven Beurteilung. Dummerweise beziehen sich fast alle Forschungsarbeiten zu durch bestimmte Giftstoffe ausgelösten Symptomen auf akute Vergiftungen oder chronische industrielle Exposition in mäßigen Dosen. Es liegt auf der Hand, dass es besser ist, schon lange vor der Entstehung einer ernsten Erkrankung zu erkennen, dass wir ein Problem mit einem Giftstoff haben. Mithilfe dieses Anhangs können Sie feststellen, ob Ihre Symptome sich mit denen decken, die typischerweise durch bestimmte Giftstoffe ausgelöst werden.

Anhang E: Nachverfolgung von Symptomen. Eine der Herausforderungen natürlicher Therapien liegt darin, dass der Körper Zeit braucht zu heilen – anders als die schnelle Symptom-Linderung durch Arzneimittel. So werden normalerweise nicht die Ursachen behandelt und die Giftlast zusätzlich erhöht. Ich habe bemerkt, dass Patienten sich in der Regel auf ihre aktuellen Symptome konzentrieren und solche vergessen, die während der Heilung zurückgegangen sind. Wenn Sie einmal in der Woche einen Fragebogen – wie den in diesem Anhang – ausfüllen, können Sie anhand von Punktwerten Ihren Fortschritt nachverfolgen und sich so motivieren, weiter gesund zu leben.

Anhänge zu Hilfsmitteln und Quellen

Anhang F: Sichere Produkte. Dieser Anhang führt die Quellen für die sichersten Lebensmittel, Pflegemittel und Kosmetika, Gartenchemikalien und Reinigungsprodukte auf. Das sind Bezugsquellen, die auch meine Familie und ich nutzen.

Wieder kann hier keine vollständige Liste angeboten werden, und ich entschuldige mich bei jedem Unternehmen, das entsprechende Produkte herstellt, aber an dieser Stelle nicht erwähnt wird.

Anhang G: Andere Quellen. Hier finden Sie Hilfe, wenn bei Ihnen ein bestimmter Giftstoff in hoher Konzentration vorliegt und Sie seinen Ursprung ermitteln wollen oder wenn Sie Ihr Heim und Ihren Arbeitsplatz so frei wie möglich von Giftstoffen halten möchten.

Anhang H: Entgiftung im Überblick. In diesem Anhang finden Sie eine leicht überschaubare Übersicht über die wichtigsten Punkte der einzelnen Phasen meines Entgiftungsprogramms.

Anhang A: Konventionelle Labortests zur Giftstoffbelastung

Dieser Anhang empfiehlt konventionelle Labortests, um zu ermitteln, ob bei Ihnen eine Giftstoffüberlastung vorliegt. Die Tests werden alphabetisch und nicht in der Reihenfolge ihrer Wichtigkeit aufgeführt.

Auch wenn diese Tests normalerweise zur Erkennung von Krankheiten durchgeführt werden, also nicht zur Auswertung einer toxischen Belastung bestimmt sind, zeigt die Forschung, dass sie innerhalb der angeblichen »Normalbereiche« körperliche Anpassungen an oder Schädigungen durch Giftstoffe anzeigen können. Zwar geben die Tests keine Auskunft darüber, welche Giftstoffe genau das Problem verursachen, aber sie geben einen Hinweis auf die Art der Giftstoffe. Ihr Vorteil ist, dass sie nicht teuer und leicht durchzuführen sind. Überdies hilft eine einfache Punktebewertung, die Höhe Ihrer allgemeinen Giftbelastung festzustellen. Meine eigene Gesamtpunktezahl ist beispielsweise 6,0. Meine Familien und ich tun alles, was wir können, um unsere Giftstoffbelastung zu senken. Dennoch spornt mich diese Selbstbeurteilung dazu an, noch ein bisschen besser zu werden.

»Normalbereiche« können bis zu einem gewissen Grad je nach Labor variieren. Wenn der Normalbereich Ihres Labors von den hier angegebenen Werten abweicht, dann passen Sie die Ergebnisse entsprechend an. Wenn zum Beispiel der obere Grenzwert Ihres Labors 10 Prozent höher liegt, dann passen Sie die toxischen Bereiche um 10 Prozent an.

Manche Tests unterscheiden sich auch je nach Ernährungszustand des Untersuchten. So ist zum Beispiel der Homocysteinspiegel bei Leuten mit Vitamin-B-Mangel höher. Von besonderer Wichtigkeit: Bei einer hohen Blei-Konzentration erhöht sich der Homocysteinspiegel aufgrund von Vitamin-B-Mangel noch weiter. Die Anzahl der Punkte basiert auf meiner Einschätzung, wie aussagekräftig der jeweilige Testwert ist.

Interpretation der Ergebnisse von Labortests

Testbezeichnung	Typische Giftstoffe	Normalbereich	Toxischer Bereich	Punktwert Giftbelastung	Ihr Punktwert
ALT/GPT (Alanin-Aminotransferase)	Cadmium, Blei, Quecksilber, Organochlorpestizide (OCP), PCB (polychlorierte Biphenyle)	0–35 E/l	0–24	0	
			25–30	1	
			31–35	2	
AS(A)T/GOT/ Aspartat-Amino-transferase)	OCP	0–35 E/l	0–23	0	
			24–26	1	
			27–35	2	
(Gesamt-) Bilirubin	PCB, PFOA (Perfluoroctansäure), PFOS (Perfluoroctansulfonsäure)	0,3–1,2 mg/dl	0,3–0,7	0	
			0,8–1,0	1	
			1,1–1,2	2	
LDL-Cholesterin	PCB	<130 mg/dl	>110	0	
			110–130	1	
GGT (γ-Glutamyltransferase)	die meisten Giftstoffe	10–50 E/l	10–20	0	
			21–30	2	
			31–45	4	
			46–50	8	
HbA1c	persistente organische Schadstoffe (POP)	4,0–8,5 %	4,0–5,5	0	
			5,6–6,0	1	
			6,1–6,4	3	
			>6,4	5	
Homocystein	Cadmium, Blei	4–12 µmol/l	4,0–8,0	0	
			8,1–10,0	1	
			10,1–12,0	2	
Thrombozytenzahl	Benzol, Lösungsmittel	150–400	150–200	2	
			201–250	1	
			251–400	0	
T3 (gesamt)	PCB, PFOA	0,7–1,5 ng/dl	0,7–0,8	2	
			0,9–1,0	1	
			1,1–1,5	0	
T4 (gesamt)	PCB	4,9–11,7 ng/dl	4,9–5,9	2	
			6,0–7,9	1	
			8,0–11,7	0	
Harnsäure (Blut)	PFOA, PFOS	2,5–8,0 mg/dl	2,5–5,3	0	
			5,4–5,6	1	
			5,7–5,8	3	
			>5,8	5	
Leukozytenzahl	Benzol, Kohlenmonoxid, OCP, PCB	4000–10 000	4000–5000	3	
			5001–6000	2	
			6001–7000	1	
			7001–10 000	0	
Gesamtwert Ihrer Giftbelastung					

Auswertung:
niedrige Giftbelastung: < 5,0 Punkte
geringfügig belastet: 5,1–10 Punkte
mäßig belastet: 10,1–15,0 Punkte
hochbelastet: > 15,0

Literaturhinweise für Anhang A

Gleason, J. A., G. B. Post, J. A. Fagliano. »Associations of perfluorinated chemical serum concentrations and biomarkers of liver function and uric acid in the US population (NHANES), 2007–2010.« *Environmental Research* 136 (2015): 8–14

Guallar, E., E. K. Silbergeld, A. Navas-Acien u. a.: »Confounding of the relation between homocysteine and peripheral arterial disease by lead, cadmium, and renal function.« *American Journal of Epidemiology* 163, Nr. 8 (2006): 700–708

Kumar, J., L. Lind, S. Salihovic, B. van Bavel, E. Ingelsson, P. M. Lind: »Persistent organic pollutants and liver dysfunction biomarkers in a population-based human sample of men and women.« *Environmental Research* 134 (2014): 251–256

Lee, D. H., M. H. Ha, J. H. Kim u. a.: »Gamma-glutamyltransferase and diabetes: A 4 year follow-up study.« *Diabetologia* 46 (2003): 359–364

Penell, J., L. Lind, S. Salihovic, B. van Bavel, P. M. Lind: »Persistent organic pollutants are related to change in circulating lipid levels during a 5 year follow-up.« *Environmental Research* 134 (2014): 190–197

Serdar, B., W. G. LeBlanc, J. M. Norris, L. M. Dickinson: »Potential effects of polychlorinated biphenyls (PCBs) and selected organochlorine pesticides (OCPs) on immune cells and blood biochemistry measures: A cross-sectional assessment of the NHANES 2003–2004 data.« *Environmental Health* 13 (2014): 114

Shih, H. T., C. L. Yu, M. T. Wu u. a.: »Subclinical abnormalities in workers with continuous low-level toluene exposure.« *Toxicology and Industrial Health* 27, Nr. 8 (2011): 691–699.

Shimizu, R., M. Yamaguchi, N. Uramaru u. a.: »Structure-activity relationships of 44 halogenated compounds for iodotyrosine deiodinase-inhibitory activity.« *Toxicology* 314, Nr. 1 (2013): 22–29

Shrestha, S., M. S. Bloom, R. Yucel u. a.: »Perfluoroalkyl substances and thyroid function in older adults.« *Environment International* 75 (2015): 206–214

Steenland, K., S. Tinker, A. Shankar, A. Ducatman: »Association of perfluorooctanoic acid (PFOA) and perfluorooctane sulfonate (PFOS) with uric acid among adults with elevated community exposure to PFOA.« *Environmental Health Perspectives* 118, Nr. 2 (2010): 229–233

Suarez-Lopez, J. R., D. H. Lee, M. Porta, M. W. Steffes, D. R. Jacobs Jr.: »Persistent organic pollutants in young adults and changes in glucose related metabolism over a 23-year follow-up.« *Environmental Research* 137 (2015): 485–494

Anhang B: Labortests auf bestimmte Giftstoffe

Es gibt zahlreiche Labors, die Analysen auf Giftstoffe anbieten. Im Folgenden werden einige Labors genannt, die Informationen über Labortests geben und diese anbieten. Generell sollte bei einem Labortest ein Heilpraktiker oder ein anderer Arzt hinzugezogen werden, der die Ergebnisse erklären kann.

Labor	Tests
https://www.biolabor-hemer.de	Mineral-, Fettstoffwechsel- und Entzündungsanalyse, allgemeine naturkundliche Gesundheitsanalyse
http://invitalab.de	allgemeine Analyse, auch naturheilkundliche Untersuchungen, Gentests
http://www.mlhb.de	Gesundheitscheck, Umwelttoxikologie, Giftstoffe allgemein
http://biovis-diagnostik.eu/	Immunologie, naturheilkundliche Labordiagnostik und Präventivmedizin

Zur Bestimmung Ihrer Belastung durch toxische Metalle empfehle ich nachdrücklich das folgende Untersuchungsschema, das in Zusammenarbeit mit einem Umweltmediziner durchgeführt werden muss. Grundsätzlich gibt der Morgenurin Auskunft über Ihre aktuelle Exposition, während der Urin, der gesammelt wird, nachdem Sie den Chelatbildner eingenommen haben, die Ganzkörperbelastung wiedergibt. Letztere Beurteilung ist umstritten, jedoch die beste derzeit – außer einer Biopsie. Bitten Sie Ihren Umweltmediziner festzustellen, ob für Sie Kontraindikationen gegen die folgende Vorgehensweise bestehen.

Empfohlenes Untersuchungsschema

Probe 1 – zur Bestimmung der aktuellen Exposition:

1. Probennahme des ersten Morgenurins
2. Einsenden der Probe an Labor

Probe 2 – zur Bestimmung der Ganzkörperbelastung:

1. Nehmen Sie 300 mg Dimercaptopropansulfonat (DMPS) und 500 mg Dimercaptosuccinsäure (DMSA). Diese Substanzen sind nur über einen Arzt erhältlich.
2. Sammeln Sie den gesamten Urin der nächsten sechs Stunden.
3. Senden Sie die Probe ans Labor.

Folgende Internetseiten können bei der Suche nach einem naturheilkundlichen Arzt helfen:
www.taramax.de
http://www.heilpraktiker-direktsuche.de
http://www.zaen.org (Zentralverband der Ärzte für Naturheilverfahren und Regulationsmedizin e.V.)
https://www.bdh-online.de (Bund deutscher Heilpraktiker e.V.)

Anhang C: Erkrankungen, die auf bestimmte Giftstoffe hindeuten

Obwohl Glyphosat, wie bereits in Kapitel 6 besprochen, ein verbreiteter und gefährlicher Giftstoff ist, beziehen sich nahezu alle Untersuchungen nur auf die reine Chemikalie, nicht auf das sehr viel toxischere Industrieprodukt, das tatsächlich zur Anwendung kommt. Daher wird es hier nicht in die Liste aufgenommen.

Leere Tabellenzellen bedeuten, dass wir hier noch keine Untersuchungen analysiert haben, dass es keine Untersuchungen gibt oder dass verfügbare Arbeiten zu wenig aussagekräftig oder widersprüchlich sind. Ein *N* bedeutet, der Giftstoff scheint das Risiko der jeweiligen Krankheit nicht zu erhöhen.

Die Anzahl der Sternchen (*) zeigt an, wie eng die Verbindung zwischen Erkrankung und Giftstoff ist sowie zu welchem Prozentsatz die Erkrankung aufgrund des Giftstoffeinflusses auftritt.

Tabelle 1.1 Allgemeine Anzeichen von Giftstoffbelastung

Wichtige Giftstoffe und Erkrankungen **Leerzelle** = Untersuchungen noch nicht analysiert, keine verfügbaren bzw. nicht ausreichende oder widersprüchliche Daten **N** = kein erkennbarer Zusammenhang **?** = theoretischer Mechanismus, aber nicht belegt **Prozentsatz, bei der die Erkrankung erkennbar durch den Giftstoff verursacht wurde** * = 3–5 % ** = 6–10 % *** = 11–15 % **** = 16–40 % ***** = >40 %	ADHS	ALS	Angstzustände	Krebs, Blase	Krebs, Brust	Krebs, Lunge	Krebs, Lymph- und Blutbildungssystem	Diabetes
Acrylamid	N				*		**	
Acrylnitril						**		
Aluminium								
Arsen				****		**	***	**
Benzol	N				**		**	
Bisphenol A		?	**					***
Cadmium	N					*		
Chloroform			N	*				
DDT	****	**		N	**	**	*	*
Dioxine							***	*
Fluorid				*				
Blei	**	**	N					
Quecksilber	**	**						
Organophosphat-Pestizide	**	**	**					
PCB	****			**	*	?	*	***
Phthalate	**	?						****
polybromierte Diphenylether	****							
polyzyklische aromatische Kohlenwasserstoffe	****		***	**	**	***		****
Vinylchlorid		**				*		

Unfruchtbarkeit	niedriger IQ von Kindern und Jugendlichen	metabolisches Syndrom	Herzmuskelinfarkt	Fettleibigkeit	obstruktive Lungenerkrankung	Osteoporose	Nierenerkrankung	Schilddrüsendysfunktion	**Leerzelle** = Untersuchungen noch nicht analysiert, keine verfügbaren bzw. nicht ausreichende oder widersprüchliche Daten **N** = kein erkennbarer Zusammenhang **?** = theoretischer Mechanismus, aber nicht belegt **Prozentsatz, bei der die Erkrankung erkennbar durch den Giftstoff verursacht wurde** * = 3–5 % ** = 6–10 % *** = 11–15 % **** = 16–40 % ***** = >40 %
*									Acrylamid
*									Acrylnitril
N	?					*			Aluminium
	***	**	*	N	N	*	*	**	Arsen
*								N	Benzol
*		**	*	***	*			**	Bisphenol A
*	**		**		***	***	***		Cadmium
**									Chloroform
**				**	**				DDT
**		*		*					Dioxine
	****				*			*	Fluorid
**	***			?	**	*	*	N	Blei
**	*				*		*	**	Quecksilber
	*****								Organophosphat-Pestizide
*		**	****	**		N	*	***	PCB
*		***							Phthalate
*					N				polybromierte Diphenylether
*	***	***		***					polyzyklische aromatische Kohlenwasserstoffe
*									Vinylchlorid

Anhang D: Symptome, die auf bestimmte Giftstoffe hindeuten

Wie in Anhang C »Erkrankungen, die auf bestimmte Giftstoffe hindeuten« bietet Ihnen die folgende Tabelle eine Orientierung bei der Frage, welche Symptome auf bestimmte schädliche Giftstoffe hindeuten können. Die Tabelle ist das Ergebnis meiner umfangreichen Recherche von Forschungsarbeiten auf dem Gebiet der Langzeit-Exposition.

Solide Untersuchungen zu Symptomen zu finden, die durch verschiedene Giftstoffe verursacht werden, ist extrem schwierig, da nahezu alle nur akute Vergiftungen oder eine industrielle Langzeit-Exposition betreffen. Es gibt sehr wenige kontrollierte Studien zu Symptomen in der Allgemeinbevölkerung. Das heißt nicht, dass Giftstoffe keine Symptome hervorrufen. Es bestehen jedoch große Unterschiede in der individuellen Giftstoff-Exposition, in der Fähigkeit, Giftstoffe wieder auszuschleusen, sowie in der Anfälligkeit für Schädigungen durch bestimmte Giftstoffe einerseits und die Gesamtbelastung durch Giftstoffe andererseits.

Die Anzahl der Sternchen (*) steht für die Häufigkeit, mit der ein Giftstoff ein bestimmtes Symptom auslöst. Um auf einfache Weise den besten Nutzen aus dieser Tabelle zu ziehen, können Sie Ihre Symptome markieren und nachsehen, welche Giftstoffe in der Spalte am häufigsten als möglicher Verursacher dieser Symptome aufgeführt sind. Wenn Sie nun diese Ergebnisse mit den Giftstoffen kombinieren, die Sie in Anhang C als wichtig für sich erachtet haben, dann gibt Ihnen das eine hilfreiche Orientierung, worauf Sie in erster Linie achten müssen.

Tabelle 1.1 Allgemeine Anzeichen von Giftstoffbelastung

Symptome nach Giftstoffen **Legende** * = schwach ** = mäßig *** = stark **** = sehr stark	Angstzustände	Benommenheit	Depression	Schwindelgefühl	Schläfrigkeit	erhöhter Blutdruck	Erektionsstörung	Abgeschlagenheit	gehäufte Infektionen	Kopfschmerzen	Schlaflosigkeit
Acrylamid		**									
Acrylnitril				*				**			
Aluminium	*	**	**								
Arsen				*				*			
Benzol				**	**		*		*	**	
Bisphenol A						**	**		**		
Cadmium	*	**				**		**			
Chloroform		**						**	*	**	
DDT		**					*			**	
Dioxine		*						**		**	
Fluorid		*		*				*			
Blei	*	**	**			**	**	***		**	**
Quecksilber	**	**	**		**		**	***			**
chlororganische Pestizide		**					**		*		
Organophosphat-Pestizide	**	**				**		**		**	
PCB		*						**	**		
Phthalate								**		**	
polybromierte Diphenylether				**				**		**	
polyzyklische aromatische Kohlenwasserstoffe									*	**	
Vinylchlorid				**	**			**		**	

Reizbarkeit	Gelenkschmerzen	Koordinationsstörungen	Verlust des Tastsinns	Gedächtnisstörungen	metallischer Geschmack	Stimmungsschwankungen	Muskelschwäche	Übelkeit	Nervosität	Ausschlag an Händen und Füßen	Tremor	**Legende** * = schwach ** = mäßig *** = stark **** = sehr stark
		**	**			**						Acrylamid
**							**					Acrylnitril
	**			*			**		*		*	Aluminium
		*	***					*		***		Arsen
						*						Benzol
				**			*					Bisphenol A
	**	*		*	*				*		*	Cadmium
							***					Chloroform
**						*		**		*		DDT
**	**					*				*		Dioxine
			*					*				Fluorid
**		***	***	**	**	**	*		**		**	Blei
**		**		***	***	**			**		*	Quecksilber
						*		**	*	*	**	chlororganische Pestizide
				*		*	**	*	**	*	*	Organophosphat-Pestizide
	****	*		*			*	**				PCB
			**				**					Phthalate
**												polybromierte Diphenylether
						*		**				polyzyklische aromatische Kohlenwasserstoffe
		**					**					Vinylchlorid

Anhang E: Nachverfolgung der Symptome

Fragebogen zu medizinischen Symptomen

Name des Patienten/der Patientin ______________________________

Datum ______________________

Bewerten Sie jedes der folgenden Symptome entsprechend Ihrem Gesundheitszustand der letzten 14 Tage. Tragen Sie Ihre Punktwerte regelmäßig ein, damit Sie den Verlauf ablesen können.

Punkteskala
0 – Symptom habe ich *nie* oder *fast nie*
1 – Symptom habe ich *gelegentlich – nicht schwerwiegend*
2 – Symptom habe ich *gelegentlich – schwerwiegend*
3 – Symptom habe ich *häufig* – nicht *schwerwiegend*
4 – Symptom habe ich *häufig – schwerwiegend*

Kopf

_____ Kopfschmerzen
_____ Schwächegefühl
_____ Schwindelgefühl
_____ Schlaflosigkeit

Summe: _____

Augen *(Kurz- oder Weitsichtigkeit wird nicht berücksichtigt)*

_____ tränende oder juckende Augen
_____ geschwollene, gerötete oder verklebte Augenlider
_____ Tränensäcke oder Ringe unter den Augen
_____ verschwommenes Sehen oder Tunnelblick

Summe: _____

Ohren

_____ Juckreiz in den Ohren
_____ Ohrenschmerzen, Ohreninfektion
_____ Ohrausfluss
_____ Ohrensausen (Tinnitus), Hörverlust

Summe: _____

Nase

_____ verstopfte Nase
_____ Nebenhöhlenprobleme
_____ Heuschnupfen
_____ Nießattacken
_____ übermäßige Sekretbildung

Summe: _____

Mund/Hals

_____ Aphthen (Entzündungen der Mundschleimhaut)
_____ Würgereiz, häufiges Gefühl, sich räuspern zu müssen
_____ geschwollene oder verfärbte Zunge, Gaumen oder Lippen
_____ entzündeter Hals, Heiserkeit, Stimmverlust
_____ chronischer Husten

Summe: _____

Haut

_____ Akne
_____ Nesselsucht, Ausschlag, trockene Haut
_____ Haarausfall
_____ Hautrötung, Hitzewallungen
_____ Hautrötung, Hitzewallungen
_____ übermäßiges Schwitzen

Summe: _____

Herz

_____ unregelmäßiger oder stolpernder Herzschlag
_____ schnelles oder hämmerndes Herzklopfen
_____ Brustschmerzen

Summe: _____

Lunge

_____ Brustenge
_____ Asthma, Bronchitis
_____ Kurzatmigkeit
_____ Atemnot

Summe: _____

Verdauungstrakt

_____ Übelkeit, Erbrechen
_____ Durchfall
_____ Verstopfung
_____ aufgetriebener Leib
_____ Aufstoßen, Flatulenz
_____ Sodbrennen
_____ Bauch-/Magenschmerzen

Summe: _____

Gelenke/Muskeln

_____ Schmerzen oder Beschwerden der Gelenke
_____ Arthritis
_____ Steifigkeit oder eingeschränkte Bewegungsfähigkeit
_____ Schmerzen oder Beschwerden der Muskeln
_____ Schwächegefühl oder Müdigkeit

Summe: _____

Gewicht

_____ Ess-/Trinkexzesse
_____ Heißhunger auf bestimmte Nahrungsmittel
_____ hohes Übergewicht
_____ Essstörungen
_____ Wassereinlagerungen
_____ Untergewicht

Summe: _____

Energie/Aktivität

_____ Abgeschlagenheit, Trägheit
_____ Apathie, Lethargie
_____ Hyperaktivität
_____ Ruhelosigkeit

Summe: _____

Geistige Fähigkeiten

_____ schlechtes Gedächtnis
_____ Verwirrtheit, verminderte Aufnahmefähigkeit
_____ schlechte Konzentrationsfähigkeit
_____ verringerte Koordinationsfähigkeit
_____ Entscheidungsschwäche
_____ Stottern oder Stammeln
_____ undeutliche Aussprache
_____ Lernschwierigkeiten

Summe: _____

Affekt

_____ Stimmungsschwankungen
_____ Angstzustände, Furcht, Nervosität
_____ Wut, Reizbarkeit, Aggressivität
_____ Depression

Summe: _____

Anderes

_____ häufige Erkrankung
_____ häufiges oder dranghaftes Wasserlassen
_____ genitaler Juckreiz oder Ausfluss

Summe: _____

Gesamtsumme: _____

Anhang F: Unbedenkliche Produkte

Nahrungsergänzungsmittel und Kräuterpräparate höchster Qualität

Meine persönliche Empfehlung ist Emerson Ecologics. Das Unternehmen vertreibt Nahrungsergänzungsmittel in Spitzenqualität für eine integrative Gesundheitsversorgung. Die Qualitätsstandards von Herstellern, die ihre Produkte über Emerson Ecologics anbieten möchten, werden von unabhängigen Stellen geprüft. Deren Bewertungen finden Sie unter: www.emersonecologics.com/Quality/QualitySummaries.aspx. Ich empfehle, nur Produkte von Herstellern zu kaufen, die mit Gold oder besser bewertet wurden.

Deutschsprachige Informationen sowie Tools zum Testen von Produkten bieten folgende Webseiten:

Ökotest (www.oekotest.de): kostenpflichtige Testberichte zu den Themen Kinder, Kosmetik, Gesundheit, Bauen, Ernährung, Geld und Freizeit

Unbedenkliche Kosmetika

https://www.codecheck.info
ToxFox-App vom Bund Naturschutz (Kosmetika und Kinderspielzeug)

Unbedenkliche Nahrungsmittel

http://www.lebensmittelklarheit.de (von den Verbraucherzentralen, Informationen über Kennzeichnung und Aufmachung von Lebensmitteln)
www.foodwatch.de

Unbedenkliche Reinigungsmittel

www.test.de (Stiftung Warentest stellt regelmäßig kostenpflichtige Testberichte zu diesem und anderen Themen zur Verfügung.)

Unbedenkliches Kochgeschirr

Verwenden Sie Edelstahltöpfe und -pfannen mit Kupferboden. Sie werden von einer Reihe von Herstellern angeboten.

Anhang G: Andere Quellen

Sie können die folgenden Informationsquellen heranziehen, um die Quellen für Giftstoffe in Ihrem direkten Umfeld zu ermitteln, die Giftstoffe in Ihrem Zuhause zu reduzieren und Ärzte zu finden, die in Umweltmedizin ausgebildet sind.

Wasseruntersuchung auf Schadstoffe

Sie können Wasser auf Metalle und Chemikalien untersuchen lassen. Die kommunalen Wasserversorger sind verpflichtet, Informationen über die örtliche Wasserqualität öffentlich zugänglich zu machen. Meistens findet man die Informationen online.

Luftbelastung

Das Umweltbundesamt bietet laufend aktuelle Daten zur Luftqualität, darunter auch deutschlandweite Karten: *https://www.umweltbundesamt.de/daten/luftbelastung/aktuelle-luftdaten*

Senkung der Wasserbelastung

Einbau von Aktivkohlefilter für die Hauptwasserleitung

Informationen über Umweltmedizin

http://www.dbu-online.de (Deutscher Berufsverband klinischer Umweltmediziner, mit Arztsuchfunktion)

Anhang H: Entgiftung im Überblick

Der Ablauf dieses Programms wurde mit Sorgfalt erstellt, damit Sie auf sichere Weise Ihre Giftstoffbelastung senken, Ihre zuständigen Organe für die Ausscheidung von Giftstoffen vorbereiten und Ihre Zellen durch das einwöchige Intensivprogramm zur Freisetzung weiterer Giftstoffe anregen können. Konsultieren Sie vor Beginn des Programms Ihren Arzt, und beginnen Sie die letzte Woche der Intensiventgiftung nicht, bevor Sie Ihren Körper auf die Giftstoffausscheidung vorbereitet haben.

Im Folgenden werden nun die zentralen Punkte jedes Programmabschnitts noch einmal zusammengefasst.

Wochen 1 und 2 (Kapitel 3)

Ziel in diesen zwei Wochen ist es, Ihre derzeitige Giftstoff-Exposition so weit wie möglich zu senken.

Halten Sie den Ernährungsplan von Seite 106 ff. ein.

- Essen Sie nur Bio-Produkte (wenn das finanziell schwierig ist, essen Sie zumindest Nahrungsmittel der Liste der Sauberen 15, Seite 104).
- Essen Sie keine Produkte mit Weizen, Roggen oder Gerste.
- Essen Sie keinen Zuchtfisch.
- Streichen Sie Alkohol und andere Genussmittel.
- Streichen Sie Salz und Zucker.
- Essen Sie reichlich Kohlsorten.
- Würzen Sie mit Curcumin (Kurkuma) anstatt schwarzem Pfeffer.
- Nehmen Sie ein hochwertiges Probiotikum mit mehreren Bakterienstämmen ein.
- Nehmen Sie ein hochwertiges Multivitaminpräparat und Mineralstoff-Nahrungsergänzungsmittel ein.
- Nehmen Sie ein Ballaststoffpräparat (keine Weizenkleie) ein.
- Trinken Sie reichlich reines, sauberes Wasser.
- Verwenden Sie nur Pflege- und Schönheitsprodukte ohne Phthalate oder andere Giftstoffe.

Wochen 3 und 4 (Kapitel 4)

In diesem Programmabschnitt soll Ihr Darm – bei den meisten Menschen eine Hauptquelle für Giftstoffe – gereinigt werden.

- Töten Sie die unerwünschten Bakterien im Darm mit Kanadischer Gelbwurzel in Pulverform ab.
- Nehmen Sie Ballaststoffe ein, um die toxischen Substanzen zu binden, die beim Absterben unerwünschter Bakterien entstehen.
- Besiedeln Sie den Darm mit nützlichen Bakterien durch Einnahme eines hochwertigen Probiotikums mit mehreren Bakterienstämmen.
- Stellen Sie Ihre Darmgesundheit wieder her, indem Sie Kohlsaft trinken und das Ergänzungsmittel Quercetin sowie Echtes Süßholz (Lakritz) einnehmen.

Wochen 5 und 6 (Kapitel 5)

Die Vorbereitung Ihrer Leber als Hauptentgiftungsorgan ist entscheidend für die Weiterverarbeitung der Giftstoffe nach ihrer Freisetzung.

Halten Sie sich an den Ernährungsplan auf den Seiten 142 und 143.

- Nehmen Sie ein hochwertiges Vitamin-B-Komplex-Präparat ein.
- Nehmen Sie Löwenzahn und Kurkuma zu sich.
- Nehmen Sie NAC (N-Acetylcystein) ein.
- Nehmen Sie ein Ballaststoffpräparat ein.
- Nehmen Sie zusätzliches Glutathion ein.
- Meiden Sie Grapefruit in jeder Form.

Wochen 7 und 8 (Kapitel 6)

Die Nieren sind das zweitwichtigste Entgiftungssystem und werden in der Regel im Laufe der Zeit am stärksten durch Giftstoff-Exposition geschädigt. Die Verbesserung ihrer Funktion ist für die Giftstoff-Ausscheidung und die langfristige Gesundheit entscheidend.

Halten Sie den Ernährungsplan auf Seite 177 f. ein.

- Meiden Sie sorgfältig alle nierenschädigenden Substanzen wie NSAID (nicht steroidale Schmerzmittel), Salz und Phosphate.

- Nehmen Sie die Kräuter Ginkgo biloba, Ingwer und Gotu Kola zu sich.
- Nehmen Sie NAC (N-Acetylcystein) ein.
- Nehmen Sie Mineralstoff-Citrate ein.
- Trinken Sie zweimal täglich Rote-Bete-Saft.
- Trinken Sie reichlich sauberes Wasser.
- Essen Sie Blaubeeren.

Wochen 9 (Kapitel 7)

Dieser Programmabschnitt sollte nicht begonnen werden, bevor Sie nicht die vorangehenden Stufen, die Ihre Organe auf die Ausscheidung vorbereiten, durchlaufen haben. Es ist sehr wichtig, dass Sie keine Giftstoffe freisetzen, bevor Ihr Körper nicht dafür bereit ist. Während dieser Woche wird die Entgiftung intensiviert. Sie können sie so oft wiederholen, wie Sie wollen – vorausgesetzt, Ihr Körper ist vorbereitet. Wenn Sie sich dabei sehr unwohl oder sogar krank fühlen, verlangsamen Sie bitte diesen Prozess, indem Sie die Dauer und Häufigkeit von Saunagängen reduzieren und mehr Kalorien aufnehmen.

- Essen Sie alkalisierende Kost (Seite 207).
- Nehmen Sie 500 bis 1000 Kalorien weniger pro Tag zu sich.
- Trinken Sie grüne Smoothies.
- Gehen Sie regelmäßig und lange in die Sauna, und achten Sie darauf, zusätzlich Wasser zu trinken und Elektrolyte zu sich zu nehmen.
- Runden Sie das Programm mit einer Massage in jeder Woche ab, in der Sie dieses Programm durchführen.

Dank

Meine Wertschätzung all jenen besonderen Menschen auszudrücken, die mich unterrichtet und mit mir zusammengearbeitet haben, kann heikel sein, denn es können dabei zu viele ungewürdigt bleiben.

Dennoch muss ich meinen Lehrern – Dr. John Bastyr, ND, DC; Dr. Sid Baker, MD, und Jeff Bland, PhD – danken und all denen, die mich auf meinem Weg begleitet haben: Sheila Quinn, die am Aufbau der Bastyr University einen so großen Anteil hatte, und Michael Murray, ND, für das richtungweisende *Textbook of Natural Medicine*, das die wissenschaftliche Basis der naturheilkundlichen Medizin aufzeigte.

Vielen Dank Gideon Weil für Ihre visionäre Sicht, die mich dazu gebracht hat, das richtige Buch zu schreiben. Und vielen Dank an Alison Rose Levy für Ihr tief greifendes Verständnis des Toxizitätsproblems und dafür, dass Sie meinen Text so viel verständlicher gemacht haben.

Bei HarperOne geht mein Dank an Mark Tauber, Laina Adler, Terri Leonard, Lisa Zuniga, Nadea Mina, Julia Kent, Hilary Lawson und Sydney Rogers.

Zu großem Dank für ihre wunderbare Führung und Beratung bin ich auch meinen Literaturagenten Celeste Fine und John Fine sowie ihrem Partner Marc Isaacson verpflichtet, die dieses Buch erst möglich gemacht haben.

Schließlich geht mein besonderer Dank an Chrissie Cirovic, ND, und Geoff Bender, ND, für ihre großartige Unterstützung bei der Literaturrecherche.

Von tiefstem Herzen danke ich meiner Familie: meiner Frau Lara und meinen Kindern Raven und Galen für ihre Liebe und Unterstützung.

Literaturhinweise

Kapitel 1

1. J. L. Carwile, X. Ye, X. Zhou, A. M. Calafat, K. B. Michels: »Canned soup consumption and urinary bisphenol A: A randomized crossover trial«, *Journal of The American Medical Association* 306, Nr. 20 (2011): 2218–2220; S. Bae, Y. C. Hong: »Exposure to bisphenol A from drinking canned beverages increases blood pressure: Randomized crossover trial«, Hypertension 65, Nr. 2 (2015): 313–319
2. *http://deainfo.nci.nih.gov/advisory/pcp/annualReports/pcp08–09rpt/PCP_Report_08–09_508.pdf*
3. *http://www.sciencetimes.com/articles/6043/20150504/scientists-warn-chemicals-pizza-box.htm*
4. B. Mogensen, P. Grandjean, F. Nielsen, P. Weihe, E. Budtz-Jorgensen: »Breastfeeding as an exposure pathway for perfluorinated alkylates«, *Environmental Science and Technology* 49, Nr. 17 (2015): 10466–10473. DOI:10.1021/acs.est.[5]b02237
5. *http://www.sciencedaily.com/releases/2015/08/150820185905.htm*
6. *https://www.goodreads.com/author/quotes/15332.Rachel_Carson*
7. *http://www.nytimes.com/2010/05/06/opinion/06kristof.html?_r=0*
8. *https://www.nlm.nih.gov/medlineplus/magazine/issues/summer11/articles/summer11pg6–8.html*
9. *http://www.nytimes.com/2010/05/06/opinion/06kristof.html?_r=0*
10. *http://ecowatch.com/2013/06/13/report-fracking-health-risks-pregnant-women-children/*
11. *http://www.webmd.com/parenting/baby/news/20150603/fracking-linked-to-low-birth-weight-babies*
12. *http://www.nrdc.org/water/drinking/qarsenic.asp*
13. *http://www.theatlantic.com/health/archive/2014/03/the-toxins-that-threaten-our-brains/284466/*
14. *http://pmep.cce.cornell.edu/profiles/extoxnet/TIB/manifestations.html*
15. *http://pmep.cce.cornell.edu/profiles/extoxnet/metiram-propoxur/parathion-ext.html*; *http://pmep.cce.cornell.edu/profiles/extoxnet/TIB/manifestations.html*
16. L. Palkovicova, M. Ursinyova, V. Masanova, Z. Yu, I. Hertz-Picciotto: »Maternal amalgam dental fillings as the source of mercury exposure in developing

fetus and newborn«, *Journal of Exposure Science and Environmental Epidemiology 18*, Nr. 3 (2008): 326–331

17. G. Guzzi, M. Grandi, C. Cattaneo u. a.: »Dental amalgam and mercury levels in autopsy tissues: Food for thought«, *American Journal of Forensic Medicine and Pathology* 27, Nr. 1 (März 2006): 42–45
18. D. H. Lee, M. W. Steffes, A. Sjodin, R. S. Jones, L. L. Needham, D. R. Jacobs Jr.: »Low dose of some persistent organic pollutants predicts type 2 diabetes: A nested case-control study«, *Environmental Health Perspectives* 118, Nr. 9 (2010): 1235–1242
19. J. Fu, C. G. Woods, E. Yehuda-Shnaidman u. a.: »Low-level arsenic impairs glucose-stimulated insulin secretion in pancreatic beta cells: Involvement of cellular adaptive response to oxidative stress«, *Environmental Health Perspectives* 118, Nr. 6 (2010): 864–870
20. *http://www.cdc.gov/tobacco/data_statistics/fact_sheets/adult_data/cig_smoking (accessed 8/16)*
21. *http://www.diabetes.org/advocacy/news-events/cost-of-diabetes.html*
22. K. M. Nelson, G. Reiber, E. J. Boyko: »Diet and exercise among adults with type 2 diabetes: Findings from the Third National Health and Nutrition Examination Survey (NHANES III)«, *Diabetes Care* 25, Nr. 10 (2002): 1722–1728
23. S. Snitker, B. D. Mitchell, A. R. Shuldiner: »Physical activity and prevention of type 2 diabetes«, *Lancet* 361 (2003): 87–88
24. W. Willett, J. Manson, S. Liu: »Glycemic index, glycemic load, and risk of type 2 diabetes«, *American Journal of Clinical Nutrition* 76 (2002): 274S–280S
25. P. Wursch, F. X. Pi-Sunyer: »The role of viscous soluble fiber in the metabolic control of diabetes: A review with special emphasis on cereals rich in beta-glucan«, *Diabetes Care* 20, Nr. 11 (1997): 1774–1780
26. J. Salmeron, F. B. Hu, J. E. Manson u. a.: »Dietary fat intake and risk of type 2 diabetes in women«, *American Journal of Clinical Nutrition* 73, Nr. 6 (2001): 1019–1026
27. M. D. Althuis, N. E. Jordan, E. A. Ludington, J. T. Wittes: »Glucose and insulin responses to dietary chromium supplements: A meta-analysis«, *American Journal of Clinical Nutrition* 76, Nr. 1 (2002): 148–155
28. D. H. Lee, I. K. Lee, K. Song u. a.: »A strong dose-response relation between serum concentrations of persistent organic pollutants and diabetes: Results from the National Health and Examination Survey 1999–2002«, *Diabetes Care* 29, Nr. 7 (2006): 1638–1644; D. H. Lee, I. K. Lee, M. Porta, M. Steffes, D. R. Jacobs Jr.: »Relationship between serum concentrations of persistent

organic pollutants and the prevalence of metabolic syndrome among nondiabetic adults: Results from the National Health and Nutrition Examination Survey 1999–2002«, *Diabetologia 50*, Nr. 9 (2007): 1841–1851

Kapitel 2

1. *http://www.healthandenvironment.org/partnership_calls/18271*
2. E. Konduracka, K. Krzemieniecki, G. Gajos: »Relationship between everyday use cosmetics and female breast cancer«, *Polskie archiwum medycyny wewnętrznej* 124, Nr. 5 (2014): 264–69
3. *http://time.com/4239561/johnson-and-johnson-toxic-ingredients/*
4. *http://www.rodalewellness.com/health/cocamide-dea*
5. P. Factor-Litvak, B. Insel, A. M. Calafat u. a.: »Persistent associations between maternal prenatal exposure to phthalates on child IQ at age 7 years«, *PLoS One* 9, Nr. 12 (2014): e114003
6. A. L. Ponsonby, C. Symeonides, P. Vuillermin, J. Mueller, P. D. Sly, R. Saffery: »Epigenetic regulation of neurodevelopmental genes in response to in utero exposure to phthalate plastic chemicals: How can we delineate causal effects?« *Neurotoxicology* 55 (2016): 92–101. pii: S0161–813X(16)30089–4
7. *http://time.com/4239561/johnson-and-johnson-toxic-ingredients/*; siehe auch *http://www.safecosmetics.org/get-the-facts/regulations/us-laws/lead-in-lipstick/*
8. *http://cerch.org/research-programs/hermosastudy/*
9. S. E. Schober, L. B. Mirel, B. I. Graubard u. a.: »Blood lead levels and death from all causes, cardiovascular disease und cancer: Results from the NHANES III mortality study«, *Environmenal Health Perspectives* 114, Nr. 10 (2006): 1538–1541
10. S. Iqbal, P. Muntner, V. Batuman, F. A. Rabito: »Estimated burden of blood lead levels 5 microg/dL in 1999–2002 and declines from 1988 to 1994«, *Environmental Research* 107, Nr. 3 (2008): 305–311
11. *http://grist.org/politics/all-trump-ed-out-chris-christie-goes-home-to-block-funding-for-lead-poisoned-families/*
12. *http://grist.org/politics/all-trump-ed-out-chris-christie-goes-home-to-block-funding-for-lead-poisoned-families/*
13. *https://biologicaldiversity.salsalabs.com/o/2167/p/dia/action3/common/public/index.sjs?action_KEY=17435*
14. C. Bergkvist, M. Berglund, A. Glynn, A. Wolk, A. Akesson: »Dietary exposure to polychlorinated biphenyls and risk of myocardial infarction: A population-based prospective cohort study«, *International Journal of Cardiology* 183 (2015): 242–248

15. J. R. Suarez-Lopez, D. H. Lee, M. Porta, M. W. Steffes, D. R. Jacobs Jr.: »Persistent organic pollutants in young adults and changes in glucose related metabolism over a 23-year follow-up«, *Environmental Research* 137 (2015): 485–494
16. J. R. Suarez-Lopez u. a.: »Persistent organic pollutants in young adults and changes in glucose related metabolism over a 23-year follow-up.« *Environmental Research* 137 (2015): 485–494

Kapitel 3

1. *http://www.j-alz.com/press/2009/20090706.html*
2. *http://www.huffingtonpost.com/2015/05/14/the-organic-effect_n_7244000.html*
3. *https://www.coop.se/PageFiles/430210/Coop%20Ekoeffekten_Rapport_eng.pdf.*
4. *http://ehp.niehs.nih.gov/120-a62/*
5. C. L. Curl, R. A. Fenske, K. Elgethun: »Organophosphorus pesticide exposure of urban and suburban preschool children with organic and conventional diets«, *Environmental Health Perspectives* 111 (2003): 377–382
6. C. Gasnier, C. Dumont, N. Benachour, E. Clair, M. C. Chagnon, G. E. Seralini: »Glyphosate-based herbicides are toxic and endocrine disruptors in human cell lines«, *Toxicology* 262, Nr. 3 (2009): 184–191
7. D. E. King, A. G. Mainous III, C. A. Lambourne: »Trends in dietary fiber intake in the United States, 1999–2008«, *Journal of The Academy of Nutrition and Dietetics* 112, Nr. 5 (2012): 642–648
8. Weltgesundheitsorganisation (WHO): »Dioxins and their effects on human health«, *Faktenblatt* Nr. 225, *http://www.who.int/mediacentre/factsheets/fs225/en/*
9. *http://www.globalhealingcenter.com/nutrition/meat-and-dairy-toxins*
10. *http://www.globalhealingcenter.com/nutrition/meat-and-dairy-toxins*
11. K. E. Nachman, P. A. Baron, G. Raber, K. A. Francesconi, A. Navas-Acien, D. C. Love: »Roxarsone, inorganic arsenic, and other arsenic species in chicken: A U.S.-based market basket sample«, *Environmental Health Perspectives* 121, Nr. 7 (2013): 818–824
12. M. N. Jacobs, A. Covaci, P. Schepens: »Investigation of selected persistent organic pollutants in farmed Atlantic salmon (Salmo salar), salmon aquaculture feed, and fish oil components of the feed«, *Environmental Science & Technology* 36, Nr. 13 (2002): 2797–2805
13. *http://www.seattletimes.com/seattle-news/environment/drugs-flooding-into-puget-sound-and-its-salmon/*

14. S. V. Adams, P. A. Newcomb, M. M. Shafer u. a.: »Sources of cadmium exposure among healthy premenopausal women«, *Science of The Total Environment* 409, Nr. 9 (2011): 1632–1637
15. *http://wwf.panda.org/what_we_do/footprint/agriculture/soy/facts/*
16. *http://www.nejm.org/doi/full/10.1056/NEJMp1505660?rss=mostEmailed&*
17. N. Benachour, H. Sipahutar, S. Moslemi u. a.: »Time- and dose-dependent effects of Roundup on human embryonic and placental cells«, *Archives of Environmental Contamination and Toxicology* 53, Nr. 1 (2007): 126–133
18. G. E. Seralini: »Roundup toxicity and glyphosate-based herbicide toxicity«, Vortrag im Rahmen der Environmental Medicine Conference/Konferenz für Umweltmedizin, San Diego, März 2016; Benachour u. a.: »Time- and dose-dependent effects«
19. I. E. de Araujo: »Circuit organization of sugar reinforcement«, *Physiology & Behavior* 164, Punkt B (2016): 473–477. pii: S0031-9384(16)30189-5
20. O. Levran, M. Randesi, J. C. da Rosa u. a.: »Overlapping dopaminergic pathway genetic susceptibility to heroin and cocaine addictions in African Americans«, *Annals of Human Genetics* 79, Nr. 3 (2015): 188–198
21. X. Liu, K. Lv: »Cruciferous vegetables intake is inversely associated with risk of breast cancer: A meta-analysis«, *Breast* 22, Nr. 3 (2013): 309–313

Kapitel 4

1. C. Cherbut: »Inulin and oligofructose in the dietary fibre concept«, *British Journal of Nutrition* 87, Suppl. 2 (2002): S159–162; J. A. Martinez, U. Etxeberria, A. Galar, F. I. Milagro: »Role of dietary polyphenols and inflammatory processes on disease progression mediated by the gut microbiota«, *Rejuvenation Research* 16, Nr. 5 (2013): 435–437
2. D. A. De-Souza, L. J. Greene: »Intestinal permeability and systemic infections in critically ill patients: effect of glutamine«, *Critical Care Medicine* 33, Nr. 5 (2005): 1125–1135
3. H. Kim, H. Kong, B. Choi u. a.: »Metabolic and pharmacological properties of rutin, a dietary quercetin glycoside, for treatment of inflammatory bowel disease«, *Pharmaceutical Research* 22, Nr. 9 (2005): 1499–1509
4. D. Gupta, S. Agrawal, J. P. Sharma: »Effect of preoperative licorice lozenges on incidence of postextubation cough and sore throat in smokers undergoing general anesthesia and endotracheal intubation«, *Middle East Journal of Anesthesiology* 22, Nr. 2 (2013): 173–178
5. W. D. Rees, J. Rhodes, J. E. Wright, L. F. Stamford, A. Bennett: »Effect of deglycyrrhizinated liquorice on gastric mucosal damage by aspirin«, *Scandinavian Journal of Gastroenterology* 14 (1979): 605–607

6. N. Ebner, G. Foldes, L. Schomburg u. a.: »Lipopolysaccharide responsiveness is an independent predictor of death in patients with chronic heart failure«, *Journal of Molecular and Cellular Cardiology* 87 (2015): 48–53
7. M. I. Lassenius, K. H. Pietilainen, K. Kaartinen u. a.: »Bacterial endotoxin activity in human serum is associated with dyslipidemia, insulin resistance, obesity, and chronic inflammation«, *Diabetes Care* 34, Nr. 8 (2011): 1809–1815
8. A. L. Neves, J. Coelho, L. Couto, A. Leite-Moreira, R. Roncon-Albuquerque Jr.: »Metabolic endotoxemia: A molecular link between obesity and cardiovascular risk«, *Journal of Molecular Endocrinology* 51, Nr. 2 (2013): R51–64
9. W. H. Tang, Z. Wang, B. S. Levison u. a.: »Intestinal microbial metabolism of phosphatidylcholine and cardiovascular risk«, *New England Journal of Medicine* 368, Nr. 17 (2013): 1575–1584
10. T. Suganami, K. Tanimoto-Koyama, J. Nishida u. a.: »Role of the toll-like receptor 4/NF-kappaB pathway in saturated fatty acid–induced inflammatory changes in the interaction between adipocytes and macrophages«, Arteriosclerosis, *Thrombosis, and Vascular Biology* 27 (2007): 84–91
11. A. Everard, P. D. Cani: »Diabetes, obesity and gut microbiota«, *Best Practice & Research Clinical Gastroenterology* 27, Nr. 1 (2013): 73–83; Neves u. a.: »Metabolic endotoxemia«; P. D. Cani, J. Amar, M. A. Iglesias u. a.: »Metabolic endotoxemia initiates obesity and insulin resistance«, *Diabetes* 56 (2007): 1761–1772; Lassenius u. a.: »Bacterial endotoxin activity in human serum«; A. Alisi, M. Manco, R. Devito u. a.: »Endotoxin and plasminogen activator inhibitor-1 serum levels associated with nonalcoholic steatohepatitis in children«, *Journal of Pediatric Gastroenterology and Nutrition* 50, Nr. 6 (2010): 645–649
12. C. Sostres, C. J. Gargallo, A. Lanas: »Nonsteroidal anti-inflammatory drugs and upper and lower gastrointestinal mucosal damage«, *Arthritis Research & Therapy* 15, Suppl. 3 (2013): S3
13. C. E. Ruhl, J. E. Everhart: »Fatty liver indices in the multiethnic United States National Health and Nutrition Examination Survey«, *Alimentary Pharmacology & Therapeutics* 41, Nr. 1 (2015): 65–76
14. Alisi u. a.: »Endotoxin and plasminogen activator inhibitor-1«
15. W. Nseir, F. Nassar, N. Assy: »Soft drinks consumption and nonalcoholic fatty liver disease«, *World Journal of Gastroenterology* 16, Nr. 21 (2010): 2579–2588
16. A. Spruss, G. Kanuri, S. Wagnerberger, S. Haub, S. C. Bischoff, I. Bergheim: »Toll-like receptor 4 is involved in the development of fructose-induced hepatic steatosis in mice«, *Hepaology* 50, Nr. 4 (2009): 1094–1104

Kapitel 5

1. M. R. Fernandes, D. C. de Carvalho, A. K. dos Santos u. a.: »Association of slow acetylation profile of NAT2 with breast and gastric cancer risk in Brazil«, *Anticancer Research* 33, Nr. 9 (2013): 3683–3689
2. G. Talaska, H. Bartsch, N. Caporaso u. a.: »Genetically based n-acetyltransferase metabolic polymorphism and low-level environmental exposure to carcinogens«, *Nature 369*, Nr. 6476 (1994): 154–156
3. A. Y. Leung, Encyclopedia of Common Natural Ingredients Used in Food, Drugs and Cosmetics (New York: John Wiley, 1980)
4. K. Faber: »The dandelion: Taraxacum officinale Weber«, *Pharmazie* 13, Nr. 7 (1958): 423–436
5. R. Kirchhoff, C. H. Beckers, G. M. Kirchhoff, H. Trinczek-Gartner, O. Petrowicz, H. J. Reimann: »Increase in choleresis by means of artichoke extract«, *Phytomedicine* 1, Nr. 2 (1994): 107–115
6. Y. Kiso, Y. Suzuki, N. Watanabe, Y. Oshima, H. Hikino: »Antihepatotoxic principles of Curcuma longa rhizomes«, *Planta Medica* 49, Nr. 3 (1983): 185–187
7. T. M. Hagen, G. T. Wierzbicka, A. H. Sillua, B. B. Bowman, D. P. Jones: »Bioavailability of dietary glutathione: Effect of plasma concentration«, *American Journal of Physiology 259*, Nr. 4, pt. 1 (1990): G524–29
8. J. Pangborn: Mechanisms of Detoxification and Procedures for Detoxification (West Chicago, IL: Bionostics, 1994), 115–118
9. *http://www.lifeextension.com/protocols/metabolic-health/metabolic-detoxification/Page-01*
10. R. J. Flanagan, T. J. Meridith: »Use of N-acetylcysteine in clinical toxicology«, *American Journal of Medicine* 91, suppl. 3C (1991): 131S–139S; S. Kalghatgi, C. S. Spina, J. C. Costello u. a.: »Bactericidal antibiotics induce mitochondrial dysfunction and oxidative damage in Mammalian cells«, *Science Translational Medicine* 5, Nr. 192 (2013): 192ra85
11. A. C. White, V. J. Thannickal, B. L. Fanburg: »Glutathione deficiency in human disease«, *Journal of Nutritional Biochemistry* 5, Nr. 5 (1994): 218–226; N. Ballatori, S. M. Krance, S. Notenboom, S. Shi, K. Tieu, C. L. Hammond: »Glutathione dysregulation and the etiology and progression of human diseases«, *Journal of Biological Chemistry* 390, Nr. 3 (2009): 191–214
12. J. P. Richie Jr.: »The role of glutathione in aging and cancer«, *Experimental Gerontology* 27, Nr. 5–6 (1992): 615–626
13. *http://www.atsdr.cdc.gov/substances/toxsubstance.asp?toxid=25*
14. J. A. Caruso, K. Zhang, N. J. Schroeck, B. McCoy, S. P. McElmurry: »Petroleum coke in the urban environment: A review of potential health effects«,

International Journal of Environmental Research and Public Health 12, Nr. 6 (2015): 6218–6231

15. C. W. W. Beecher: »Cancer preventive properties of varieties of Brassica oleracea: A review«, *American Journal of Clinical Nutrition* 59, Nr. 5, Suppl. (1994): 1166S–1170S
16. P. L. Crowell, M. N. Gould: »Chemoprevention and therapy of cancer by d-limonene«, *Critical Reviews in Oncogenesis* 5, Nr. 1 (1994): 1–22
17. M. Nagabhushan, S. V. Bhide: »Curcumin as an inhibitor of cancer«, *Journal of The American College of Nutrition* 11, Nr. 2 (1992): 192–198
18. M. L. Pelchat, C. Bykowski, F. F. Duke, D. R. Reed: »Excretion and perception of a characteristic odor in urine after asparagus ingestion: A psychophysical and genetic study«, *Chemical Senses* 36, Nr. 1 (2011): 9–17
19. J. E. Gallagher, R. B. Everson, J. Lewtas, M. George, G. W. Lucier: »Comparison of DNA adduct levels in human placenta from polychlorinated biphenyl exposed women and smokers in which CYP 1A1 levels are similarly elevated«, *Teratogenesis, Carcinogenesis, and Mutagenesis* 14, Nr. 4 (1994): 183–192
20. H. J. Beijer, C. J. de Blaey: »Hospitalisations caused by adverse drug reactions (ADR): A meta-analysis of observational studies«, *Pharmacy World & Science 24*, Nr. 2 (2002): 46–54
21. J. Lazaraou, B. H. Pomeranz, P. N. Corey: »Incidence of drug reactions in hospitalized patients: A meta-analysis of prospective studies«, *Journal of The American Medical Association* 279, Nr. 15 (1998): 1200–1205
22. P. Nourjah, S. R. Ahmad, C. Karwoski, M. Willy: »Estimates of acetaminophen (Paracetamol)-associated overdoses in the United States«, *Pharmacoepidemiology and Drug Safety* 15, Nr. 6 (2006): 398–405

Kapitel 6

1. *http://www.atsdr.cdc.gov/substances/toxorganlisting.asp?sysid=20*, Zugriff am 7. Juli 2016
2. C. J. White: »Catheter-based therapy for atherosclerotic renal artery stenosis«, *Circulation* 113, Nr. 11 (2006): 1464–1473
3. L. Pizzorno: »Canaries in the phosphate-toxicity coal mines«, *Integrative Medicine – A Clinician's Journal* 13, no. 6 (2014): 24–31
4. M. Pruijm, L. Hofmann, J. Charollais-Thoenig u. a.: »Effect of dark chocolate on renal tissue oxygenation as measured by BOLD-MRI in healthy volunteers«, *Clinical Nephrology* 80, Nr. 3 (2013): 211–217

5. A. L. Al-Malki, S. S. Moselhy: »The protective effect of epicatechin against oxidative stress and nephrotoxicity in rats induced by cyclosporine«, *Human & Experimental Toxicology* 30, Nr. 2 (2011): 145–151
6. S. M. Mansour, A. K. Bahgat, A. S. El-Khatib, M. T. Khayyal: »Ginkgo biloba extract (EGb 761) normalizes hypertension in 2K, 1C hypertensive rats: Role of antioxidant mechanisms, ACE inhibiting activity and improvement of endothelial dysfunction«, *Phytomedicine* 18, Nr. 8–9 (2011): 641–647
7. K. Cavuşoğlu, K. Yapar, E. Oruc, E. Yalcin: »Protective effect of Ginkgo biloba L. leaf extract against glyphosate toxicity in Swiss albino mice«, *Journal of Medicinal Food* 14, Nr. 10 (2011): 1263–1272
8. G. Sener, O. Sehirli, A. Tozan, A. Velioğlu-Ovunc, N. Gedik, G. Z. Omurtag: »Ginkgo biloba extract protects against mercury(II)-induced oxidative tissue damage in rats«, *Food and Chemical Toxicology* 45, Nr. 4 (2007): 543–550; K. Yapar, K. Cavuşoğlu, E. Oruc, E. Yalcin: »Protective role of Ginkgo biloba against hepatotoxicity and nephrotoxicity in uranium-treated mice«, *Journal of Medicinal Food* 13, Nr. 1 (2010): 179–188; A. Tozan, O. Sehirli, G. Z. Omurtag, S. Cetinel, N. Gedik, G. Sener: »Ginkgo biloba extract reduces naphthalene-induced oxidative damage in mice«, *Phytotherapy Research* 21, Nr. 1 (2007): 72–77
9. F. C. Onwuka, O. Erhabor, M. U. Eteng, I. B. Umoh: »Protective effects of ginger toward cadmium-induced testes and kidney lipid peroxidation and hematological impairment in albino rats«, *Journal of Medicinal Food* 14, Nr. 7–8 (2011): 817–821; A. A. Baiomy, A. A. Mansour: »Genetic and histopathological responses to cadmium toxicity in rabbit's kidney and liver: Protection by ginger (Zingiber officinale)«, *Biological Trace Element Research* 170, Nr. 2 (2015): 320–329
10. M. K. Kim, S. W. Chung, D. H. Kim u. a.: »Modulation of age-related NF-kappaB activation by dietary zingerone via MAPK pathway«, *Experimental Gerontology* 45, Nr. 6 (2010): 419–426
11. K. R. Shanmugam, C. H. Ramakrishna, K. Mallikarjuna, K. S. Reddy: »Protective effect of ginger against alcohol-induced renal damage and antioxidant enzymes in male albino rats«, *Indian Journal of Experimental Biology* 48, Nr. 2 (2010): 143–149; A. A. Baiomy, H. F. Attia, M. M. Soliman, O. Makrum: »Protective effect of ginger and zinc chloride mixture on the liver and kidney alterations induced by malathion toxicity«, *International Journal of Immunopathology and Pharmacology* 28, Nr. 1 (2015): 122–128
12. Z. Wang, J. Liu, W. Sun: »Effects of asiaticoside on levels of podocyte cytoskeletal proteins and renal slit diaphragm proteins in adriamycin-induced rat nephropathy«, *Life Sciences* 93, Nr. 8 (2013): 352–358

13. X. M. Meng, Y. Zhang, X. R. Huang u. a.: »Treatment of renal fibrosis by rebalancing TGF-β/Smad signaling with the combination of Asiatic acid and naringenin«, *Oncotarget* 6, Nr. 35 (2015): 36984–36997. doi:10.18632/oncotarget.6100

Kapitel 7

1. R. J. Colman, T. M. Beasley, J. W. Kemnitz, S. C. Johnson, R. Weindruch, R. M. Anderson: »Caloric restriction reduces age-related and all-cause mortality in rhesus monkeys«, *Nature Communications* 5 (2014): 3557
2. M. E. Sears, K. J. Kerr, R. I. Bray: »Arsenic, cadmium, lead, and mercury in sweat: A systematic review«, *Journal of Environmental and Public Health* 2012:184745
3. K. H. Kilburn, R. H. Warsaw, M. G. Shields: »Neurobehavioral dysfunction in firemen exposed to polychlorinated biphenyls (PCBs): Possible improvement after detoxification«, *Archives of Environmental Health* 44, Nr. 6 (1989): 345–350
4. J. L. Stauber, T. M. Florence: »A comparative study of copper, lead, cadmium and zinc in human sweat and blood«, *Science of The Total Environment* 74 (1988): 235–247
5. A. Rodhe, A. Eriksson: »Sauna deaths in Sweden, 1992–2003«, *American Journal of Forensic Medicine and Pathology* 29, Nr. 1 (2008): 27–31
6. C. W. Nho, E. Jeffery: »The synergistic upregulation of phase II detoxification enzymes by glucosinolate breakdown products in cruciferous vegetables«, *Toxicology and Applied Pharmacology* 174, Nr. 2 (2001): 146–152
7. M. Basiri-Moghadam, K. Basiri-Moghadam, M. Kianmehr, S. Jani: »The effect of massage on neonatal jaundice in stable preterm newborn infants: A randomized controlled trial«, *Journal of Pakistan Medical Association* 65, Nr. 6 (2015): 602–606

Kapitel 8

1. *http://www.nrdc.org/living/healthreports/hidden-hazards-air-fresheners.asp.*
2. J. K. Dunnick, R. L. Melnick: »Assessment of the carcinogenic potential of chlorinated water: Experimental studies of chlorine, chloramine, and trihalomethanes«, *Journal of The National Cancer Institute* 85, Nr. 10 (1993): 817–822
3. *http://experiencelife.com/article/8-hidden-toxins-whats-lurking-in-your-cleaning-products*

Quellennachweise

Abbildungen

Abbildung 1.1: J. L. Carwile, X. Ye, X. Zhou, A. M. Calafat, K. B. Michels: »Canned soup consumption and urinary bisphenol A: A randomized crossover trial«, *Journal of the American Medical Association* 306, Nr. 20 (2011): 2218–2220

Abbildung 1.2: V. N. Uversky, J. Li, K. Bower, A. L. Fink: »Synergistic effects of pesticides and metals on the fibrillation of alpha-synuclein: Implications for Parkinson's disease«, *Neurotoxicology* 23, Nr. 4–5 (2002): 527–536

Abbildung 1.3: CDC's Division of Diabetes Translation (US-Bundesgesundheitsamt, Abtl. für Diabetesforschung und -umsetzung), National Diabetes Surveillance System; unter *http://www.cdc.gov/diabetes/statistics*

Abbildung 1.4: *http://wholehealthsource.blogspot.com/2012/02/by-2606-us-diet-will-be-100-percent.html*

Abbildung 1.5: Brian A. Neel, Robert M. Sargis: »The paradox of progress: Environmental disruption of metabolism and the diabetes epidemic«, *Diabetes* 60, Nr. 7 (2011): 1838–1848

Abbildung 1.6: J. Ukropec, Z. Radikova, M. Huckova u. a.: »High prevalence of prediabetes and diabetes in a population exposed to high levels of an organochlorine cocktail«, *Diabetologia* 53, Nr. 5 (2010): 899–906

Abbildung 1.7: D. H. Lee, I. K. Lee, K. Song u. a.: »A strong dose-response relation between serum concentrations of persistent organic pollutants and diabetes: Results from the National Health and Examination Survey 1999–2002«, *Diabetes Care* 29, Nr. 7 (2006): 1638–1644

Abbildung 2.2: S. M. Duty, R. M. Ackerman, A. M. Calafat, R. Hauser: »Personal care product use predicts urinary concentrations of some phthalate monoesters«, *Environmental Health Perspectives* 113, Nr. 11 (2005): 1530–1535

Abbildung 2.3: *http://www.environment.ucla.edu/reportcard/article3772.html*, Zugriff am 10. Januar 2015

Abbildung 2.4: *www.opb.org/news/article/what-you-need-to-know-about-heavy-metals-pollution-in-portland*

Abbildung 2.5: N. B. Hopf, A. M. Ruder, P. Succop: »Background levels of polychlorinated biphenyls in the U.S. population«, *Science of The Total Environment* 407, Nr. 24 (2009): 6109–6119

Abbildung 2.6: B. Serdar, W. G. LeBlanc, J. M. Norris, L. M. Dickinson: »Potential effects of polychlorinated biphenyls (PCBs) and selected organochlorine pesticides (OCPs) on immune cells and blood biochemistry measures: A cross-sectional assessment of the NHANES 2003–2004 data«, *Environmental Health* 13 (2014): 114

Abbildung 2.7: H. Bjermo, P. O. Darnerud, S. Lignell u. a.: »Fish intake and breastfeeding time are associated with serum concentrations of organochlorines in a Swedish population«, *Environment International* 51 (2013): 88–96

Abbildung 2.8: J. R. Suarez-Lopez, D. H. Lee, M. Porta, M. W. Steffes, D. R. Jacobs Jr.: »Persistent organic pollutants in young adults and changes in glucose related metabolism over a 23-year follow-up.«, *Environmental Research* 137 (Februar 2015): 485–494

Abbildung 3.1: M. N. Jacobs, A. Covaci, P. Schepens: »Investigation of selected persistent organic pollutants in farmed Atlantic salmon (Salmo salar), salmon aquaculture feed, and fish oil components of the feed«, *Environmental Science & Technology* 36 Nr. 13 (2002): 2797–2805

Abbildung 3.2: K. S. Kim, Y. M. Lee, H. W. Lee, D. R. Jacobs Jr., D. H. Lee: »Associations between organochlorine pesticides and cognition in U.S. elders: National Health and Nutrition Examination Survey 1999–2002«, *Environment International* 75 (2015): 87–92

Abbildung 3.3: D. Thomas: »A study on the mineral depletion of the foods available to US as a nation over the period 1940 to 1991«, *Nutrition and Health* 17, Nr. 2 (2003): 85–115

Abbildungen 3.4 und 3.5: Michael R. Lyon, MD, ABOM, Medizinischer Direktor des Medical Weight Management Center, Coquitlam, British Columbia, Kanada

Abbildung 4.1 Quelle: W. H. Tang, Z. Wang, B. S. Levison u. a.: »Intestinal microbial metabolism of phosphatidylcholine and cardiovascular risk«, *New England Journal of Medicine* 368, Nr. 17 (2013): 1575–1584

Abbildung 4.3: Y. Wang, J. Tong, B. Chang, B. Wang, D. Zhang, B. Wang: »Effects of alcohol on intestinal epithelial barrier permeability and expression of tight junction–associated proteins«, *Molecular Medicine Reports* 9, Nr. 6 (2014): 2352–2356

Abbildung 4.4: S. Bala, M. Marcos, A. Gattu, D. Catalano, G. Szabo: »Acute binge drinking increases serum endotoxin and bacterial DNA levels in healthy individuals«, *PLoS One* 9, Nr. 5 (2014): e96864

Abbildung 4.5: W. Nseir, F. Nassar, N. Assy: »Soft drinks consumption and nonalcoholic fatty liver disease«, *World Journal of Gastroenterology* 16, Nr. 21 (2010): 2579–2588

Abbildung 6.1: L. A. Frassetto, R. C. Morris Jr., A. Sebastian: »Effect of age on blood acid-base composition in adult humans: Role of age-related renal functional decline«, *American Journal of Physiology* 271, Nr. 6, Punkt 2 (1996): F1114–1122

Tabelle 6.2: nach M. S. Calvo, A. J. Moshfegh, K. L. Tucker: »Assessing the health impact of phosphorus in the food supply: Issues and considerations«, *Advances in Nutrition* 5, Nr. 1 (2014): 104–113

Abbildung 6.3: A. R. Chang, M. Lazo, L. J. Appel, O. M. Gutierrez, M. E. Grams: »High dietary phosphorus intake is associated with all-cause mortality: Ergebnisse der NHANES-III-Studie«, *American Journal of Clinical Nutrition* 99, Nr. 2 (2014): 320–327

Abbildung 6.4: nach A. A. Kenjale, K. L. Ham, T. Stabler u. a.: »Dietary nitrate supplementation enhances exercise performance in peripheral arterial disease«, *Journal of Applied Physiology* 110, Nr. 6 (2011): 1582–1591

Tabellen

Tabelle 1.1 Quelle: nach *http://pmep.cce.cornell.edu/profiles/extoxnet/TIB/manifestations.html*

Tabelle 1.2 Quelle: M. J. Vimy, F. L. Lorscheider: »Dental amalgam mercury daily dose estimated from intra-oral vapor measurements: A predictor of mercury accumulation in human tissues«, *Journal of Trace Elements in Experimental Medicine* 3 (1990): 111–123

Tabelle 1.3 Quelle: M. Schulz, S. Iwersen-Bergmann, H. Andresen, A. Schmoldt: »Therapeutic and toxic blood concentrations of nearly 1,000 drugs and other xenobiotics«, *Critical Care* 16, Nr. 4 (2012): R136

Tabelle 1.4: Daten von *http://www.cdc.gov/tobacco/data_statistics/fact_sheets/adult_data/cig_smoking*

Tabelle 2.2: R. C. Gracia, W. R. Snodgrass: »Lead toxicity and chelation therapy«, *American Journal of Health-System Pharmacy* 64, Nr. 1 (2007): 45–53

Tabelle 3.1: Daten der FDA (US-Behörde für Nahrungs- und Arzneimittelsicherheit: »Mercury Levels in Seafood Species«, Mai 2001 (Quecksilberbelastung in Seefisch- und Meeresfrüchten-Spezies)

Tabelle 4.2: C. Sostres, C. J. Gargallo, A. Lanas: »Nonsteroidal anti-inflammatory drugs and upper and lower gastrointestinal mucosal damage«, *Arthritis Research & Therapy* 15, Suppl. 3 (2013): S3

Tabelle 8.2: modifiziert nach: *www.traditionaloven.com/articles/122/dangerous-food-additives-to-avoid*; *www.sheknows.com/food-and-recipes/articles/960469/top-10-preservatives-and-additives-to-avoid*

Register

Die Abkürzung *Abb.* nach Seitenangaben weist auf eine Abbildung hin, während *T* für Tabelle steht.